全国卫生高等职业教育规划教材

供护理类专业用

护理礼仪与人际沟通

主　编　李丽娟　张涌静
副主编　费　杰　钱立晶　康齐力
编　委（按姓名汉语拼音排序）

毕桂娟（惠州卫生职业技术学院）	钱立晶（安庆医药高等专科学校）
费　杰（北京卫生职业学院）	吴芬芬（福建医科大学附属泉州第一医院）
韩玉娟（北京卫生职业学院）	许莉萍（厦门市中医院）
黄琛琛（漳州卫生职业学院）	杨兰丽（保山中医药高等专科学校）
康齐力（哈尔滨医科大学大庆校区）	杨美琼（福建国际旅行卫生保健中心）
李丽娟（漳州卫生职业学院）	张涌静（山西医科大学汾阳学院）

北京大学医学出版社

HULI LIYI YU RENJI GOUTONG

图书在版编目（CIP）数据

护理礼仪与人际沟通 / 李丽娟，张涌静主编．
—北京：北京大学医学出版社，2016.11（2020.6 重印）
ISBN 978-7-5659-1388-4

Ⅰ．①护… Ⅱ．①李… ②张… Ⅲ．①护理 - 礼仪 - 高等职业教育 - 教材 ②护理学 - 人际关系学 - 高等职业教育 - 教材 Ⅳ．① R47

中国版本图书馆 CIP 数据核字（2016）第 099310 号

护理礼仪与人际沟通

主　　编：李丽娟　张涌静
出版发行：北京大学医学出版社
地　　址：（100191）北京市海淀区学院路 38 号 北京大学医学部院内
电　　话：发行部 010-82802230；图书邮购 010-82802495
网　　址：http://www.pumpress.com.cn
E-mail：booksale@bjmu.edu.cn
印　　刷：北京瑞达方舟印务有限公司
经　　销：新华书店
责任编辑：靳新强　　责任校对：金彤文　　责任印制：李　啸
开　　本：787 mm×1092 mm　1/16　印张：13.75　字数：347 千字
版　　次：2016 年 11 月第 1 版　2020 年 6 月第 4 次印刷
书　　号：ISBN 978-7-5659-1388-4
定　　价：26.00 元

版权所有，违者必究
（凡属质量问题请与本社发行部联系退换）

全国卫生高等职业教育规划教材修订说明

北京大学医学出版社于 1993 年和 2002 年两次组织北京大学医学部和 8 所开办医学专科教育院校的老师编写了临床医学专业专科教材（第 1 版和第 2 版），并于 2000 年组织编写了护理专业专科教材（第 1 版）。2007 年同时对这些教材进行了修订再版。因这两套教材内容精炼、实用性强，符合基层卫生工作人员的培养需求，受到了广大师生的好评，并被教育部中央广播电视大学选为指定教材。"十一五"期间，这两套教材中有 24 种被教育部评为**普通高等教育"十一五"国家级规划教材**，其中 3 种入选**普通高等教育精品教材**。

进入"十二五"以来，专科教育已归入职业教育范畴。为适应新时期我国卫生高等职业教育发展与改革的需要，在广泛调研、总结上版教材质量和使用情况的基础上，北京大学医学出版社启动了临床医学、护理专业高等职业教育规划教材的修订再版工作，并调整、新增了部分教材。本套教材有 22 种入选**"十二五"职业教育国家规划教材**，修订和编写特点如下：

1. 优化编写队伍 在全国范围内遴选作者，加大教学经验丰富的从事卫生高等职业教育工作的作者比例，力求使教材内容的选择具有全国代表性、贴近基层卫生工作人员培养需求，提高适用性；遴选知名专家担纲主编，对教材的科学性、先进性把关。

2. 完善教材体系 针对不同院校在专业基础课设置方面的差异，对部分专业基础课教材实行双轨制，如既有《人体解剖学》《组织学与胚胎学》，又有《人体解剖学与组织胚胎学》《正常人体结构》教材，便于广大院校灵活选用。

3. 锤炼教材特色 教材内容力求符合高等职业学校专业教学标准，基本理论、基本知识和基本技能并重，紧密结合国家临床执业助理医师、全国护士执业资格考试大纲，以"必需、够用"为度；以职业技能和岗位胜任力培养为根本，以学生为中心，使教材更适合于基层卫生工作人员的培养。

4. 创新编写体例 完善、优化"学习目标"；教材中加入"案例""知识链接"，使内容与实践紧密结合；章后附思考题，引导学生自主学习。力求体现专业特色和职业教育特色。

5. 强化立体建设 为满足教学资源的多样化需求，实现教材立体化、数字化建设，大部分教材配套实用的学习指导和数字教学资源，实现教材的网络增值服务。

本套教材主要供三年制高等职业教育临床医学、护理类及相关专业用，于 2014 年陆续出版。希望广大师生多提宝贵意见，反馈使用信息，以逐步修改和完善教材内容，提高教材质量。

护理专业教材目录

说明：1."十二五"："十二五"职业教育国家规划教材（"十二五"含其辅导教材）。
2."十一五"：普通高等教育"十一五"国家级规划教材。
3." * "：普通高等教育精品教材。
4.辅导教材名称：《主教材名称+学习指导》，如《内科护理学学习指导》。

序号	教材名称	版次	十二五	十一五	辅导教材	适用专业
1	医用基础化学	4		√	√	临床医学、护理类及相关专业
2	正常人体结构	1				护理类
3	人体解剖学	4	√	√	√	临床医学、护理类及相关专业
4	组织学与胚胎学 *	4	√	√	√	临床医学、护理类及相关专业
5	生理学	1				护理类
6	生物化学	1				护理类
7	疾病学基础	1				护理类
8	病理学	4	√		√	临床医学、护理类及相关专业
9	病理生理学	4	√	√	√	临床医学、护理类及相关专业
10	病原生物与免疫	1				护理类
11	医学免疫学与微生物学	5	√	√	√	临床医学、护理类及相关专业
12	医学寄生虫学 *	4	√	√	√	临床医学、护理类及相关专业
13	护理药理学		√		√	护理类
14	护理学基础	4	√	√	√	护理类
15	健康评估	2			√	护理类
16	内科护理学	3	√	√	√	护理类
17	外科护理学	3			√	护理类
18	妇产科护理学	3		√	√	护理类
19	儿科护理学	3		√	√	护理类
20	传染病护理学	3		√	√	护理类
21	急诊护理学	3		√	√	护理类

续表

序号	教材名称	版次	十二五	十一五	辅导教材	适用专业
22	康复护理学	2	✓			护理类
23	精神科护理学	1				护理类
24	眼耳鼻喉口腔科护理学	1				护理类
25	中医护理学	1				护理类
26	护理管理学	5	✓	✓		护理类
27	社区护理学	2				护理类
28	老年护理学	1				护理类
29	医护心理学*	3		✓		临床医学、护理类
30	护理礼仪与人际沟通	1				护理类
31	护理伦理学	1				护理类

全国卫生高等职业教育规划教材编审委员会

顾　　　问　王德炳
主 任 委 员　程伯基
副主任委员　（按姓名汉语拼音排序）
　　　　　　曹　凯　付　丽　黄庶亮　孔晓霞　徐江荣
秘 书 长　王凤廷
委　　　员　（按姓名汉语拼音排序）
　　　　　　白　玲　曹　凯　程伯基　付　丽　付达华
　　　　　　高晓勤　黄庶亮　黄惟清　孔晓霞　李　琳
　　　　　　李玉红　刘　扬　刘伟道　刘志跃　马小蕊
　　　　　　任云青　宋印利　王大成　徐江荣　张景春
　　　　　　张卫芳　章晓红

序

近十余年来，随着国家教育改革步伐的加快，我国职业教育如雨后春笋般蓬勃发展，在总量上已与普通教育并驾齐驱，是我国教育体系构成的重要板块。卫生高等职业教育同样取得了可喜的成绩。开办卫生高等职业教育的院校与日俱增，但存在办学、培养不尽规范等问题。相应的教材建设也存在内容与职业标准对接不紧密、职教特色不鲜明、呈现形式单一、配套资源开发不足、不少是本科教材的压缩版或中职教材的加强版、不能很好地适应社会发展对技能型人才培养的要求等问题。

进入"十二五"以来，独立设置的高等职业学校（含高等专科学校）、成人教育学校、本科院校和有关高等教育机构举办的高等职业教育（专科）统称为高等职业教育，由教育部职业教育与成人教育司统筹管理。教育部发布了《**教育部关于"十二五"职业教育教材建设的若干意见**》等重要文件，陆续制定了各专业教学标准，对学制与学历、培养目标与规格、课程体系与核心课程等10个方面做出了具体要求。职业教育以培养具有良好职业道德、专业知识素养和职业能力的高素质技能型人才为根本，以学生为中心、以就业为导向。教学内容以"必需、够用"为度，教材须图文并茂，理论密切联系实际，强调实践实训。卫生高等职业教育有很强的特殊性，编好既涵盖卫生实践所要求具备的较完整知识体系又能体现职业教育特点的教材殊为不易。

北京大学医学出版社组织的临床医学、护理专业专科教材，是改革开放以来该专业我国第二套有较完整体系的教材，历经多年的教学应用、修订再版，得到了教育部和广大院校师生的认可与好评。斗转星移，转眼间距离2008年上一轮教材修订已5年，随着时代的发展，这两套教材中部分科目需要调整、教学内容需要修订。在大量细致调研工作的基础上，北京大学医学出版社审时度势，及时启动了这两套教材的修订再版工作，成立了教材编审委员会，组织活跃在卫生高等职业教育教学和实践一线的专家学者召开教材编写会议，认真学习教育部关于高等职业教育教材建设的精神，结合当前高等职业教育学生的特点，经过充分研讨，确定了教材的编写原则和编写思路，统一了教材的编写体例，强化了与教材配套的数字化教学资源建设，为使这两套教材成为优秀的立体化教材打下了坚实的基础。

相信经过本轮修订，在北京大学医学出版社的精心组织和全体专家学者对教材的精雕细琢下，这两套教材一定能满足新时期我国卫生高等职业教育人才培养的需求，在教材建设"百花齐放、百家争鸣"的局面中脱颖而出，真正成为好学、好教、好用的精品教材。

本轮教材修订工作得到了各参编院校的高度重视和大力支持，众多专家学者投入了极大的热情和精力，在主编带领下克服困难，以严肃、认真、负责的态度出色地完成了编写任务，谨在此一并致以衷心的感谢！诚恳地希望使用本套教材的广大师生能不吝提出建议与指正，使本套教材能与时俱进、日臻完善，为我国的卫生高等职业教育事业做出贡献。

感慨系之，欣为之序！

前言

《护理礼仪与人际沟通》是以高职教育人才培养目标为依据，根据护理领域和职业岗位的工作需求，以单元项目模块、典型工作任务为主要形式，培养和提高学生人际沟通礼仪知识与技能，以满足职业发展的需求。本教材以护理服务对象健康为中心，以培养学生具有良好的职业素质为核心，以"贴近学生、贴近岗位、贴近社会""理论-实践-测试"三位一体为指导思想，以"实用为本，够用为度"，紧扣执业考试基本要求为出发点，按照职业岗位模块，重新构筑课程体系。与同类教材相比，本教材具有以下特色：

1. 整合优化课程体系，构架模块化课程。以单元项目为模块，每个项目以案例为引擎，以完成任务为驱动，完成学习任务和工作过程任务。①专业基础主要学习和掌握人际沟通与礼仪的基础知识，通过对基本知识和技能的学习，培养职业素质、职业情感和职业应用能力。②从职业岗位的角度进行沟通技能的培养和专业技能的训练，突出以社会化服务所需的职业应用能力，力求"贴近职业岗位、贴近服务对象、贴近社会需求"。③职业礼仪以日常礼仪和护理工作关系为基础，突出礼仪在职业岗位中的应用。培养学生养成良好的职业素质和良好的人际沟通能力。④就业应用能力则以职业生涯为基础，"贴近学生、贴近就业"，突出职业就业所需知识、技能和应用，为学生顺利融入社会打下良好基础。

2. 项目任务导入，平台实训提升。根据项目内容全书构成5个单元，13个项目，34个任务。每个项目由案例导入，引出需完成的学习任务和工作任务，由此导出知识目标和能力任务目标。每个任务循序渐进及由知识平台—任务实施（含实训、考核及评价）—知识拓展三个主要部分组成。并辅以情景训练、实训、考核、评价、知识链接等内容。丰富知识面，开阔其视野，培养学习兴趣。

3. 着眼社会需求，突出专业社会特性。着眼社会需求增设相关课程内容，①根据人生病后就医、候诊、就诊、入院、住院这个基本规律，增加"不同诊治过程的护患沟通"。②要提高护理质量，在注重护患沟通的同时，不能忽略与患者家属之间的沟通，因此，增设"护理工作中与患者家属的沟通"。③随着社会和护理专业的国际化发展，为提高多元文化护理提供优质服务而增设"涉外护理礼仪"。④随着人们健康保健意识的增强，针对如何做好健康体检中人际沟通服务，增设了"健康体检过程的沟通"的内容。

4. 理论、实践、评价一体化，提高教学和学习效果。以学生为主体，通过教学组织、学习、评价等活动，系统巩固理论知识，强化职业能力应用，通过"教-学-做"，以扎实的专业基本知识和过硬的技能技巧支撑完整的工作过程。也有利于学生课后学习、训练、自测和评价，为师生提供个人发展的空间。

5. 以学生为主体，与执业资格考试相衔接。本书紧扣 2015 年护士执业资格考试大纲，全面涵盖其知识点。既注重基础又突出重点，使教学更加贴近学生、贴近临床岗位、贴近社会、贴近执业资格考试、贴近就业岗位，体现"以人为本"的教育理念。

本书编写力求理论的思想性、整体性、层次性、渐进性、先进性、实用性和创新性。精炼文字，突出表格，精选图片，形象、直观，操作性、实用性强。

本书由全国多所护理院校及临床专家、编者共同参与编写，许莉萍、吴芬芬参与本书的指导。在编写过程中，得到有关领导和同仁、朋友的关心支持，在此谨致以诚挚的谢意。由于编者水平和时间有限，书中难免存在疏漏之处，恳望本书使用者、广大读者、专家及同行惠予指正，以期日臻完善。

李丽娟
2016 年 1 月

《护理礼仪与人际沟通》课程模块框架编写说明

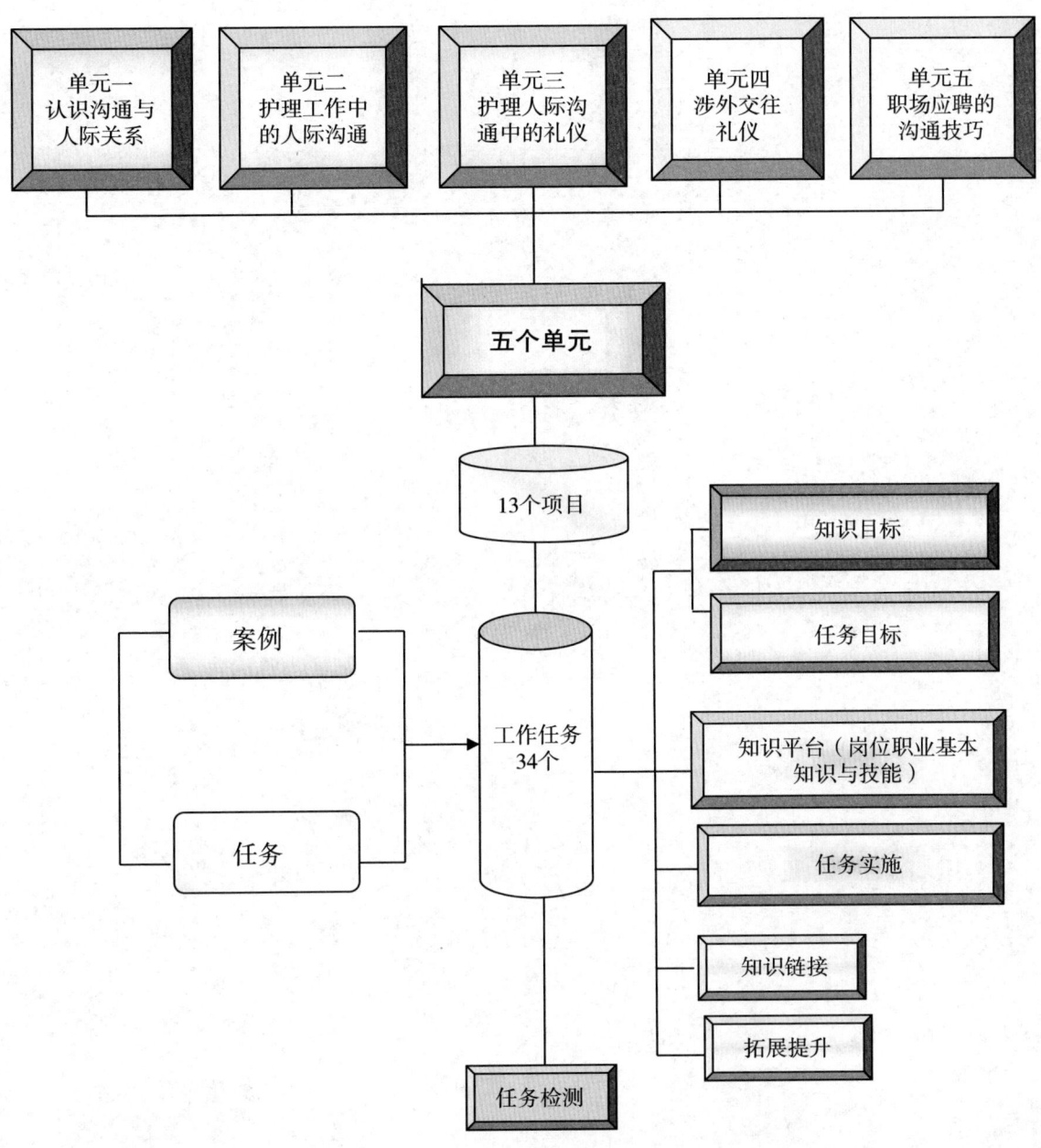

目录

上篇　人际沟通

单元一　认识沟通与人际关系 …… 1
项目一　沟通与护理沟通 ………… 1
- 任务一　认识沟通与人际沟通 …… 2
- 任务二　认识护理语言沟通 ……… 7
- 任务三　认识护理非语言沟通 …… 30

项目二　人际关系与护理人际关系 … 48
- 任务一　认识人际关系学 ………… 49
- 任务二　认知护理人际关系 ……… 57

单元二　护理工作中的人际沟通 …… 61
项目三　护患关系沟通 …………… 61
- 任务一　认识护患关系沟通 ……… 62
- 任务二　与不同诊治过程的患者沟通 …………………………… 66
- 任务三　与不同疾病的患者沟通 … 69
- 任务四　护患冲突与处理 ………… 72

项目四　护理操作过程和健康体检人员的沟通 ……………………… 76
- 任务一　健康体检人员的沟通 …… 76
- 任务二　护理操作过程的治疗性沟通 …………………………… 84

项目五　护理工作中与患者亲属的沟通 …………………………… 96
- 任务一　认知护士与患者亲属的关系 …………………………… 96
- 任务二　与门诊患者亲属的沟通 … 99
- 任务三　与住院患者亲属的沟通 … 100

项目六　职业岗位中的团队合作沟通技巧 …………………………… 102
- 任务一　与医生的关系沟通 ……… 103
- 任务二　护际关系沟通 …………… 106
- 任务三　与医疗辅助岗位人员的关系沟通 ………………………… 109

项目七　实习护生的人际沟通技巧 … 111
- 任务一　护生与医务人员的沟通 … 112
- 任务二　护生与患者的沟通 ……… 114

下篇

单元三　护理人际沟通中的礼仪 …… 119
项目八　认识礼仪与护理礼仪 …… 119
- 任务一　认知礼仪 ………………… 120
- 任务二　认知护理礼仪与修养 …… 124

项目九　仪表礼仪在职业生涯中的应用 …………………………… 127
- 任务一　学会仪容仪表礼仪 ……… 128
- 任务二　养成良好的职业基本仪态 ………………………………… 138

项目十　交往礼仪在职业生涯中的应用 …………………………… 147
- 任务一　学会日常交往礼仪 ……… 148
- 任务二　学会公共场所礼仪 ……… 156

单元四 涉外交往礼仪……………… 161
项目十一 涉外礼仪……………… 161
 任务一 涉外礼仪原则 ……… 162
 任务二 迎送与礼宾接待 …… 165
项目十二 世界各地礼节礼仪…… 173
 任务一 美洲主要国家礼节礼仪
  ……………………………… 174
 任务二 欧洲主要国家礼节礼仪
  ……………………………… 176
 任务三 大洋洲主要国家礼节礼仪
  ……………………………… 181
 任务四 亚洲主要国家礼节礼仪
  ……………………………… 183

 任务五 中国香港、澳门、台湾地区
  礼节礼仪 ………………… 187

单元五 职场应聘的沟通技巧… 190
项目十三 毕业应聘沟通礼仪…… 190
 任务一 应聘前的准备 ……… 191
 任务二 面试时的沟通礼仪 … 196

专业词汇索引……………… 203

主要参考文献……………… 204

上篇　人际沟通

单元一　认识沟通与人际关系

项目一　沟通与护理沟通

 学习目标

知识目标
1. 解释人际沟通、语言沟通、非语言沟通的概念。
2. 列出沟通的基本要素、影响人际沟通的因素、非语言沟通的特点。
3. 说出人际沟通的类型、护理语言沟通类型、交谈的类型、非语言沟通形式、目光交流技巧类型、肢体语言类型、人际距离的类型。
4. 叙述非语言沟通、微笑、人际空间在护理工作中的作用；触摸的作用和注意事项；护士非语言沟通的基本要求；目光交流技巧及注意事项。

任务目标
1. 能用交谈的一般方法、非语言沟通技巧与护患进行交往，满足服务对象的各种需求。
2. 在护理工作中，能熟练地运用书面语言沟通。
3. 培养良好的语言和非语言沟通能力，增强职业综合素质，促进职业生涯可持续发展。

案例

患者，女，36岁，因下腹疼痛来医院就诊，经门诊就诊拟以泌尿系感染收入院，值班护士已接到电话通知。入院时患者表情痛苦，用手按住下腹部，在家人搀扶下来到内科病房。患者及其家人四处张望，不知要找哪位护士。经病区护士小张给予交流沟通，顺利进行了入院初步护理。

> **案例**
>
> 　　护士小张为患者进行入院评估，问患者："您有没有膀胱刺激征？"患者不明其意地看着护士反问道："什么是膀胱刺激征？"护士回道："膀胱刺激征嘛，就是尿频、尿急、尿痛。"患者在心里斟酌着自己每次尿的时候总是很急、又很痛，又没尿出多少尿，是有"尿急、尿痛。"但什么是尿频呢？于是又问："那，什么是尿频呢？"你认为护士与患者之间的交流是成功的吗？
> 　　学习沟通基本知识和技巧有利于人际之间的交往，促进护患之间关系的融洽和睦，要使工作顺利开展和进行，需完成学习任务：
> 　　任务一　认识沟通与人际沟通
> 　　任务二　认识护理语言沟通
> 　　任务三　认识护理非语言沟通

任务一　认识沟通与人际沟通

知识平台

　　"沟通"也称"交流""传播"，是一种信息传递的行为和过程，它是人与人之间交往的工具和手段。人与人之间的相互作用必须通过人际沟通来进行，通过人际沟通人们可以传递信息、交流思想感情，可能对别人产生影响，也可以对自己的行为进行调节。因此，沟通无处不在，沟通无时不有；"沟通——用心开始……"只有建立在关注、真诚、尊重等伦理原则上的沟通才会是有效的。具备良好的人际关系及沟通能力是每一个护理人员都应具有的基本素质，了解人类社会环境中的人际关系和人际交往规律，熟悉人际之间相处的原则和方法，对提高护士人际交往和沟通能力、增强护理人员的专业素质、提高护理质量都具有十分重要的意义。

一、沟通与人际沟通

（一）沟通与人际沟通概念

1. 沟通　是指信息发送者遵循一系列共同规则，凭借一定媒介将信息发送给信息接收者，并通过反馈达到理解的过程。

2. 人际沟通　人际沟通是指人们运用语言或非语言符号系统进行信息交流沟通的过程。这个过程不仅是进行信息交流，分享信息、交流意见、表示态度的过程，也是传达思想、交流感情、表达愿望等思想和情感的渗透的过程。

（二）沟通基本要素和沟通的过程

1. 人际沟通的基本要素　在人际沟通过程中，其基本要素有信息发送者、信息接收者、信息、渠道、反馈、干扰、信息背景等七个要素。具体含义分别为：①信息发送者，指在沟通过程中，发出信息的人；②信息接收者，指在沟通过程中，接受信息的人。在沟通的互动过程中，双方互为信息的发出者和接收者；③信息，就是信息发送者欲与接收者分享的思想和情感所组成的内容。所有的沟通信息都是由语言和非语言两种符号组成的；④沟通渠道，也称媒介或传播途径。主要是通过视觉、听觉、触觉、味觉、嗅觉等感官来接收信息；⑤反馈，即信息发送者与信息接收者之间对信息接收后的相互反应。通过反馈，接收者对接收到的信息进行处理以后，再发送信息给发送者，是确保沟通效果的一个重要环节；⑥干扰，沟通过程中会受到来自参与者自身或外在的所有妨碍信息沟通的因素影响，如沟通发生的地点、周围条件、"噪声"等；⑦信息背景，是沟通发生时的背景。包括环境、心理、社会、文化等背景，是影响沟通的重要因素。

2. 人际沟通的过程　人际沟通是一个双向互动的过程，沟通双方互为信息的发送者和接收者，对信息进行反复的编码和解码的过程。

（1）编码：信息发送者将所要表达的信息（如思想、观念），通过一定的渠道，如①书面的，信件、便签等；②口头的，交谈、演讲等；③身体动作、手势、表情、姿态等一系列符号，发送给信息的接收者。

（2）解码：信息接收者把接收到的信息符号译成具有特定含义的信息后，加以理解、并向发送者发出反馈信息。

（3）反馈：发送者通过反馈可以了解他所传递的信息是否被对方准确地接受。反馈使沟通成为一个交互的过程，这个过程需要沟通主体和客体反复地进行信息发送和反馈，并不断调整，从而达到最佳沟通效果。人际沟通的过程可以用模式图表示，见图1-1-1。

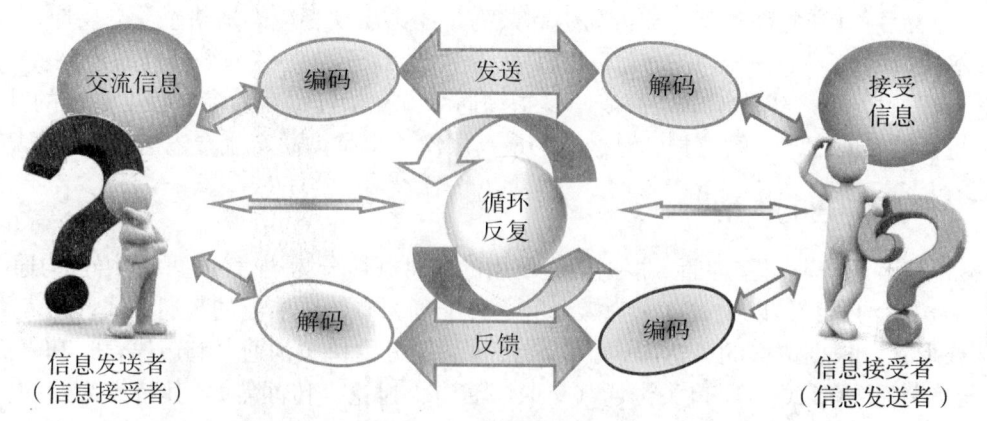

图1-1-1　人际沟通过程模式图

（三）人际沟通的特征

1. 社会性　生活在社会中的人们，人与人之间交往的主要方式是信息沟通。通过交换信息、交流思想、融洽感情、增强信任、建立关系、调整行为、提高效率等达到推动社会的发展和进步。

2. 互动性　沟通双方不断将自己接受信息的反应反馈给对方，使对方能够了解自己是否理解信息含义、接受信息内容的正确与否，以及接收信息后的心理状态等；同时根据对方的信息反馈不断调整信息内容、信息发送速度和发送方式，以便达到预期的、良好的沟通效果。

3. 动态性　为使沟通有效地互动，沟通双方始终处于不间断的编码（解码）、发送、接受、解码（编码）、反馈反应的互为因果的动态过程中。

4. 实用性　沟通双方通过交流，使各自获得相关学习、生活、工作、锻炼、娱乐等多方面有利自身成长发展的信息，获得愉悦情感、亲密关系等互利的实用利益。

5. 关系性　沟通不但使人们获得相关互利信息，也涉及双方情感层面和控制层面的关系，显示彼此之间的人际关系。

6. **习得性** 通过人际沟通和交流，使人们在沟通实践中学习、评判、锻炼和掌握沟通方法、技巧和能力，使人际交往、沟通能力和自身综合素质得到不断提高。

7. **不可逆性** 由于信息一经发送出去，就很难直接收回，若有不妥之意，信息就必须通过补充、解释等其他途径来弥补和矫正，易给双方造成不良、负面影响。因此，沟通中应慎重、三思而后行。

（四）人际沟通的层次

1. **一般性交谈** 多为一般性社交应酬的开始语言，属于最低层次的沟通，也可为建立下一步沟通的起点。如"您好！""今天天气不错！""开始锻炼了？"等常涉及天气、问候等表达表面的、肤浅的、社交应酬性的日常话题。

2. **陈述事实沟通** 也称事务性沟通，只简单地陈述某一实际情况，不涉及个人情感、好恶、看法、评价。是一种纯工作性质的陈述事实沟通，是相互了解与沟通的第一步。

3. **情感性沟通** 也称分享情感的沟通。通常在交往时间长、信任度高的人际之间才会表达情感、分享感觉、判断或愿望。沟通双方相互交流、分享个人的想法与判断。这是了解某个人内心对事实看法、想法的必经步骤。

4. **分享性沟通** 即分享个人的观点和判断，在双方建立一定信任的基础上，分享彼此的看法、交流意见和判断观点。双方易引起共鸣，还会出现相应的情绪感受与反应，以达到相互理解的目的。

5. **共鸣性沟通** 也称沟通的高峰，是指沟通双方在信任程度及参与程度最高的基础上，达到了短暂的、高度一致的感觉；是沟通的最高层次，也是沟通交流希望达到的理想境界。

二、人际沟通的类型

1. **语言沟通与非语言沟通** 根据沟通使用的信息载体分为语言沟通和非语言沟通。

（1）**语言沟通**：是以语言文字为媒介的一种准确、有效、广泛的沟通方式，是人类最普遍的沟通形式。根据语言的表达形式，可将语言沟通分为口头沟通（有声语言）和书面沟通（无声语言）两种形式。① 口头沟通（交谈、演讲、讨论、传闻等），其特点为亲切、反馈快、弹性大、双向性、不可备查性；② 书面沟通（阅读、写作、便签、记录、通知、论文、著作、期刊等），其特点为正式、准确、权威性、可备查性。语言沟通可以超越时空限制，既可记载、研究和撰写人类历史与现状，也可与更多的人分享先进的思想和知识。

（2）**非语言沟通**：是指通过非语言符号，如服饰、表情、眼神、姿势、动作、气质等类语言实现的沟通。具有"此时无声胜有声"的默契与感悟。

2. **正式沟通与非正式沟通** 按照沟通组织系统划分，将沟通分为正式沟通与非正式沟通。

（1）**正式沟通**：是指通过正式的组织程序，按组织规定的线路和渠道进行的信息传递与交流。如请示汇报、文件传阅、参观、访问、调查、组织之间的公函往来等。具有可靠性、严肃性、约束性、保密性、权威性等特点。

（2）**非正式沟通**：是指在正式组织系统以外进行的信息传递与交流。非正式沟通不受组织系统的监督和约束，不受时间和场合的限制，可自行选择沟通渠道。如聚会、聊天、传播小道消息等，具有灵活性、迅速性、"真实性"等特点。

（3）**两者之间关系**：正式沟通和非正式沟通都客观存在于组织机构中，两种沟通渠道不是对立的，而是相辅相成的。管理者通常以正式沟通为主，但不可忽略非正式沟通渠道的作用，有时也可通过非正式沟通达到提高管理的效果。

3. 单向沟通与双向沟通　根据沟通过程中信息反馈状况将沟通分为单向沟通和双向沟通。

(1) 单向沟通：发送信息的人只发出信息，接收者只接收信息的单向过程。如报告、演讲、讲座、看电视、听广播等，具有接受者面广，信息传递速度快，但不易进行反馈，易产生误解等特点。

(2) 双向沟通：沟通双方地位不断变换，互为信息的发送者和接收者。如讨论、谈心、健康指导等。双方信息通过反馈形成一个不断循环往复的过程，具有信息内容较准确，感情色彩较强，反馈迅速，时间较短等特点。

4. 纵向沟通和横向沟通　按沟通组织关系划分，将沟通分为纵向沟通和横向沟通。

(1) 纵向沟通：纵向沟通指在组织系统中上下级之间的沟通，分为下行沟通和上行沟通。①下行沟通又称下沟通，是指组织中按照隶属关系自上而下进行的沟通，即"上传下达"，传达政策、下达任务目标、提供组织程序和行动等，具有法定性、权威性、指令性和强迫性等特点。②上行沟通又称上沟通，即"下传上达"，也称反馈，具有非命令性、民主性、主动性和积极性等特点。

(2) 横向沟通：即平行沟通或水平沟通，是组织内部横向部门各人员间进行的信息传递，或身份和地位相仿者之间的沟通。平行沟通可以协调人际关系，加强成员间的友谊，增强团体的内聚力。具有非命令性、协调性和双向性的特点。

三、影响人际沟通的因素

(一) 环境因素

1. 噪声　安静的环境是保证沟通效果的重要条件之一。沟通所处环境中的各种吵闹声、笑语声、电话铃声、车辆轰鸣声和鸣笛声等噪声，不但会分散沟通者的注意力，也会干扰信息的传递，使信息传递失真、无法接收完整信息或曲解信息含义，从而影响沟通效果。

2. 距离　沟通距离会影响沟通者的参与程度和沟通效果。有效沟通距离有利于促成亲密、融洽、合作的交流气氛，而较远的距离则易形成防御、甚至敌对的沟通氛围，从而降低交流的有效性。

3. 舒适度　沟通环境的舒适程度直接影响沟通效果。如光线昏暗，既看不清对方的表情，无法完全收悉信息，也使沟通者感到环境压抑；室内温、湿度的过高过低或室内空气不新鲜、气味难闻等，均会影响沟通者的注意力、情绪和不适感，从而影响双方的有效沟通

4. 隐秘性　当沟通内容涉及个人隐私时，若有其他人员在场（如同事、朋友、亲友或同室病友、患者家属等），将会影响沟通。因此，沟通时应特别注意保持环境的隐秘性，有条件时，最好选择无其他人员在场的环境；无条件时，应注意减低声音，避免让他人听到。

(二) 个人因素

1. 生理因素　沟通者永久性生理缺陷或暂时性生理不适，可影响沟通的有效性。

(1) 永久性生理缺陷：永久性生理缺陷指——①感官功能不健全，如听力、视力障碍或聋哑人、盲人等；②智力不健全，如弱智、痴呆等情况。对沟通能力有长期、持续影响的永久性生理缺陷者，需要采用特殊的沟通方式，如加大语音强度或光线，或借助于哑语、盲文等进行沟通。

(2) 暂时性生理不适：暂时性生理不适包括疼痛、饥饿、疲劳、情绪激动等暂时性生理不适因素。这些因素将暂时影响沟通的进行和有效性，当生理不适得到控制或消失后，沟通恢复正常进行。

2. 心理因素　人际沟通的效果往往受到沟通者情绪、个性、态度等心理因素的影响。

（1）情绪：情绪是指一种具有感染力的心理因素，可直接影响沟通的有效性。轻松、愉快的情绪可增强沟通者沟通的兴趣和能力；生气、焦虑、烦躁等负性情绪可干扰沟通的传递或接受信息的能力，易对信息理解产生"失真"。如激动、愤怒情绪易对信息反应过度，甚至误解含义；悲痛、伤感时对信息易产生淡漠、迟钝反应；这些现象均会影响沟通的有效进行。

（2）个性：个性是指个人对现实的态度和其行为方式所表现出来的心理特征，是影响沟通的重要因素之一。热情、直爽、健谈、开朗大方、善解人意的人容易与他人沟通；而冷漠、拘谨、内向、固执、孤僻、以自我为中心的人很难与他人正常沟通。

（3）态度：态度是指人对其接触客观事物所持有的相对稳定的心理倾向，并以各种不同的行为方式表现出来，它对人的行为具有指导作用。真心、诚恳的态度有助于沟通的顺利进行，而缺乏实事求是的态度可导致沟通障碍，无法达到有效沟通。

3. 文化因素　文化包括知识、信仰、习俗、价值观、个人习惯和能力等，它规定和调节着人们的行为习惯。不同种族、民族、文化、职业和社会阶层人士，由于文化背景的不同，如价值观念不同，使人们对问题的判断产生差异；文化习俗差异、风俗不同、经验水平不一等导致认知水平的不同，易使沟通双方产生误解，造成沟通障碍。

4. 年龄因素　年龄因素也是造成沟通障碍的生理因素之一。与年龄过小的患者沟通时，要考虑其对事物的理解能力，调整表达语言的方式；老年患者由于机体生理功能退化，常出现听力下降，沟通时应加以注意，适当地提高音量。

5. 语言因素　语言是人际沟通过程中最常用的信息交流工具。语言的音调、语法、语义、措辞、手势及语言的表达方式都会影响沟通的效果。同一种事物、同一种意思会有很多种表达方式；同一种表达方式又有很多种意义。如何把话说得明白、适当、恰到好处，这就需要努力掌握语言沟通技巧和提高自己的语言水平。

知识链接

沟通漏斗理论

沟通漏斗呈现的是一种沟通信息由上至下逐渐减少的趋势。对沟通者来说，如果一个人心里想的是100%的交流内容，但当你与个人或群体进行沟通时，通常只能说出心中所想的80%，而当这80%的东西进入别人耳朵时，由于文化水平、知识背景等关系，对方听到的最多只能存活60%。实际上，真正被别人理解了、听懂了、消化了的东西大概只有40%。等到这些人遵照领悟的40%实施具体行动时，已经变成20%了。因此，我们要明确沟通的内容并选择适当的表达方式，掌握一些沟通技巧，对有效沟通起着举足轻重的作用，争取让这个漏斗漏得越来越少，越少越好（图1-1-2）。

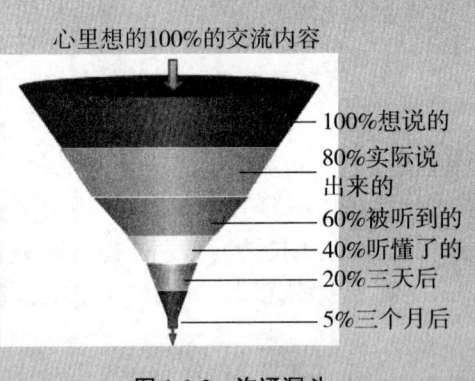

图1-1-2　沟通漏斗

四、人际沟通在护理工作中的作用

人际沟通在护理工作中具有至关重要的作用。无论是护患关系的建立，还是医护关系、护际关系的发展，均依赖于有效的人际沟通。人际沟通在护理工作中的主要作用包括连接作用、精神作用和调节作用。

1. 连接作用　沟通是人与人之间情感连接的主要桥梁，在建立和维持人际关系中具有重要作用。在护理工作中，沟通同样是护士与医务工作者、患者之间情感连接的主要纽带。

2. 精神作用　沟通可以加深积极的情感体验，减弱消极的情感体验。通过沟通，患者之间可以相互诉说各自的喜怒哀乐，从而增进彼此之间的情感交流，增进亲密感；通过沟通，患者可以向医护人员倾诉，以保持心理平衡，促进身心健康。

3. 调节作用　通过提供信息，沟通可增进人们之间的理解，调控彼此的行为。护理人员通过与服务对象的有效沟通，可帮助护理对象掌握相关的健康知识，正确对待健康问题和疾病，建立健康的生活方式和遵医行为。

任务二　认识护理语言沟通

知 识 平 台

一、概述

（一）概念

1. 语言　语言（language）是以语音或字形为物质外壳、以词汇为建筑材料、以语法为结构规则而构成的体系，由语音、词汇、语法三部分组成。语言是人类在长期的社会活动中创造的、是维系人际关系的纽带，是人际交往的工具。

2. 语言沟通　语言沟通是指沟通者出于某种需要、运用口头语言或书面语言传递信息、交流思想和情感的社会活动。

3. 护理语言沟通　是指护理人员为了完成护理工作任务和提高护理服务质量，运用口头语言或书面语言与服务对象之间、同事人际关系之间、社会人际关系之间，进行传递信息、交流思想和情感的护理实践活动。

（二）语言沟通的分类

语言沟通是指以语词符号为载体实现的沟通。根据语言的表达形式，语言沟通主要分为口头语言沟通和书面语言沟通两种类型。

1. 口头语言沟通　口头语言沟通是指借助语言进行的信息传递与交流。如交谈、演讲、电话联系、讨论等。

2. 书面语言沟通　书面语言沟通是指借助文字进行的信息传递与交流，是对有声语言符号的标注和记录。如便签、记录、文章、书籍等。

（三）语言沟通的基本原则

语言沟通从语言内容上要求沟通应遵循诚信、安全、有效和礼貌为原则；从语言形式上要求沟通应遵循庄严、幽默、直言、含蓄为原则。

护患语言沟通是护患交往中的主要沟通形式，护理人员在与患者进行语言沟通的过程中，应遵循以下几个原则：

1. 尊重性　尊重是确保沟通顺利进行的首要原则。在与患者的沟通过程中，护理人员应将对患者的尊重、恭敬、友好置于第一位，切记不可伤害患者的尊严，更不能侮辱患者的人格。

2. 规范性　无论是与患者进行口头语言沟通，还是书面语言沟通，均应做到发音纯正、吐字清晰，用词朴实、准确，语法规范、精炼，同时要有系统性和逻辑性。

3. 目标性　护患之间的语言沟通是一种有意识、有目标的沟通活动，护理人员无论是向患者询问一件事、说明一个事实，还是提出一个要求，均应做到目标明确、有的放矢，以达到沟通之目的。

4. 治疗性　在护患沟通过程中，护理人员的语言既可以起到辅助治疗、促进康复的作用，也可以产生扰乱患者情绪、加重病情的后果。因此，护理人员应慎重选择语言，避免使用任何刺激性语言伤害患者。

5. 情感性　在语言沟通过程中，护理人员的态度应以真心诚意，从爱心出发，加强与患者的情感交流，努力做到态度谦和、语言文雅、语言温柔，使患者感到亲切、温暖。

6. 艺术性　艺术性的语言沟通不仅可以拉近医护人员与患者和家属的距离，还可以化解医患、护患之间的矛盾。因此，护理人员应注意自身的语言修养，注重语言沟通的艺术性。

（四）语言沟通注意事项

语言沟通注意事项见表 1-1-1。

表 1-1-1　语言沟通的注意事项

注意事项		事项内容
①话题的选择	交往中宜选的话题	拟定谈话的话题
		格调高雅的话题
		轻松愉快的话题
		时尚流行的话题
		对方擅长的话题
	忌选的话题	非议党和政府的话题
		涉及国家秘密与行业秘密的话题
		非议交往对象的内部事物
		背后议论领导、同事与同行的话题
		格调不高的内容
		涉及个人隐私和忌讳的话题
②语言沟通"四不宜"	不宜打断	当对方说话时要等对方把话说完再插话
	不宜补充	当别人发言表达个人看法时，最好的办法就是聆听。你可以发表自己的见解，若做补充易被人产生"爱出风头，要显示比别人懂得多"的误解
	不宜质疑	是谈话双方相互信任的前提
	不宜纠正	对方有陈述自己意见的权力，你也有表达观点的权力，除非原则问题，一般不纠正对方

二、护理口头语言沟通

临床护理工作中,语言沟通是开展护理工作的最重要的沟通方式。护理人员通过语言沟通达到评估收集资料、核对信息、心理护理、行为指导、健康教育等目的。语言沟通贯穿整体护理全过程,保证和促进患者的身心健康,提高整体护理质量。

(一)交谈的含义

交谈是指沟通双方以对话的方式,相互进行信息交流的过程。护理工作的整个过程中,均需与患者、患者家属、其他医务工作者进行有效的交谈,建立良性的人际关系,发展和促进良好的护患关系,及时满足患者的身心需要,使患者早日康复,确保各项工作协调一致进行。

(二)交谈的特点

1. 互动性　交谈一方要根据另一方的反馈做出相应的反应,所以它具有"过程互动性"特质。在这样的人际互动中,人们学习并完善交际技巧、沟通方式,成功地完成向社会人转换的过程。

2. 目的性　交谈是有意识的,有针对性的、特定的话题,这就是交谈的目的性。一般的谈话可以涉及各个方面,特定的交谈需要有较为明确的交谈目的,即特定的交谈对象和特定的话题。

3. 口语化　口语化体现在交谈句式简短、通俗易懂、语意明确,语言无需经过刻意修饰,注重语意的确切性。

4. 程序性　正式的交谈具有程序性,分为交谈的启动、转入正题和交谈结束三个阶段。

(三)护理工作交谈的类型

1. 个别交谈和小组交谈　根据参与交谈人员的数量,可将交谈分为个别交谈和小组交谈。①个别交谈。是指在特定环境中两个人之间进行的以口头语言为载体的信息交流。②小组交谈。是指三人或三人以上的交谈。为了保证效果,小组交谈最好有人组织;参与人员数量最好控制在3~7人,最多不超过20人。

2. 面对面交谈和非面对面交谈　根据交谈的场所和接触的情况,可将交谈分为面对面交谈与非面对面交谈。①面对面交谈。交谈双方同处一个空间,均在彼此视觉范围内,可以借助表情、手势等肢体语言帮助表达观点和意见,使双方的信息表达和接受更加准确。护患交谈多采用此种形式。②非面对面交谈。人们通过电话、互联网等非面对面方式进行交谈。在非面对面交谈时,交谈双方可不受空间和地域的限制,也可以避免面对面交谈时可能发生的尴尬场面,使交谈双方心情更加放松、话题更加自由。

3. 一般性交谈和治疗性交谈　根据交谈的主题和内容,可将交谈分为一般性交谈与治疗性交谈。①一般性交谈。用于解决一些个人或家庭的问题。交谈的内容比较广泛,一般不涉及健康与疾病问题。②治疗性交谈(专业性交谈)。用于解决健康问题或减轻病痛、促进康复等问题。护患之间交谈多为治疗性交谈。交谈中要注意手势不要太多、动作不要过大,以免患者产生畏惧或厌烦心理。治疗性交谈因为是具有明确护理专业目的性的交谈,所以,也称专业性交谈。根据交谈的目的,可将专业性交谈分为:互通信息型交谈、指导性交谈和治疗性交谈,含义及应用注意事项,见表1-1-2。

4. 正式交谈和非正式交谈　根据交谈的性质和要求,可将交谈分为正式交谈与非正式交谈。①正式交谈:有明确目的、详细安排的交谈,如护士对患者的入院宣教、辅助检查前注意事项的宣教等。②非正式交谈:较为随意的、目的性不强的交谈,如护士与患者、家属或其他医务工作者之间的日常对话。

表 1-1-2　专业性交谈类型、含义及应用注意事项

类型	含义	应用及注意
①互通信息性交谈	以获取或提供医疗护理信息为主要目的的交谈	• 交谈的内容很广泛，包括收集信息和提供信息两方面 • 护士获取患者信息 • 新入院患者：了解患者目前健康状况、既往健康状况、遗传史、家族史、住院原因、精神、心理状况；患者对护理的需求、日常生活方式、自理能力等 • 即将出院患者：征求医院的看法、对护士角色的期望、对自身疾病预防知识的认知程度 • 护士提供信息：向患者提供必要的信息：如自我介绍、住院须知、医院环境、疾病情况、用药情况、药物作用、出院指导等
②指导性交谈	向患者提出问题发生的原因、实质，并针对患者存在的问题，提出相应的解决方案，让患者按照提出的方法去做	• 指导性交谈是护士发挥专业水平、锻炼自己能力的机会 • 在交谈前，护士需预先分析病情、找出问题的关键 • 优点：减少磋商、协调过程，增进交谈进程，节省交谈时间 • 缺点：忽略患者主动参与，使之处于被支配地位 • 临床适用：新生儿家庭护理、患者用药、出院后注意事项、患者自我护理等交谈，选用此交谈比较合适
③治疗性交谈	以患者的治疗与康复为中心的交谈	• 是为患者提供健康服务手段，目的是为患者解决健康问题 • 治疗性交谈，护士与患者是平等关系 • 优点：患者参与治疗、护理过程 • 注重并强调发展护患之间的支持性关系 • 缺点：比较耗时，在工作繁忙的情况下难以实施

（四）护患交谈的一般方法

护患交谈话题多围绕患者疾病的诊疗和护理过程进行。它是以患者为中心，在于帮助患者提高对自身疾病的了解、认识，有助于医疗和护理工作的顺利进行，是以情感关怀、促进治疗和康复，提高患者生活质量为目的的交流。主要由交谈前准备工作、启动交谈（开场技巧）、交谈阶段、结束谈话四个步骤组成。

1. 交谈前准备　为了使交谈过程顺利进行，交谈前应针对以下几个问题做好充分准备。①选择合适的交谈时间；②明确交谈的目的任务；③预先了解已有的患者资料；④患者是否做好身体、心理准备；⑤交谈环境安静、舒适度、隐秘性的准备；⑥护理人员自身做好身体和心理的准备。

2. 启动交谈（开场技巧）　启动阶段是交谈能否顺利进行的关键时期。如何巧妙应用开场技巧，是成功谈话的良好开端。开场方式有：①问候式：如"您好！""昨晚睡得好吗？""今天感觉怎样？""身体舒服吗？"②夸赞式：如"今天气色真不错。""看上去比前两天好多了。""今天精神真不错。"③天气式："冷空气来了，要注意保暖哦。""今天气温下降，要多添些衣服，以防感冒。"④言他式："在看电视，节目是不是很精彩？""这束花真漂亮。""这盆花真香。"巧妙应用开场技巧可使患者感受到护理人员的关心爱护，可消除紧张戒备心理，为自然转入和过渡到交谈主题埋下伏笔。

3. 交谈阶段　随着交谈的成功开场，为了防止他人感到内容来得突然，可采用以下小

技巧引导和转入正题，全面展开交谈，此阶段主要交谈内容为涉及疾病、健康、环境和护理等实质性医疗护理问题。

（1）因势利导：可以从谈论与主题直接有关的生活小事入手，逐渐将交谈引入正题。

（2）适当提问：护士可根据交谈的目的，提出一些相关的问题。提问时应有足够的时间让患者考虑和回答，切忌不间断地发问。如果提问的方式患者不能接受或避免对一些问题不做出回答，应根据实际情况向患者进行说明。开放式问题是临床较为常用的方式，有利于护理人员获得较为全面、真实的信息。

（3）使用谈话技巧：由于护患交谈的特殊性，护士与患者的交谈往往难以持续很长时间，当对方谈话离题太远时，应用一定的谈话技巧，使偏离主题的交谈转入正题。如用一些简短的插话、短暂的沉默或展示一下与谈话正题有关的物品等方法启发、引导他回到正题。

4. 结束交谈　如果说开头第一句话是一份美味的开胃水果，那么结束语就是一杯香浓的咖啡，让人回味无穷。因此，在人际交往中，固然说好第一句话很重要，但注意和应用交谈结束技巧更是不能被忽视。要能够驾驭情景，审视对象，选择正确、得体的话语结束交谈，使整个交谈顺利、完美。

（1）常用结束语类型：根据交谈当时的对象、场合、情景来选择恰当的结束语。护理工作中常用的结束语类型有以下几种：①感谢式收尾，感谢式的收尾方式具有较强的礼节性，当谈话主要内容都已完成，谈话者可谈一些必要的客气话，它的基本特征是用讲"客气话"作为交谈的结束语，这样的结束方式应用非常广泛，在日常的生活、学习、工作的交谈中都是适宜的。如"多谢您的帮助！""感谢您的配合！"等，会获得一个良好的谈话结局。②关照式收尾，是交谈双方在交流各自的思想、意见或内心意向后，针对涉及一定范围性、对象性、保密性内容，在结束交谈时要予以特别关照的类型。如入院患者、妇产科、皮肤科的患者，往往涉及较多的隐私问题，在交谈过程中要注意对患者隐私的保护，在谈话结束时，更要注意对患者进行说明，以减少患者因担心隐私泄露而导致的强烈紧张和不安心理。可采用"刚才谈话中涉及的一些问题是为了疾病治疗和护理需要，我们会保密，请您放心。"③征询式收尾，是根据交谈目的，向对方征求意见和要求等所应用的方式，往往给人谦逊大度、仔细周到和稳重老成的印象。使对方产生一种受尊重，倍感亲切的感觉，有利于双方之间保持融洽的关系。如："×××，刚才我说的您还有什么不清楚的没有？""感谢您的配合，如果您有什么问题请按铃叫我，我再和您解释。"④祝愿式收尾。这种收尾方式不仅具有较强的礼节性，还具有极大的鼓励性。在患者疾病得到了治愈或者接近康复时，护患交谈结束时，可使用此类交谈结束语。如："祝您尽快恢复健康！""祝您早日康复！"

（2）结束交谈的注意点：①把握时机，见好就收。恰到好处地结束谈话，这是谈话中不可忽视的最后一步。当双方的谈话转入正题之后，谈话者就应抓住时机，尽量使谈话的主题全面展开。抓住双方交谈情绪转高时，见好就收。如恰好遇家属来探望，应瞬时抓住这个时机，"你们好好聊吧，我该走了……"②言简意赅，重复主题。在谈话结束时，可以简单地总结和再强调一下谈话的中心内容，就双方谈话的主题达成明确一致的共识，顺利结束交谈。

（五）成功交谈的策略

交谈中双方面对面的互动受到很多因素的影响，护士要全面分析直接、间接因素，注意语言交流中的禁忌，选用恰当的方法，以良好的态度、深厚的语言修养，赢得患者及家属的信任，树立良好的职业形象，更好地提供护理服务。

1. 掌握护理语言交谈中的禁忌（表1-1-3）。
2. 注意交谈中的影响因素（表1-1-4）。

表1-1-3　常见交谈中的禁忌及注意策略

常见禁忌	注意的策略
①过多使用专业术语	过多的专业术语会导致患者及家属理解困难，如用专业术语"您尿频吗？"就不如"您小便次数多吗？一天几次？晚上多还是白天多？"通俗易懂
②说话含糊其辞	会影响信息的准确性，增加患者的心理负担，如"做有危险，不做也有危险，你看着办吧。"
③语调冷漠	冷漠、缺乏必要的解释和说明，会使患者感到受到轻视，而拘谨
④语速不适当	• 语速太快：语言清晰度降低，不宜听清楚，也不易记住，语意易被误解 • 语速太慢：易使患者产生是否病情被隐瞒，而增加心理负担
⑤态度不诚恳	护士不讲真话、不守诺言、极易破坏护患之间的信任关系，从而影响到护理质量
⑥方式欠灵活	交谈方式不能千篇一律，要以人为本，因人而异，根据不同年龄、性别、时间、环境、心理状态、文化层次、民族、疾病等，采取不同方式

表1-1-4　交谈的影响因素及应用策略

影响因素	应用的策略
①充分了解交谈对象	• 患者的职业或文化水平 • 患者的性格特点、对护理的看法和态度 • 患者的处境、心境或思想动向
②提供合适的环境	• 生理、心理感觉舒适的环境 • 适宜的温、湿度，安静、光线明亮等
③真诚坦率的态度	• 态度：诚恳、亲切、和谐；及时满足患者的疑虑和困惑，使交谈顺利进行
④把握适当的交谈时机	• 开始交谈：患者感觉舒适、安全的情况下开始交谈，最理想 • 结束交谈：达成交谈目的后，适时结束，并约定下次交谈时间
⑤尊重与理解	• 尊重患者，通过观察、语言表达和非语言行为，尽力体会患者感觉和经验，使患者感到被尊重和理解，有利于交谈的顺利进行
⑥倾听与询问	• 积极倾听患者的倾诉，关注患者，敏锐询问患者发出的行动、声音、姿态等信息意义，更清楚地了解患者的状态
⑦适当保密	• 对患者的重要信息、隐私之事给予保密，取得患者的信任
⑧结合非语言沟通	• 在交谈的同时恰当结合非语言沟通，能更真切、有效地传达沟通信息 • 护士：姿态、表情、语调，可以真切地传达关心和关注程度 • 患者：表情、目光、动作，能更真实地透露出信息

（六）护理人员的口头语言修养

1. 礼貌性　文明礼貌的语言可使患者及家属感到亲切自然、心情愉快，有利于增进良好的护患关系。护理服务中应具有"十礼"：①接电话时有礼仪。如"您好！这里是××医院××病房,请问有什么可以帮助您?"②见到患者有问候。如"您好!""早!"③新来患者有介绍。如:"这是您的床位,这是您的室友老王。""我是您的责任护士,×××;您的责任医生……""本层楼安全通道……"④治疗前后有解释(嘱咐)。如"您好,3床,张×,现在准备要为您伤口换药,请您配合一下!""输液滴数是根据您的病情需求调节的,请不要随意变换,会影响疾病恢复的。"⑤操作失误有道歉。如"真抱歉,这一针没打好,让您受苦了。这就去叫其他护士帮您打好么?"⑥操作过程有鼓励。如"就这样,您做得很好。""坚持一下,很快就好。"⑦治疗结束有感谢。如"感谢您的配合。""谢谢您配合得很好。"⑧治疗之中有巡查。如"感觉怎么样?有没有不舒服?""看下您的伤口情况。"⑨患者悲伤有劝慰。如"事情已经过去,别太担心,要注意身体。"(可结合触摸语言)。⑩患者康复有祝福(嘱咐)。如"祝您康复!""多保重!""注意饮食,记得复查!"

2. 逻辑性　护理人员应有清晰的思维,沟通主题应中心明确、层次分明、环环相扣、前后连贯、首尾呼应。做到语义准确、词能达意;语法规范、符合逻辑。

3. 简洁性　语言重点突出,详略有致,简洁明了,流畅清晰。

4. 治疗性　"良言一句三冬暖,恶语半句六月寒";语言可"治"病,也可"致"病;"文化安全性,与技术操作安全性一样,同样是可以致命的"。因此,护理人员在护理工作过程中,要避免用刺激性语言导致患者产生不良反应,从而加重病情(图1-1-3)。

5. 规范性　语言的规范性是指语义准确、语音清晰、语调适宜、语法规范、语速适当、音强适中。无论是口头语言,还是书面语言,只有规范语言,才能准确无误地传达信息,顺利沟通。

6. 道德性和法律性　措辞委婉,保护患者隐私,不伤害患者自尊心,是护理人员应该具备的最基本的道德品质。一旦口头语言不恰当就会对患者造成身、心伤害,也可能由于后果的严重性而承担相应的道德和法律责任。

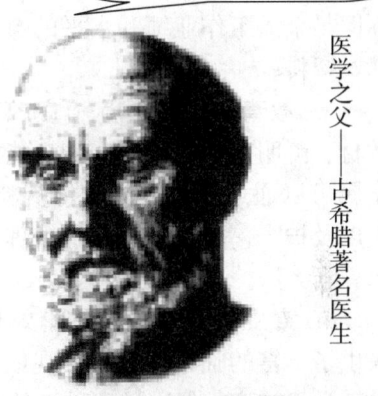

"医学有两件东西可以治病:一是语言,二是药物"

医学之父——古希腊著名医生

图1-1-3　希波克拉底

三、护理人员的书面语言沟通

(一)护理书面语言含义

1. 书面语言沟通　书面语言沟通就是以书面语言为沟通媒介的人际信息交流传递,它是对有声语言沟通的文字标注,是有声语言沟通由"可听性"向"可视性"的延伸和扩大。

2. 护理书面语言沟通　是护理人员在工作过程中借助书写和阅读完成各种信息、思想和情感交流的过程。

(二)运用书面语言沟通的意义

1. 书面语言不仅能使个人获得他人的知识和经验,而且扩大人们交流范围,帮助人们更全面地了解和认识世界。

2. 它被应用于护理工作的各个方面和环节,包括:病室报告、各种护理病历、护理记录等,是护理工作不可缺少的沟通方式。

3. 通过写作,护士可将病人的病情和护理工作的内容详细、准确地记录下来,达成专业人员内部沟通的目的。

4. 书写健康宣传资料、规章制度，起到宣传教育、说服他人的沟通作用。

（三）书面语言沟通的行为方式

1. 书写　使用文字符号将需要表达的内容、意见记录下来。是根据护理工作需要而产生的具有特殊格式的书面记录，是处理日常事务、解决问题、互通信息的一种行为方式。护理记录是整个病历的一部分，是有关患者的病情和护理工作内容的记录。

2. 阅读　是通过阅读文字符号，学习他人的知识经验，理解他人的情感和意见，达到沟通的目的。护理人员通过阅读病历、护理记录等可获得患者的间接资料。

（四）书面语言沟通在护理工作中的作用

1. 信息贮存和交流作用　①信息贮存。通过书面语言可以保证各类信息正确、完整、清晰地储存起来。同时又突破了时空条件的限制，可以在更大程度上扩大语言作为人际沟通工具的能力。如病室报告和临床护理记录等护理文书，不同班次的医护人员能不受时间限制地阅读了解病情的发展变化和治疗护理效果，从而保证医疗护理工作的连续性和完整性。②交流沟通。通过护理、医疗文书，不同班次护理人员可通过书面语言沟通，确保对患者护理的连续性和完整性。而有学术研究价值、有典型意义的护理文书，更可以实现信息的多向传递，在更大范围内和更长时间内交流沟通。

2. 考核和评价作用　系统完整的护理文书，能清晰而全面地展现写作者的思维过程、工作态度、工作方法，不仅反映护士的工作质量，也体现出专业技术水平。因此，护理文书不但是个人工作业绩和水平的考核评价依据，也是医院服务质量和管理水平的考核和评价的基本资料。

3. 教育和教学作用　①护理文书能确切完整地反映护理活动过程，是临床教学的理想教材。鲜明生动的临床实例，能激发学生的学习兴趣，促进理论与实践相结合。②患者及其家属可以通过各种健康宣传资料获得疾病治疗、护理的相关知识。③护理的教师、专业学生以及护士，可以通过各种护理文书或文献、著作等，了解护理学科发展的动态，学习新技术、新方法。

4. 专业研究作用　护理文书真实、科学地反映疾病病情和治疗护理过程，为护理科研提供了丰富的临床资料和客观依据。各种护理论文更是护理临床实践的直接成果和总结，对推动学术交流、促进护理科学的发展有着重要作用。

5. 司法凭证作用　护理文书可作为司法的证明文件，特别是出现医疗事故和纠纷时，护理记录等原始资料便是医疗事故鉴定中审查医疗行为和医疗过程的客观证据。

（五）护理书面语言沟通的要求

1. 书写要求　按照规定的格式和内容书写，注意保持页面清洁，字体工整，表述准确，语句通顺，重点突出，涂改符合要求，无错别字，签全名。

2. 内容要求　客观、真实、准确、完整；医护人员之间进行书面沟通时，应使用医学术语，体现专业特点，符合护理常规要求。

（六）书面语言沟通在护理工作中的应用

1. 护理书面语言沟通的原则

（1）准确：护理书面语言沟通直接关系到病人的健康和生命安全，因而各类护理文书的书写、记录一定要做到真实可靠、准确无误，绝不能包含任何个人的猜测、臆造和偏见。

（2）规范：护理文书具体项目和书写方式都有一定的规范要求，书写时各有一套规范的用语，这是护理科学性的体现。

（3）完整：护理文书是一个严密的整体。尽管前后书写时间和记录者可能有变化，但是书写的项目内容仍要保持连贯与完整。一份完整的护理记录，项目、页码都应该按规定填写完整，内容不能涂改，否则便会失去其法律凭证的效应。

（4）科学：准确性、规范性、完整性原则都是科学性原则的基本要求。护理文书书写时不能违背护理专业本身的科学原理和科学规则，如学术论文写作，凡未经查实的数据或未经验证的材料，是不能轻易得出结论的。

（5）符合伦理：护理文书在交流发表时应注意保护涉及材料的隐私权，要符合伦理道德，不能损害个人名誉。

2．护理书面语言沟通的应用

（1）临床护理文书：临床护理文书是护士在临床护理工作中形成的全部文字、符号、图表等资料的总和。是护士在观察、评估、判断患者的护理问题，以及为解决患者问题而执行医嘱、护嘱或实施护理行为过程的记录。如体温单、医嘱单、护理观察记录单、病室报告、护理病历等，具体书写规范和要求参照基础护理相关内容。

（2）便签：便签是最简便的书信，也叫微型书信。护理人员在工作过程中，在需要交流或转达信息却无法面谈时，可使用便签。常用的有请假条、留言条等。书写时应简单明了，注明事件，勿忘签名。

（3）文章：文章是为了传播作者思想观点的书面语言沟通形式，包括论说文、说明文、消息或调查报告。护理论文以论说文为主，以护理学相关理论为指导，通过严谨的科研设计和研究过程，经统计分析后形成护理科研论文。护理专业人员之间可以通过阅读论文，了解学科的新知识、新技术，交流经验，促进专业不断向前发展。

（4）健康教育资料：①卫生标语。标语最基本的特征是语言简洁、具有宣传和鼓动性。要做到语言简洁，就得注意句式的选择、词语的选用、修辞手法的运用以及逻辑思维的表达。②传单、手册。传单是印成单张散发的印刷品，手册是一种介绍一般性的或某种专业知识的，简明摘要，便于浏览、翻检的记事小册子，偏重于用图、表介绍基本情况和提供基本材料。③墙报。墙报是一种用手写或打字机打的单张报纸，通常以张贴布告的形式公布，有短小、灵活、及时等特点。病区走廊墙上，往往粘贴有关疾病预防、诊治、护理相关的墙报，其内容、设计等与传单、手册相似，由于被张贴在墙上，应注意字体的调整。

四、护理语言沟通技巧

（一）开场与选题

好的开始是成功的一半，良好的开场是沟通交流顺利进行的保证。沟通前应选择好交流内容，即话题，用真诚、关心、尊重态度，合适称呼和招呼，做好自我介绍和解释工作等方式，打开沟通场面。具体可介绍：①本次交谈所需的大约时间；②本次交谈的目的；③本次交谈为了收集资料需进行记录，以消除交谈时的紧张感；④告知患者沟通中若有任何疑问均可随时提出和解释说明。

（二）提问与回答

1．提问的类型　提问是收集信息和核对信息的重要方式，也是确保交谈围绕主题持续进行的基本方法。提问类型有开放式提问或封闭式提问（表1-1-5）。

表 1-1-5　提问类型

提问方式	技巧
①开放式提问	• 又称敞口式提问
	• 即对所问问题的回答没有范围限制，患者可根据自己的感受、观点自由回答，护士可从中了解患者的真实想法和感受
	• 优点：护士可以获得更多、更真实的资料
	• 缺点：需要的时间较长
②封闭式提问	• 又称限制性提问
	• 是将问题限制在特定的范围内，患者回答问题的选择性很小，可以通过简单的"是""不是""有""没有"等即可回答
	• 优点：护士可以在短时间内获得需要的信息
	• 缺点：患者没有机会解释自己的想法

2. 提问的注意事项

(1) 分析提问对象的特点：每位患者的个性、文化程度、人生阅历、生活背景、传统文化等各个方面都可能存在很大差异，在提问前应先对患者的情况有所了解，以适合其自身的特点的方式、方法进行提问。

(2) 把握提问时机：交谈的过程中，提问者需要准确地掌握交谈的进程。当遇到交谈时间有限、对方谈话偏题、滔滔不绝的情况时，用与主题接近的提问，将话题转回正题。而谈话出现中断冷场时，可以通过提问调解、活跃气氛。

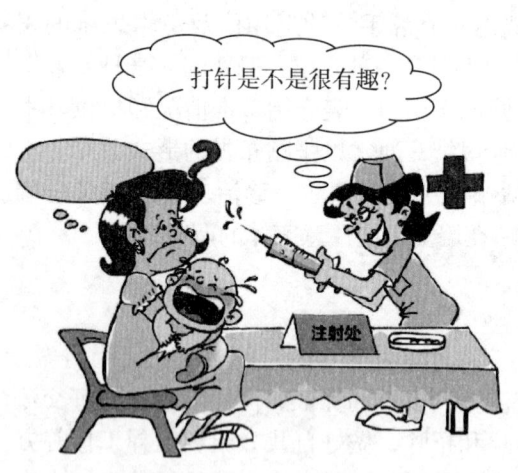

图 1-1-4　如此问话

(3) 明确关键问题：在护患交谈过程中，可能会有很多问题需要了解和解决，护士提问时应针对谈话的目的，紧紧围绕紧急的、关键的问题进行；否则易使沟通失败（图 1-1-4）。

3. 回答提问的技巧

(1) 坦诚回答：坦诚回答即有问必答。坦然、诚恳地回答患者或家属的问题，也是护理人员最基本的职业礼仪素养。不能对别人的问题装聋作哑、听而不闻或简单应付，更不可以显露出不耐烦或发脾气，应尽可能地给别人一个满意的回复。

(2) 巧妙地回答：在交谈过程中，常会遇到别人提出的一些尖锐敏感的问题，甚至不易正面回答或不宜公开的问题。回答的巧妙之处就在于能够用幽默、机智的方式避其锋芒，用精彩的言辞灵活回答，会使双方都感到愉悦，也不会因为没有得到想要的答案感到尴尬或者愤怒。

(3) 谨慎地回答：回答患者问题时，要出言谨慎。在患者病情未确诊明确，或面对病情危重而不知情的患者时，护士绝对不能想当然地回答。例如：临床上可以见到，很多癌症患者家属都会向患者隐瞒病情,但是患者会不停地多方求证,如果护士不了解情况,直接回答患者的提问,将会造成十分严重的后果。

(三)倾听

倾听是指全神贯注地接受和感受交谈对象发出的全部信息(包括语言信息和非语言信息),并全面理解。倾听将伴随整个交谈过程,是获取信息的重要渠道。在护患交谈过程中,护士应特别注意以下事项,见表1-1-6。

表1-1-6 倾听注意事项

注意点	技巧
①目的明确	在与患者交谈时,护士应善于寻找患者传递信息的价值和含义
②控制干扰	应做好充分准备,尽量降低外界的干扰,如关闭手机
③目光接触	应面带微笑,与患者保持良好的目光接触,用30%~60%的时间注视患者的面部
④姿势投入	应面向患者,保持合适的距离和姿势,身体稍微向患者方向倾斜;体态:表情不要过于丰富、手势不要太多、动作不要太大,以免患者产生畏惧或厌烦心理
⑤及时反馈	应适时、适度地给患者发出反馈,通过微微点头、轻声应答"嗯""哦""是"等,以示自己正在倾听
⑥判断慎重	在倾听时,护士不要急于做出判断,应让患者充分诉说,以全面完整地了解情况
⑦耐心倾听	患者诉说时,不要随意插话或打断患者的话题,一定要待患者诉说完后再阐述自己的观点;无意插话或有意制止患者说话均为不礼貌的举动
⑧综合信息	应综合信息的全部内容,寻找患者谈话主题,患者的非语言行为,以了解其真实想法

(四)阐释

阐释即阐述并解释。在护患交谈过程,护士往往运用阐释技巧解答患者的各种疑问;解释某项护理操作的目的及注意事项;对患者存在的健康问题提出建议和指导。阐释的基本原则:①尽可能全面地了解患者的基本情况;②将需要解释的内容以通俗易懂的语言向患者阐述;③使用委婉的语气向患者阐释自己的观点和看法,使患者可以选择接受、部分接受或拒绝。

(五)核实

核实是指在交谈过程中,为了验证自己对内容的理解是否准确所采用的沟通策略,是一种反馈机制。核实既可以确保护士接收信息的准确性,也可以使患者感受到自己的谈话得到护士的重视。护士可通过重述、澄清两种方式进行核实,见表1-1-7。

表1-1-7 核实方式

方式	技巧
①重述	• 包括患者重述和护士重述两种情况 • 一方面:护士将患者的话重复一遍,待患者确认后再继续交谈 • 另一方面:护士可以请求患者将说过的话重述一遍,待护士确认自己没有听错后再继续交谈
②澄清	护士根据自己的理解,将患者一些模棱两可、含糊不清或不完整的陈述描述清楚,与患者进行核实,从而确保信息的准确性

（六）安慰

安慰是指在交谈过程中，当对方情绪伤感、悲哀、灰心时，以积极、乐观、鼓励的语言给予安慰。如"您不能性急，病来如山倒，病去如抽丝。疾病恢复需要一个过程的，您要积极配合治疗，才能有利促进康复的。"或用动作方式表达安慰，可起到"此时无声胜有声"的作用。如轻拍、抚摸、拉手、握手指、递纸巾或温水、沉默、听倾诉等方式，等待情绪稳定，起到良好的安慰作用（图1-1-5）。

（七）移情

移情即感情进入的过程。移情是从他人的角度感受、理解他人的感情，是分享他人的感情，而不是表达自我感情，也不是同情、怜悯他人。在护患交往中，为深入了解患者、准确掌握患者的信息，护士应从患者的角度理解、

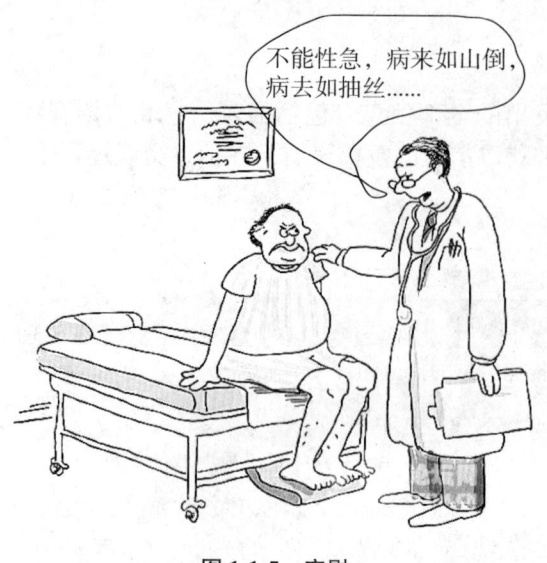

图1-1-5　安慰

体验其真情实感。

（八）沉默

沉默是一种交谈技巧。是一种信息交流，是超越语言力量的一种沟通方式。即"此时无声胜有声"，恰到好处地运用沉默，可以促进沟通。

1. 沉默的作用　①表达自己对患者的同情和支持；②给患者提供思考和回忆的时间、诉说和宣泄的机会；③缓解患者过激的情绪和行为；④给自己提供思考、冷静和观察的时间。

2. 沉默的意义　沉默技巧运用意义表示：①沉默既是无言的赞美，也是无声的抗议；②沉默既是欣然默认，也是保留已见；③沉默既是威严的震慑，也是心虚的流露；④沉默既是毫无主见，附和众议的表示，也可以是决心已定，不达目的决不罢休的标志；⑤从表面上看沉默是声音的空白，但实际上是内容的延伸与升华。

（九）鼓励

在与患者交谈过程中，适时对患者进行鼓励，可增强患者战胜疾病的信心。

（十）幽默技巧

幽默是人们生活中的一个重要部分，是在困境中也能看到有趣一面的能力，比终日严肃应对更好。它也是一种感知生活的不寻常的方式，可以使我们摆脱束缚，与真实自然的自我接触。幽默还能帮助护士与同事或患者建立良好关系，毕竟没有人不喜欢逗你发笑的人。

1. 幽默的作用（Green，1994）　鼓励沟通；让他人感觉轻松；赢得爱慕；帮助处理压力和恐惧。

2. 幽默分类　根据幽默对人们产生积极的或消极的效应反应，分为积极幽默和消极幽默。

（1）积极幽默：指"建设性、移情的幽默"（Fry和Salameh，1987），与爱、快乐、创造相关，是温和、开玩笑的感觉，目的是使人们更紧密地联系。是传递人类之间对各自情况的分享，是所有人都存在的问题，因为，没有人是完美的，幽默的最高方式是自嘲的能力。如分享幽默："我孙子今天拜访我，看到我刮胡子。他爸爸是用电动剃须刀，于是他问我

'爷爷,您为什么把生奶油涂在脸上?'哈哈哈"(Green,1994)(图1-1-6)。

(2)消极幽默:消极幽默使人沮丧、没有安全感、可能嘲笑人,具有种族主义倾向、性别歧视,使人与周围关系疏远。

3.幽默的方式和忌讳　①积极的幽默可以在人与人之间架设一种桥梁。可采用:自嘲;以患者为中心;谈论幽默的卡片;分享卡通;分享笑话等。如以轻微、戏虐的形式讲话:"这件袍子可不小,都可以在里面装空调了。"②消极的幽默会制造障碍。应避免:具有种族主义倾向的幽默,黄色幽默,用年龄开玩笑,嘲笑他人,贬低的行为等。

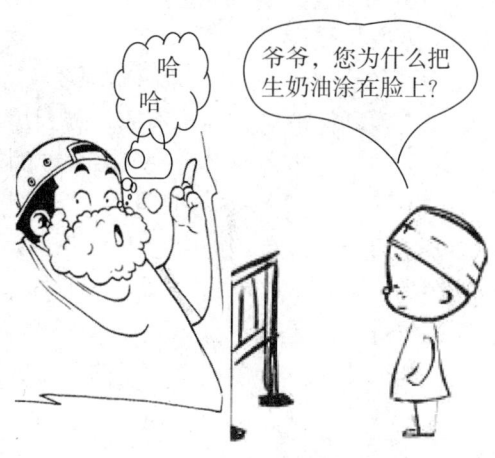

图1-1-6　幽默的分享

知识链接

周总理的幽默风度

周恩来总理(图1-1-7)是一位博学多谋、辩才杰出、富有幽默感的人。在长期对外交际中,周恩来以幽默一次次地巧解人意,化险为夷,深受众人的敬佩。有一次周总理举行记者招待会,介绍我国建设成就。一个西方记者说:"请问,中国人民银行有多少资金?"周恩来委婉地说:"中国人民银行的货币资金嘛?有18元8角8分。"当他看到众人不解的样子,又解释说:"中国人民银行发行的面额为10元、5元、2元、1元、5角、2角、1角、5分、2分、1分的10种主辅人民币,合计为18元8角8分……"

外国记者所提问题目的无非:一是嘲笑中国穷,实力差,国库空虚;二是想刺探中国的经济情报。在高级外交场合,这样的问题事先怎么准备,没有雄辩的口才和飞速的思维怎么可能做到?但我们的周总理用他机智过人的应变能力和幽默风度,让世人所折服。

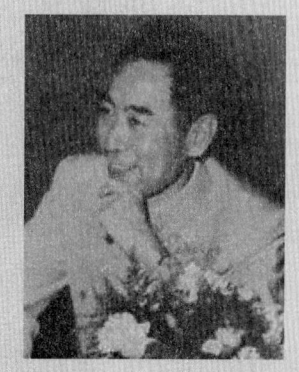

图1-1-7　周恩来总理

(十一)说服与拒绝

1.说服　说服性交谈是为了某一种共识,通过尊重对方,用充分理由劝导,让对方理解、赞同和心服,通过双方的努力最终达成一致性意见的交谈。要使对方接受自己的意见和观点,主要依靠三种力量:①知识,知识的力量源于对专门知识的熟悉程度,渊博的专业知识,较强的运用知识能力,在说服性的交谈过程中能起到主动权的作用。②角色,角色力量指交谈时所处的位置具有优势。在护患人际关系中,由于专业知识的差异,使得护士在治疗性的关系中,处于优势地位。③人格,发挥人格力量就是动用自身具备的最强特质去影响别人。具有人格魅力的护理人员，在沟通中更容易得到患者的信任，其观点更容易被对方所接受。

2. 拒绝　在日常生活和工作中，经常会遇到有些不便、不愿意或不允许的场合，如何拒绝他人，既保护对方的自尊心，使对方不尴尬、易于接受，又达到拒绝的目的，如何善于运用不同的拒绝艺术确实是一项高难度的沟通技巧。

（1）巧言诱导、委婉拒绝：①委婉拒绝，可用敬语扩大心理距离否定法。在某些场合必须表达否定时，首先需要尊重对方，说话要适当、得体和应用敬语，一是以此扩大彼此的心理距离，显示双方在这个情景下要注重说话"分寸"，巧妙地给对方施加提出什么要求或意愿的难度；二是敬语在语言上表现出对对方"格外尊重"，使对方产生"可敬不可近"的感觉。此法使对方对拒绝有所提前预知，减少突然被拒绝时的尴尬情绪，从而到达巧妙的拒绝。②逻辑诱导否定法，也是表达否定的极好手段。需要否定时，可以在语言中安排一两个逻辑前提，不用直接说出结论，将逻辑上必然会产生的否定结论留给对方自己去得出，从而到达拒绝的效果。例如战国时，韩宣王就是否重用两个部下征求韩国大掺留意见，掺留表达自己见解的一段话，使用"诱导法"有效地告知了韩宣王是否重用二人的结果，又为自己巧妙地开脱了若直言可能引起"一是冒犯韩王，二是使韩王以为自己嫉妒贤能。"的误解。大臣掺留这种诱导式拒绝法的效果是显而易见的（图1-1-8）。

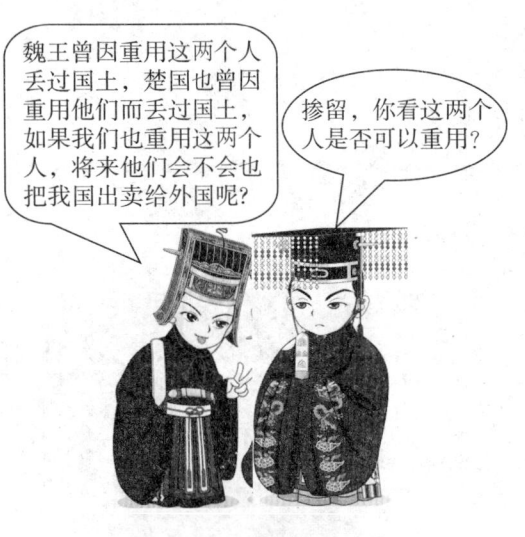

图1-1-8　逻辑诱导否定法

（2）道明原委、互相理解：在人际沟通中之所以拒绝对方，是因为总有不这样做的原因，或有拒绝的主客观困难存在，以及对方对这些困难未必知道或未必完全清楚。因此，不妨将客观的、对拒绝的理由进行阐述，直陈难处，求得对方的理解和谅解，或者试着寻找替代的方法作为补偿方法。但有时候拒绝的理由很难直陈，或没有时间讲清楚，或担心对方确实难以理解，面对这种情况，也可用一些"哎呀，这咋办呢？""真伤脑筋"之类的话，若对方不明事理继续追问，则可使用"哎呀，真是一言难尽，真没办法！"之类的话给予回答。

不管拒绝方法多么礼貌和委婉，对方都难免出现不快情绪。在拒绝时必须真诚表达，切不可态度生硬，使得双方关系恶化。在护患交往过程中，对于可能危及患者健康或安全的要求或行为，可以明确地给予拒绝。

五、护理语言沟通的其他形式

在护理工作中，护士在为服务对象提供各种服务时，不但要借助面对面交谈的语言沟通和借助仪表、服饰、动作、表情等非语言沟通进行信息交流，许多时候还要借助其他形式的语言沟通达到完成护理工作目的，如：卫生保健讲座、护理交班报告、讨论组中心发言、学术报告发言、带教讲课等，不但借助了语言沟通，还需要应用护理专业工作中的实用性演说技巧；同时因职业岗位需要和人际关系沟通需要，往往还借助非面对面的电话和网络等形式进行沟通，如：出院后的电话随访、工作业务电子通信联系等。

（一）演讲

1. 概念　演讲是指演讲者为达到一定目的，在特定时空环境中，以口头语言表达为主，借助态势非语言为辅，公开向听众传递信息、表达见解、阐明事理、抒发感情，从而达到感召听众，并促使其行动的一种现实的信息交流活动。

2. 特点

（1）针对性：演说是一种社会活动，是用于公众场合的宣传形式。它以思想、感情、事例和理论来晓谕听众，征服群众。因此，针对不同的对象和不同层次的听众，所提出的问题、演说内容必须有现实的针对性。

（2）可讲性：演说的本质在于"讲"，而不在于"演"，它以"讲"为主、以"演"为辅。演说要诉诸口头，拟稿时必须以易说能讲为前提。

（3）鼓动性：演讲者要依靠丰富、深刻的思想内容，见解精辟、独到、令人深思、耐人寻味；通过形象、生动，富有感染力的语言表达，从而激发听众情绪、赢得好感，获得鼓动性效果。

3. 基本类型

（1）按演讲内容可分为：政治演讲、礼仪演讲、生活演讲、校园演讲、学术演讲等。①政治演讲，观点鲜明，富于雄辩性和鼓动性。包括外交演讲、军事演讲、政府工作报告、政治宣传等；②礼仪演讲，言辞谦恭有礼，感情真挚充沛。包括欢迎词、开幕词、答谢词、开业典礼致词等；③生活演讲，就社会生活中存在的各种问题、风俗、现象而做的演讲。这种演讲涵盖的内容更加广泛，包括自我介绍、生日贺词、婚礼贺词、迎送、答谢等；④校园演讲，这一特殊环境下的具体内容，非常具有针对性。包括开学及毕业典礼词、学生竞选演讲、校庆演讲等；⑤学术演讲，富于知识科学的逻辑说服力。包括专题讲座、学术报告、学术发言、学术评论等。

（2）按演讲方式可分为：命题演讲、即兴演讲和论辩演讲。①命题演讲，即由别人拟定题目或演讲范围，并经过准备后所做的演讲。它包含两种形式，定题演讲：定题演讲的题目一般是由演讲组织部门来确定的。自拟题演讲：自拟题演讲指演讲者根据演讲活动组织单位限定的范围，自己拟定题目进行的演讲。其特点是：主题鲜明、内容稳定、结构完整。如以"白衣天使"为范围的"5·12护士节"演讲竞赛，其具体题目即由参赛者自拟。②即兴演讲，即演讲者在事先无准备的情况下就眼前情景、人、物、事乘兴而起的演讲。要求演讲者要紧扣主题，迅速组合，言简意赅。如：婚礼祝辞、欢迎致辞、聚会演讲等。它的特点是有感而发、篇幅短小。③论辩演讲，即指由两方或两方以上的人们因对某个问题产生不同意见而展开的面对面的语言交锋。目的是批驳谬误、坚持真理；特点是针锋相对、短兵相接。论辩演讲较之命题演讲、即兴演讲更难些，要求演讲者必须具备正确的思想、严密的逻辑性、较强的应变性。如：我们生活中常见的法庭论辩、赛场论辩，以及每个人都曾经历过的生活论辩等。

（3）按演讲的目的可分为：传授性演讲、说服性演讲、鼓励性演讲和娱乐性演讲。①传授性演讲，这是一种以传递信息、阐明事理为主要功能的演讲，目的在于使人知道、明白，对演讲主题没有异议。②说服性演讲，这种演讲的主要目的是使人信赖、相信，说服一些持有反对意见或态度不明确的听众，使他们认同或支持演讲的观点或主张。特点是运用逻辑说服力、激励及感染力，使听众支持演讲者的观点。③鼓励性演讲，它可使听众产生一种欲与演讲者一起行动的想法；目的是激励说服人们为信仰采取行动，如募捐、献血等；特点是鼓动性强,以号召、呼吁式的语言结尾。④娱乐性演讲,是一种以活跃气氛、调节情绪、娱乐大众为主要功能的演讲,多以幽默、笑话或调侃为材料;特点是材料幽默,语言诙谐。如庆功宴、生日宴会、婚宴等。

4. 演说的构思技巧　演说前对内容的构思是必不可少的。包括主题的确定、材料准备、演说稿的结构、演说的义理与谋略等,均需要演说者在演说前进行精心的构思。

(1) 确定演说主题:演说的主题是由演说的目的决定的,演说者根据目的,选择议题,确定中心。议题是演说的内容,演说者通过阐述、分析、论证议题来表情达意。演说的选题包括选择论题、明确主题、确定题目。

1) 选择论题:就是选择演说所要阐述的主要问题,即"讲什么"。要把论题选好,必须遵循两条基本原则,一条是需要性原则,一条是适合性原则。①需要性原则就是要选择现实需要亟待回答的论题。②适合性原则就是要选择适合听众、时间、场合和演说者实际的论题。选择论题只有同时符合需要性和适合性这两个原则,才能把论题选好、选准。

2) 明确主题:主题体现演说者对所阐述问题的总体性看法,是演说者在演说中所要表达的中心思想或基本观点。主题必须正确、鲜明、集中、深刻,演说才能真正起到宣传群众、教育群众、鼓舞群众的作用。

3) 确定题目:题目是演说者给全篇演说树起的一面旗帜,它不仅与演说的形式有关,更重要的是与演说的内容、风格、情调有直接关系。①选题遵循的原则,文题相符;大小适度;遣词得体;合乎身份。②深思熟虑、反复推敲,选题要经过深思熟虑、反复推敲,才能为自己的演说找到一个美好、生动、有力而又适度的题目。

(2) 演讲稿的结构构思:演讲稿的结构分开头、主体、结尾三个部分。由于演说是具有时间性和空间性的活动,因而演说稿的结构具有其自身的特点,尤其是开头和结尾有特殊的要求。

1) 开头:也叫开场白,要抓住听众,引人入胜。用最简洁的语言、最经济的时间,把听众的注意力和兴奋点吸引过来。①故事式,与演讲主题密切关系的故事或事例做开头,如:新近发生的奇闻怪事、令人震惊的重大事件或生动感人的故事等,具有情节生动、内容新奇等特点,易吸引听众的注意力、激起听众的兴趣、掀起感情波澜。对语言技巧的要求较低,初学演讲者比较适宜。②开门见山式,用精练的语言直接交代演讲意图或主题。比较适用于正规庄重的演讲,要求演讲者具有较高的概括能力。如:"大家好!非常感谢院(校)领导给予这个机会,参加今天的×××竞赛(竞聘)…"③提问式,这种方法是根据听众的特点和演说的内容,提出一些激发听众思考的问题,请听众与演讲者一起思考,将听众迅速带入所提问题之中,以引起听众的注意,缩短演讲者与听众的距离。④幽默、自嘲式,以幽默诙谐的语言或事例做开场白,能使听众在轻松愉快之中进入演讲接收者角色;自嘲式则是演讲者用诙谐、自嘲的语言巧妙地自我介绍,使听众倍感亲切,无形中缩短与听众的距离。⑤抒情式,抒情开头意在渲染气氛,以情感人,获得听众的好感。

2) 主体:主体是演讲稿的主干部分,内容应充实丰满,围绕中心论点,环环相扣,层层深入,做到结构有力,层次清楚,过渡自然。①层次,是演说稿思想内容的表现次序,体现着演说者思路展开的步骤,也反映了演说者对客观事物的认识过程。显示演说稿结构层次的基本方法就是在演说中树立明显的有声语言标志,以此适时诉诸听众的听觉,从而获得层次清晰的效果。如事件一般有:发生、发展、高潮、结局等几个过程;问题一般有:提出、分析和解决等几个阶段。此外,适当应用过渡句,或用"首先""其次""然后"等语词来区别层次，也是使层次清晰的有效方法。②高潮安排，演说内容在结构安排上要表现出波澜起伏，在组织和安排上要有演说高潮，达到与听众形成强烈的"共振效应"。可运用典型事例、准确精辟的议论、深刻的哲理、生动的语言、真挚的情感等方法处理。

3）自然结尾：要简洁、雄健有力，言止意长，余音绕梁。结尾是演说内容的自然收束。①总结式，扼要总结演说内容，起到提醒、强调作用，给人留下：干练、不冗繁的总体印象。②感召式，多为提希望、发号召；表决心、立誓言、展未来；祝喜庆、贺成就等，鼓动性强，给听众留下以心志的激励。③呼应式，首尾呼应、吻合，结构完整，增强演讲的鼓动力。但要注意，首尾呼应不是简单的开头重复，而应该是主题的升华。④抒情式，以优美的语言直抒胸臆，满怀激情，感情丰富，意境深远具有强烈的感染力。抒情结尾是一种常见的，效果较好的结尾方式，但要注意克服"套话"，应多在内容上下工夫，只有内容与形式的统一，才能达到完美的境界。

5. 演说的表达策略

（1）演说语言表达的策略：语言的运用是演说成功的决定因素之一。

1）精练：句子要精练，用最少的字句，表达最丰富的内容。①演说中要多用短句，力求简洁明快，生动有力；②演说语言要尽量做到口语化和通俗化；③演说用词要能够确切地表达讲述的对象，指出它们的本质及相互关系，以避免发生歧义和引起误解；④在演说中要避免使用似是而非、模棱两可的话；避免重复论证；避免客套化。

2）口语化：语言要口语化，词句流利、准确、易懂。①演讲语言要尽量做到生动形象，同时具有较强的瞬间感染力；②要避免生僻的词语和隐晦的思想，更不能多次反复；③句式要短小，使用通俗易懂、音节清晰、易于接受的词汇；④为适应听众智力变化过程，应多选择一些引导性、启发性的内容。

3）形象生动：要运用鲜明生动的语言，使抽象的事物具体化，深奥的道理浅显化，概念的东西形象化。①用形象的语言调动听众的全部感觉器官——听觉、视觉、嗅觉、感觉、味觉，使听众身临其境；②使用讲究修辞手法使语言鲜明、形象生动；③运用引用、排比、反复、比喻、拟人、双关等修辞手法，使演说妙语生辉，大放异彩。

（2）演说非语言表达策略：非语言表达手段主要配合有声语言来生动形象地表达演说者的思想感情，包括表情、眼神、手势、姿态、动作等。例如手势的高低起伏，动作的节奏和力度，面部表情的喜怒哀乐等。

1）面部表情：要随着演说内容和演说者情感的变化而变化，既顺乎自然，又富于变化。切忌拘谨木然、目不斜视、呆板僵硬；精神慌张，手足无措，惶恐不安；自作多情，矫揉造作。

2）眼神：俗话说"眼睛是心灵的窗户"，人的喜怒哀乐都可以通过眼睛反映出来。眼神的表情达意功能在演说中也起着关键的作用。①看着听众说话，要做到脱稿演说，眼观全体，前视为主，统摄全场，与听众保持目光接触，适当地环视全场，让更多的听众感觉到"他在向我讲话"。②与听众目光接触，给坐在后排的听众更多的目光关注，以补偿空间距离所造成的隔阂。交替使用虚视和凝视，使双方都更感觉自然舒适，才能收到更好的演说效果。③恰当运用眼神，要注意眼神在表情达意方面的复杂性和多样性：演说内容的波澜起伏，情感的抑扬跌宕，都可以通过眼神，配合有声语言以及手势、姿态等，协调和谐地表达出来。

3）姿态：姿态指演说者的形体动作。从演说者的体态来说有站、行、坐三种。①站姿，体位较高，有利于统摄全场，站姿要自然端正，挺胸收腹；两脚自然平立，也可一脚在前，一脚稍后，成45°角，重心在前，身体微微向前倾。②行姿，指演说者身体的移动。正确的行姿应是：步伐稳健、轻捷、速度适中。身体移动应目的明确，是出于内容表达需要，还是想要活跃气氛，移动时要心中有数。③坐姿，体位较低，动作的幅度较小，给人以随和、稳重、自然的感觉，适合于表达平稳、庄重的内容。

4）手势：手势专指演说者手的动作。是体态运用中最具表现力的非语言手段，具有很强的象征性。不管用什么手势，都应该与演说的内容情景及演说人的身份一致才会使人感到自然得体。

5）仪表与风度：合适、自然、大方、得体的服饰打扮，能获得听众好感。①风度，是指人们在长期的社会生活与交往中逐渐形成的具有特色的举止和形态。这种举止和形态是听众评判演说整体效果的重要指标。与仪表相比，风度是更有内涵的素质。②仪表，演说者的仪表风度是最先为听众所感知的形象，能使听众形成第一视觉印象。一个仪表端庄、风度优雅大方的演说者容易受到听众欢迎。而一个打扮粗俗、举止猥琐小气或轻佻浮华的演说者，则较难得到听众的信任和合作。

6. 演说的心理准备

（1）正确认识：建立正确的认识，调整自己的心态，在专家指导下进行针对性的训练，坚信自己有能力迎接挑战，能有效减轻怯场心理。

（2）充分准备：怯场心理大多是对准备工作心中无数而产生的。演说的结构要充分准备，在演说前熟练地演练，演说时要自信，才能轻松自如，举止适度。

（3）表现得体：演说者要保持良好的仪表风度，着装要与演讲内容、环境氛围相吻合，讲求庄重、整洁、朴素；举止雍容大方，彬彬有礼、不卑不亢；演说过程应该稳健潇洒、干练英武，给人以胸有成竹、生气勃勃的印象；还应给听众诚实的印象，用轻松的姿势、熟练的手势、愉快的情绪、看着听众等来赢得听众的信任与支持。

（二）电子媒体沟通

1. 电话沟通　随着科技通讯设备的不断进步，电话已成为人们日常生活、工作、学习中愈来愈重要的通信工具，"只闻其声、不见其人"，使用电话的态度、表情、语言、内容和时间观念等组成的电话形象，也愈来愈引起人们的高度重视。

（1）接电话技巧（表1-1-8）。

（2）打电话技巧（表1-1-9）。

表1-1-8　接电话沟通技巧

接电话礼节	沟通技巧	
①铃声不过三	电话铃声响起后应尽快接听；因特殊情况长时间未能接电话，须向对方表示歉意	
②接通电话，自报家门	如："您好！××科室，请问您有什么需要帮助的吗？"；私宅电话，为了安全起见，可不必自报家门	
	通报方式、内容	
	• 敬语＋全名＋询问	如"您好！我就是×××，请问您有什么需要帮助的吗？"
	• 敬语＋情况说明＋转电话	如"您好！他在旁边，请稍候。"
	• 敬语＋情况说明＋询问是否需要帮助	如："您好！对不起，这会儿她不在，您需要留话吗？"

续表

接电话礼节	沟通技巧
③礼貌用语	文明、礼貌、态度热情、谦和、诚恳；不能用生硬的口气如："她不在！""打错了！""没这人！""不知道！"等
④语调、音量	语调平和、融入柔和微笑声音；音量适中，以对方听清楚为宜
⑤通电话要专心	不能心不在焉、旁若无人，看报、看电视、与人聊天等
⑥必要的重复和记录	对重要内容应作必要的重复、重述；对重要电话都要详细记录包括：来电时间、来电单位名称、联系人、地点、联系事宜、需解决的问题等
⑦结束电话	• 应尽量让对方结束对话，若确需自己结束，应解释、致歉； • 要有礼貌用语"再见！"等对方放下话筒后，再轻轻放下电话

表 1-1-9　打电话技巧

打电话礼节	沟通技巧		
①拨打时间应适宜	周时间	拨打时间	注意事项
	周一至周五	8：00～22：00	• 避开用餐及午休时间，如果属紧急必须打的电话，接通后首先应表示歉意 • 不同地域，应准确计算两地时差
	周六、日、节假日	9：00～22：00	尽量避开休息时间，照顾对方
	公务电话：避开临近下班时间；应尽量打对方单位电话，若确需对方家里电话，应避开用餐时间和休息时间；注意：打手机、发短信的时间同座机		
②通话时间	原则不超过3min		
③接通电话自报家门	• 首先通报自己姓名、身份，说出自己通话主要内容，并征询对方是否现在有时间，若不方便，就请对方另约时间 • 假如对方通话啰嗦，可以礼貌地提醒"不想占用您太多时间，我们以后再聊，好吗？" 自报方式、内容		
	• 敬语 + 全名	如"您好！我是×××"	
	• 敬语 + 所在单位	如"您好！×××（单位）"	
	• 敬语 + 所在单位 + 全名	如"您好！我是×××（单位）×××"	
	• 敬语 + 所在单位 + 职务 + 全名	如"您好！我是×××医院骨科护士长×××"	
④声音	• 融入柔和甜美、微笑的声音 • 声调适中、语气柔和；音量不宜太大，以对方能听得清楚为宜 • 注意：控制自己情绪，不应在电话中显示出自己高兴、忧郁、气恼等激动情绪 • 不应在电话中向对方发脾气、摔电话等		
⑤语言	• 文明、礼貌、简练，内容言简意赅、重点突出 • 提出问题应简短、准确，不拖泥带水		
⑥通话结束	• 结束时，接电话人（受话人）应说："谢谢！""再见！" • 在与对方道别后，应再等片刻，待发话人先挂断电话，再放下电话		

2. 网络沟通　网络沟通是指通过基于信息技术（IT）的计算机网络来实现信息沟通活动。它是人与人之间思想、感情、观念、态度的交流过程，是情报相互交换的过程。

（1）网络沟通的主要形式：电子邮件（Electronic mail，简称 E-mail，标志：@，也被大家昵称为"伊妹儿"）、网络电话（IP；Internet Phone）、网络传真（Internet Facsimile 也称电子传真）、网络新闻发布、即时通信（IM）、QQ 聊天、微信（WeChat）等多种形式。

即时通信是指能够即时发送和接收互联网消息等的业务，逐渐集成了电子邮件、博客、音乐、电视、游戏和搜索等多种功能。即时通信不再是一个单纯的聊天工具，它已经发展成集交流、资讯、娱乐、搜索、电子商务、办公协作和企业客户服务等为一体的综合化信息平台。

（2）网络沟通的优势及存在的问题：其优势有——①大大降低了沟通成本；②使语音沟通立体化、直观化；③极大缩小了信息存贮空间；④跨平台，容易集成，使工作便利化。而存在问题有——①沟通信息呈超负荷；②口头沟通受到极大的限制；③纵向沟通弱化，横向沟通扩张。

（3）几种常用网络沟通

1）E-mail（电子邮件）沟通：E-mail 是一种通过网络实现相互传送和接收信息的现代化通信方式。电子邮件（electronic mail，简称 E-mail，标志：@，也被大家昵称为"伊妹儿"）：又称电子信箱、电子邮政，它是一种用电子手段提供信息交换的通信方式。是 Internet 应用最广的服务：通过网络的电子邮件系统，用户可以用非常低廉的价格（不管发送到哪里，都只需负担电话费和网费即可），以非常快速的方式（几秒钟之内可以发送到世界上任何你指定的目的地），与世界上任何一个角落的网络用户联系，这些电子邮件可以是文字、图像、声音等各种方式。同时，用户可以得到大量免费的新闻、专题邮件，并实现轻松的信息搜索。

其特点：①传递较少受到地域因素影响，所以传播速度快。②多媒体交流，以文字为传播手段，可加入声音、图像等作为附件，所以是一种多媒体交流。③消减背景信息，传递信息数字化，不能看到对方的手迹，不易了解对方的心理情绪，消减了对对方背景信息的了解。④功利目的，E-mail 交流可因偶然发现网络上某个 E-mail 地址而产生，这种情景下，E-mail 交流往往带有直接的功利目的。

邮件沟通礼仪：①主题精当，不发送无主题和无意义主题的电子邮件。用简单易懂的主题，以准确传达您的电子邮件的要点。②注意称呼，避免冒昧，当与不熟悉的人通信时，请使用恰当的语气，适当的称呼和敬语。③邮件拼写正确，注意邮件正文拼写和语法的正确，避免使用不规范的文字和表情符号。④谨慎查询，及时回复，因为邮件容易丢失，因此，应当小心、礼貌查问。自己及时回复邮件的同时，不要对他人回复信件的时效性做过分要求。⑤不随意转发电子邮件，尤其是不要随意转发带附件的电子邮件，除非你认为此邮件对于别人的确有价值。在正文中应对附件内容做简要介绍。正文用纯文本或易于阅读的字体，不要使用花哨的装饰，最好不使用带广告的电子邮箱。⑥尽量避免群发邮件，群发邮件容易使收件人的地址相互泄漏，因此，最好使用邮件组或者暗送（Bcc）。若确是工作需要，两个人商量事情牵涉到第三方时，应该将邮件抄送（CC）给第三方。⑦初次交往礼仪，初次与陌生人发送邮件时，应先介绍一下自己的详细信息，并在签名中注明自己的身份，让对方了解你，并愿意与你讨论问题。⑧公私有别，如果对方公布了自己的工作邮件，那么工作上的事宜就不要发送到对方的私人信箱。

2) 网上聊天：上网聊天使用的主要手段是文字、语音，非语言信息表达手段无法运用。如 QQ、微信、博客等，它们有以下特性：①由于网上聊天不是面对面地进行沟通，所以彼此看不到对方的肢体动作、表情，感受不到对方的直观反应。②虽然能通过文字及时回答，但有时文字不能充分表达交流双方的情绪，有时聊天者也有意运用文字掩盖其真实想法。③运用文字聊天，能使聊天者比较充分地理清思路，有助于加强交流的深度。④由于双方不见面，倒可以克服羞涩心理，更加敞开心扉。但在匿名状态下，人们往往会隐藏真实的自己。

(4) 安全上网规则

1) 明确每次上网的目的：如为了查找学习资料、发邮件、看新闻报道、娱乐等，要控制自己使用网络的时间。在不影响自己正常生活、学习的情况下使用网络。最好平时用较少的时间进行网络通信等，在节假日可集中使用。

2) 只与网上有礼貌的人交流：在网络上交谈或写电子邮件的时候，请你保持礼貌与良好的态度。同时，如果在网上遇到不礼貌或者使人觉得不舒服的人，或收到这类的邮件，不要回答或反驳，可请周围其他人来帮助处理。

3) 不告诉网上的人关于自己和家里的事情：网上遇见的人都是陌生人。所以千万不可以随便把家里的地址、电话、学校和班级、家庭经济状况等个人信息告诉在网上结识的人。

4) 不与在网上结识的人约见：单独在家时，千万不要允许网上认识的朋友来访。如果认为非常有必要见面的话，见面的地点一定要在公共场所。

5) 不打开陌生的邮件：如果收到不认识的人发给的电子邮件，或者让人感到奇怪、有不明附件的电子邮件，不要打开，不要回信，也不要将附件打开储存下来。应立即将它删除，因为它可能是计算机病毒。

6) 不要轻易相信网络上的人讲的话：任何人在网上都可能告诉你一个假名字，或改变年龄、性别等。在网上读到的信息许多时候可能都不是真实的。

7) 密码只属于你一个人：不要将自己在网络上使用的任何名称、密码告诉网友。另外，请记住，任何网站的网络管理员都不会打电话或发电子邮件来询问密码。不论别人用什么方式来问密码，都不要告诉他。

8) 要有公德心：在公共场所、学校或家庭上网，不要改变计算机的设置，未征得别人同意，不要删除别人的文件，以免影响别人的工作和计算机使用。

9) 不浏览不健康的网站：切不可沉迷上网（或玩电子游戏）把它当作一种精神寄托。

10) 要关闭公共场所浏览器：在学校或其他公共场所上网后要关闭浏览器。因为，有些个人信息会保留在计算机里，所以如果在学校、商场等公共场所上网后，请你一定要在离开时把浏览器关上。

任务实施

实训1 语言交谈情景训练

以本项目案例为范例,运用语言沟通完成护患交谈任务,见表1-1-10。

【目的】运用语言沟通基本知识和技巧的训练,达到掌握语言交谈能力。

【方法】角色扮演。

【准备】

1. 评估 ①分析本项目案例存在的语言沟通问题;②环境是否有物理因素、隐秘性因素等存在;③患者是否了解将要进行交谈的信息。

2. 计划 ①护士仪表符合规范要求,洗手、戴口罩,明确护患交谈目的;②患者已了解护士将与之针对健康症状体征进行交谈,获得健康状况资料;③环境是否整洁,空气、光线、温湿度是否适宜,隐秘性因素是否已消除。

【实施】见表1-1-10。

表1-1-10 语言交谈任务实施情景

任务过程	任务情景		要点说明
	角色	沟通行为	
交谈启动	护士	*仪表端庄,符合职业要求 *微笑,走至患者床前,轻声说:"您好!请您告诉我,您是几床?叫什么名字?"	沟通时注意仪容基本要求 封闭式提问
	患者	"3床,颜某"	
	护士	"3床,颜×?是吗?您是怎么不舒服的?"	核实(重述)技巧;开放性提问
	患者	带着哭腔,焦急:"护士,我很难受啊,怎么说呢?"难以启齿道	口头语言发出沟通信息 涉及隐私话题难以启齿
交谈过程(运用语言沟通技巧解决问题)	护士	目光注视患者,轻声安慰:"别急,慢慢说。"	转入正题;运用倾听技巧
	患者	"哎呀,就是老上厕所,又尿不出来,又很痛,怎么办才好?"	
	护士	"您是说尿很急,总感觉要尿,去方便的时候又尿不出来,同时又感觉很痛,是吧?"	核实(澄清)技巧
	患者	"是的,是的。护士,我这到底得了什么病?"	
	护士	"您这种症状称为'膀胱刺激征'——尿频、尿急、尿痛,是因为储存尿液的膀胱和排尿的泌尿道被细菌感染所造成。"	运用阐释的技巧
	患者	"哦,那怎么办?会不会很严重?能不能治好?"	

续表

任务过程	任务情景		要点说明
	角色	沟通行为	
	护士	"您不用紧张,这主要是膀胱、泌尿道急性感染,只要诊断明确,进行相应的抗感染治疗,很快就可痊愈的。但在整个治疗过程中,您要配合医务人员进行积极的治疗和护理,这样才有利于疾病的康复。"	运用安慰、阐释和鼓励技巧
	患者	惊喜道:"真的,太好了!我真担心会不会好?会不会有什么后遗症?跟您这一通话,我心里踏实多了。谢谢!"	
	护士	"放宽心,好好治疗。我已报告您的负责医生,很快就会过来对您进行病情的检查和治疗。"	选择合适时机终止交谈
结束交谈	患者	高兴地说"好的,谢谢您!"	
	护士	"不用客气,那您先休息。有什么需要可按呼叫铃,我们会随时帮助您的。"	适时礼貌结束交谈
	患者	"好的,谢谢!"	
	护士	"不客气!再见!"	
	护士	返回护士站,书写护理记录单。	运用书面语沟通技巧

【实训考核】

1. 目标　能运用语言沟通技巧开展护理工作；遵循语言沟通的基本原则,与患者进行有效的语言沟通。

2. 方法及要求

（1）情景设计：学生自行设计或教师设定提供护患沟通情景。

（2）分组方法：自由组合或教师分配分组,根据角色需求分成若干组。

（3）实施：小组讨论、情景模拟、角色扮演。

（4）场景设置要求：①以语言沟通（口头、书面）为主要沟通方式；②保证沟通过程的有序性和完整性；③整个语言沟通过程中运用沟通技巧不少于3种。

3．评价（表1-1-11）

（1）教师评价：教师根据案例整体设计、语言沟通技巧及具体应用情况对学生给出总体评价。

（2）学生反思：针对模拟训练进行记录和训练感想交流。

表 1-1-11　护理语言沟通技巧运用能力评价表

班级_____ 座号_____ 姓名_____ 成绩_____ 年　月　日

项目	评价内容		分值	得分
案例设计 （30分）	设计案例主题突出、明确；内容充实、客观、实效		10	
	沟通过程的层次性、条理清楚、逻辑性、完整性、合理性、客观性		10	
	运用口头语言沟通和书面语言沟通方式		10	
沟通实施 （50分）	礼仪素养	仪容、仪表及姿态符合职业规范	5	
		用语文明、礼貌、得体	5	
	沟通语言	言语表达符合语言规则或规范	5	
		注意语言的艺术性	5	
		表达时富有情感性	5	
	沟通技巧	使用至少3种以上语言沟通技巧	10	
	沟通能力	判断能力强，能根据沟通场景信息，准确判断患者的沟通需求	5	
		根据沟通情景，能正确使用语言沟通技巧	5	
		应变能力强，在沟通过程中一旦出现情况变化，能够迅速做出相应的沟通方式和（或）沟通技巧的变化，处理方式得当	5	
沟通评价 （20分）	态度	热情、认真、尊重、关爱、保护患者	5	
	技能	判断力、应变力、运用能力强	5	
	效果	遵循语言沟通基本要求，沟通顺利、有效、患者满意	5	
		使用3种以上语言沟通技巧	5	
合计			100	

任务三　认识护理非语言沟通

知识平台

在人际交往中，人们通过语言沟通进行信息交流时，许多时候不能用语言来形容和表达的思想感情，往往通过借助身体动作、体态、语气语调、空间距离等非语言方式，来支持、修饰、替代或否定语言行为，从而使双方的信息得以交流和表达。非语言沟通在护患交往中起着十分重要的作用，护理人员应了解和掌握有关的知识、技能和技巧，更好地为服务对象提供服务。

一、非语言沟通的概述

（一）非语言沟通的概念

非语言沟通是借助非语词符号，如人的仪表、服饰、动作、表情等，以非自然语言为载体所进行的信息传递。非语言沟通是语言沟通的自然流露和重要补充，能够使沟通信息的含义更加明确、圆满。

（二）非语言沟通的重要性

1. 具有增强有声语言表达力和感染力的作用　比如一个人痛哭流涕、捶胸顿足，表示自己的难过与悲痛；眉开眼笑、手舞足蹈，表示兴奋和快乐；宴席上主人频频举杯敬酒，表示对客人的尊敬和欢迎；久别的朋友相见时紧紧拥抱，表示深厚的情谊。

2. 具有语言所不能替代的作用　美国心理学家艾伯特·梅热比曾提出这样一个公式：信息接受的全部效果＝语言（7%）＋表情（55%）＋语调（38%）。公式显示，沟通双方所获得的信息有很大部分来自非语言沟通，它具有语言所不能替代的作用。

3. 非语言沟通是医务人员获得信息的重要途径　在医疗护理工作中，医护人员可以从患者的面部表情和身体姿势等来观察其内心感受，从而获得真实的信息。如：用呼吸机患者，无法用有声语言表达，只能依靠表情、姿势等进行交流；婴儿无法用语言进行交流，护理人员可通过其表情、动作，啼哭声调高低、节奏快慢、音量大小等来判断其病情变化或生理的需要；医务人员在进行急救工作时，如心肺复苏术，常是通过快速交换目光或点头示意等表情动作进行沟通，默契配合，使抢救工作顺利进行。

（三）非语言沟通特点

1. 真实性　非语言沟通往往比语言沟通更能够表露、传递信息的真实含义。人的非语言行为更多是一种对外界刺激的直接反应，常是无意识的，越是无意识的体态语言，表现人的真实情感愈强。而在语言沟通中，人们可以控制语词的选择。因此，在人际交往中，通过观察体态语言可以识别一个人语言的真实性。

2. 广泛性　非语言沟通的运用是极为广泛的，人们即使在语言差异很大的环境中，也可以通过非语言信息了解对方的想法和感觉，从而实现有效的沟通。可见，运用身体语言进行沟通，是每个人都具有的能力，即使不说话的时候也能用非语言沟通传达较多的信息。

3. 持续性　日常生活中，语言的沟通是间断的，而身体语言的沟通则是一个不停息、不间断的过程。因此，非语言沟通是一个持续过程，在一个互动的环境中，自始至终都有非语言载体在自觉或不自觉地传递信息。双方的仪表、举止传递出相关的信息；双方的距离、表情、身体动作显示着特定的关系。

4. 情景性　在不同的情景中，相同的非语言符号，表示不同的含义。如：流泪在喜怒哀乐环境中，既可以表达悲痛、仇恨、生气、委屈等情感；也可以表达幸福、兴奋、感激、满足等情感。微笑可传达真诚友善，但许多时候也有掩饰紧张的作用。

（四）非语言沟通在护理工作中的作用

1. 传情达意　非语言沟通是感情和情绪的表现，在护患沟通中，由于疾病的影响或在某些特定环境下，医护人员往往通过微笑、眼神、手势等非语言形式，来传递出对患者的关心和照护。如护理人员紧握分娩产妇的手表示理解和安慰。

2. 验证信息　患者就诊治疗时，特别想尽快获知自己的诊断结果、治疗方案、护理措施等，但由于医疗环境的特殊性，往往无法马上获取详细的资料或解释时，患者及家属会通过医护人员的非语言信息，来分析和推断各种信息。

3. 暗示作用　由于非语言信息是内心世界的一种具体而直接的反映，一个人可以通过其手势、眼神、举止等暗示其内心感受，护理人员应仔细观察和揣摩患者非语言信息的暗示作用，为护理提供准确信息。

二、非语言沟通形式

（一）表情

表情是人类面部的感情，是人类情绪、情感的生理性表露。面部表情对人们所说的话起着解释、澄清、纠正和强化的作用，它能迅速、灵敏、充分表达人们的情感。没有表情的语言，就等于没有了灵魂，没有了感情。法国著名作家罗曼·罗兰（图1-1-9）说面部表情是多少世纪培养成功的语言。在护患交往中，护士应以职业道德为基准，有效地运用和调控自己的面部表情。

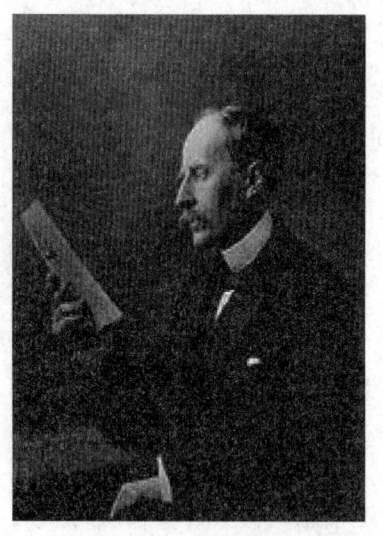

图1-1-9 罗曼·罗兰

1. 目光　目光可以表达和传递感情，也可以显示自身的心理活动，还能影响他人行为，是传递信息十分有效的途径和方式。护士的目光应是坦然、亲切、和蔼、有神的、平和而关爱的。①温和的目光可使新入院患者消除顾虑；②亲切的目光可使孤独的患者得到亲人般的温暖；③镇静的目光可使危重患者获得安全感；④安详的目光可使濒死患者获得安宁的感觉。总之，每个人的一双眼睛时刻都在"说话"。

（1）目光的作用：目光具有表达情感、调控互动和显示关系三个方面的作用。目光的表达形式、作用和注意点，见表1-1-12。

表1-1-12　目光的表达形式、作用及注意点

目光的作用		形式表达及注意点
①表达情感	可以准确、真实地表达人们内心极其微妙和细致的情感	双方深切注视的目光——崇敬之情 怒目圆睁的目光——仇恨之心 回避闪烁的目光——表示惧怕之心
②调控互动	沟通双方可根据对方的目光判断其对谈话主题和内容是否感兴趣；对自己的观点和看法是否赞同	护患沟通中，若发现患者左顾右盼、东张西望、目光游离不定，注意应及时调整谈话内容和方式
③显示关系	目光不仅能显示人际关系的亲疏程度，还可以显示人际间支配与被支配的地位	陌生人目光接触时间相对短暂 地位高者注视地位低者的时间相对长 地位低者注视地位高者的时间相对短

（2）目光交流的技巧：目光交流有公务场合注视技巧、社交场合注视技巧、劝导场合注视技巧、亲密注视技巧和随意注视技巧等五个类型。其含义和应用，见表1-1-13。

表 1-1-13　目光交流技巧及类型

注视类型	注视区域	表示	应用及注意点
①公务注视	对方额头与双眼之间形成的三角区	严肃认真	常用于手术前与病人谈话、谈判、公务洽谈、磋商等场合
②社交注视	对方双眼为上线，唇心为下顶角之间所形成的倒三角区域	亲切温和，营造融洽、和谐气氛	多用于社交场合
③劝导注视	对方两眼之间的区域	专心致志，聚精会神，关心重视对方	多用于劝导、劝慰对方等场合，时间不可过长，一般不超过 10s
④亲密注视	近亲密者：对方双眼至胸部的区域	炽热的情感	适用于关系亲密的异性之间的传情达意，非亲密关系者忌用
	远亲密者：对方双眼至腿部的区域	亲人、恋人及家人的亲近友善	适用于视相距较远的熟人，不适用于普通关系的异性
⑤随意注视	随意一瞥对方任意部位	表示注意，也表示敌意	多用于公共场所注视陌生人

（3）护士目光交流技巧：在护患沟通过程中，护士应正确应用目光交流技术，特别注意注视的角度、部位和时间。沟通过程产生的效应和注意点，见表 1-1-14。

表 1-1-14　护士目光交流技巧及注意事项

注视方式	注视患者	护患关系	沟通过程及注意点
①注视角度	最好是平视	显示护士对患者的尊重和平等关系，表示护理人员对病人的尊重	• 根据患者所处的位置和高度，灵活借助周围地势来调整自己与患者的目光，尽可能与患者保持平行 • 与患儿交谈时，护士可采取蹲式、半蹲式或坐位 • 与卧床患者交谈时，可采取坐位或身体尽量前倾，以降低身高 • 避免向下看患者，给人一种居高临下的感觉，给患者带来压力感
②注视部位	宜采用社交注视区域	使患者产生一种恰当、有礼貌的感觉	• 如果注视范围过小或紧盯住患者的眼睛，会使患者产生紧张、不自在的感觉； • 如果注视范围过大或不正眼对视患者，则会使患者产生不被重视的感觉
③注视时间	双方目光接触的时间应适宜	显示之间是护患关系	• 双方目光接触的时间应不少于全部谈话时间的 30%，也不超过全部时间的 60% • 如果是异性患者，每次目光对视时间应不超过 10s • 长时间目不转睛地注视对方是一种失礼的表现

> **知识链接**
>
> ### 目光接触角度与心理状态
>
> 在人际交往中,要注意目光接触的角度。正视表示理性、平等、无畏;仰视表示尊敬、期待;俯视表示自信、权威等。
>
> 美国"T、A"交流分析理论(transactional analysis),将人的自我状态分为P、A、C三要素,这三种要素与年龄无关,任何人都同时具备这三种心理状态,三者可通过目光接触水平表现出来。
>
> | 要素 | 心理状态 | 目光接触角度 |
> | --- | --- | --- |
> | P(parents) | 指父母对子女的一种心理状态 | 目光向下 |
> | A(adult) | 指基于理性判断、冷静思考的成人心理 | 目光保持平行 |
> | C(children) | 指纯粹以自我为中心的一种天真烂漫的儿童心理状态 | 目光向上 |

2. 微笑 微笑是一种最常用、最自然、最容易为对方接受的面部表情,是内心世界的反映,是礼貌的象征。护士的微笑,应是发自内心的,真诚而自然的。为患者展现的是真诚、亲切、关心、同情、理解,使患者获得好感和信任,缩短护患之间的心理距离,缓解患者的紧张感,消除误会、疑虑和不安;产生愉悦的、安全的、可信赖的感觉。

(1)微笑在护理工作中的作用:见表1-1-15。

表1-1-15 微笑在护理工作中的作用

作用	微笑的魅力
①传情达意	能使患者感觉心情舒畅,感受来自护士的关心和尊重;能帮助患者重新树立战胜疾病的信心
②改善关系	具有使强硬变得温柔,使困难变得容易的魅力;护士发自内心的微笑,可以化解护患之间的矛盾,改善护患关系
③优化形象	微笑是心理健康、精神愉快的标志;微笑可以美化护士的形象,陶冶护士的内心世界
④促进沟通	微笑可以缩短护患之间的心理距离,缓解患者的紧张、疑虑和不安心理,使患者感到尊重、理解、温馨和友爱;能赢得患者的信任和支持

(2)护士微笑的艺术:微笑是最有吸引力、最有价值的面部表情,只有发自内心,真诚、自然、适度、适宜的微笑,才能真正发挥出微笑的魅力。护士微笑魅力及注意点,见表1-1-16。

表 1-1-16　护士微笑艺术及注意点

微笑艺术	效用及注意点
①真诚	发自内心、真诚的微笑，能够使护患沟通在一个轻松的氛围中展开，能够真正感动患者
②自然	发自内心的微笑应该是心情、语言、神情与笑容的和谐统一；自然的微笑能够为患者送去生的希望，增强其战胜疾病的勇气
③适度	微笑应适度，笑得过分，有讥笑之嫌；笑得过短，给人产生虚伪感
④适宜	护士的微笑一定要与工作场合、环境、患者的心情相适宜

知识链接

表情的心理展露

脸色		面肌		眉毛	
方式	心理展露	方式	心理展露	方式	心理展露
满面红光 容光焕发	兴高采烈 踌躇满志	喜笑颜开 笑容满面	心情愉快、春风得意	扬眉立目	挑战、愤怒
面色绯红	害羞、激动、兴奋	满脸堆笑	阿谀奉承、讨好、巴结、有求于人	眉毛上耸	恐惧惊吓
面红耳赤	激动、生气、害羞	铁板着脸	生气、愤怒	眉角下拉	生气不悦
面色紫红	极度愤怒、内心恐惧	咬牙切齿	仇恨、忍耐	眉毛并拢	忧虑烦躁
面色苍白	紧张、恐惧、身体不适	眨眼	惊奇、好奇	低头低眉	愧疚心虚
面色发青	生气、愤怒、生病				

（二）肢体语言

1. 首语　首语是指一种靠头部的活动来表达信息的非语言沟通方式。它有点头、摇头、扭头、晃头等形式。对婴幼儿、老年患者、无法用语言和其他肢体语言表达信息的患者，尤其应认真观察、分析首语。

（1）点头：表示致意、同意、正确等。①点头技巧：面向对方，表情自然大方，头部向下稍微一动即可。②适用范围：适用于病房、图书馆、会场、音乐厅、剧院等肃静的、不宜与人交谈的公共场所；也用于比较随便的场合，如在病区走廊上遇到相识的人或在同一场合已多次见面者。

（2）摇头：常表示反对、不赞同、不接受、不知道等。

（3）扭头：往往表示不予理睬。

（4）晃头：常在情绪激动、无法一时表达出心理之言时表示。

2. 手语　手势是会说话的工具，是体态语言的主要形式。使用频率最高，形式变化最多，因而表现力、吸引力和感染力也最强，最能表达人们丰富多彩的思想感情。

根据手势表达的思想内容，可分为情意手势、指示手势、象形手势和象征手势四个类型。其含义及形式见表 1-1-17。

表 1-1-17　手势类型、含义和形式

类型	含义	形式
①情意手势	用以表达感情，使抽象的感情具体化、形象化	如挥拳表示义愤；摆手、推掌表示拒绝；再见时的扬手
②指示手势	用以指明人或事物及其所在位置，从而增强真实感和亲切感	如介绍人、示意方向、方位、物品等通常用手掌示意；如上举、下压
③象形手势	用以模拟人或物的形式、体积、高度等特点，给人以具体明确的印象	如比划物品的大小、形状、高低等
④象征手势	用以表现某些抽象概念，有特定所指，也带有普遍性 以生动具体的手势，结合有声语言构成一种易于理解的意境	如拇指手势（图1-1-10）、"OK"手势（图1-1-11）、"V"手势（图1-1-12）；如演讲、授课等场合结合的某些手势

知识链接

一、拇指手势（图1-1-10）

1. 向上：中国表示"赞赏"；日本指"老爷子"；英、美表示"搭便车"；希腊意指"混蛋"；意大利表示数字"1"；网络语言表示"顶"。

2. 向下：多表示蔑视、不好之意。

二、"OK"手势（图1-1-11）

1. 中国：表示零、三（中指、环指、小拇指伸直）。

2. 英国：表示了不起、高兴、赞扬、顺利。

3. 法国：代表零、没有。

4. 印度：表示正确。

5. 日本、韩国、缅甸：代表钱。

三、"V"手势（图1-1-12）

1. 掌心向外：中国表示数字"2"；英、美、非洲多表示"胜利"。

2. 掌心向内：西欧各国表示侮辱、下贱。

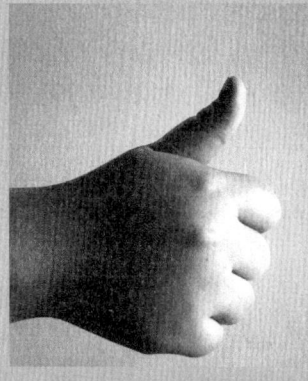
图1-1-10　拇指手势

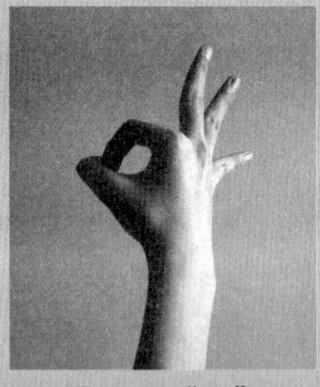
图1-1-11　"OK"

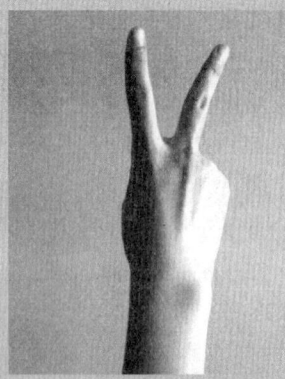
图1-1-12　"V"手势

3. 触摸 触摸是非语言沟通的一种特殊形式,包括抚摸、握手、拥抱、搀扶、依偎等。触摸是用以补充语言沟通及向他人表示关心的一种重要方式,其所传递的各种不同信息,是其他沟通形式所不能取代的。

(1) 触摸的作用:①有利于儿童生长发育。根据临床研究,触摸对儿童的生长发育、智力发育和良好性格的形成具有明显的刺激作用。②有利于改善人际关系。在人际沟通过程中,沟通双方的触摸程度可以反映双方在情感上相互接纳的水平。③有利于传递各种信息。触摸传递的信息有时是其他沟通形式所不能替代的。如护士触摸高热患者的额部,传递的是护士对患者的关心和对工作负责的信息。

> **知识链接**
>
> "皮肤饥饿感"心理学家研究发现,常在亲人怀抱中的婴幼儿,能意识到同亲人紧密相连的安全感,有皮肤上的"温饱"感觉,因而啼哭少、睡眠好、体重通常增加快、抵抗力较强、学步、说话、智力发育也明显提前;相反,如果缺少或剥夺这种皮肤感觉上的"温饱",让孩子长期处于"皮肤饥饿"状态,则会引起孩子食欲缺乏、智力迟缓,以及行为异常,如咬手指、啃玩具、哭闹不安,甚至将头和身体乱碰乱撞。现实生活中我们也常看到较大的孩子也很喜欢把自己的身体依偎着亲人,喜欢头和手被抚摸,因此,早期、不断的触觉感受对儿童的智力发展和人格成长有一定的影响。

(2) 触摸在护理工作中的应用:触摸在临床护理工作中的应用、意义和效用,见表 1-1-18。

表 1-1-18 触摸在护理工作中的应用

应用	意义	临床体例及效用
①健康评估	触摸是评估、诊断健康问题的重要工具	* 护士触摸腹痛患者的腹部,了解是否有压痛、反跳痛、肌紧张等 * 为患者测脉搏、血压(图 1-1-13);注射部位皮肤的评估和注射部位的定位;静脉输液前的血管评估
②给予心理支持	触摸是一种无声的安慰和重要的心理支持方式,可以传递关心、理解、体贴、安慰等信息	* 产妇分娩时护士抚摸产妇的腹部或握住产妇的手,会使产妇感到安慰,甚至减轻疼痛 * 手术患者焦虑害怕时,护士握握患者的手,表示"我在你身边,我在帮助你",可使患者减少恐惧,稳定情绪 * 儿科患儿,用抚摸、拥抱、轻拍等,可使烦躁、啼哭的婴幼儿安静下来
③辅助疗法	触摸被认为能激发人体的免疫系统,兴奋人的精神,减轻人们因焦虑和紧张而引起的疼痛;还能缓和心动过速和心律不齐等症状,起到一定的保健和治疗作用;一些国家采用触摸疗法作为辅助治疗手段	
④医疗、护理	是临床诊断、治疗和进行各种护理的必要手段	临床进行各种治疗和护理时的皮肤接触,如康复理疗、压疮预防的皮肤按摩、床上洗头、床上擦浴等

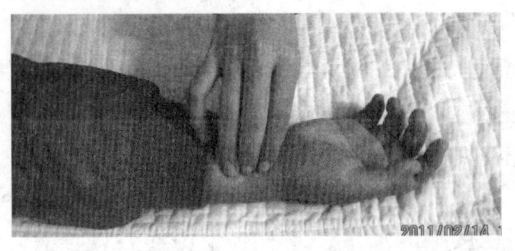

图1-1-13 测脉搏

(3) 应用触摸的注意事项：触摸会产生良好作用，但也有副作用。护士在运用触摸沟通方式时，应考虑沟通对象的性别、年龄、社会文化背景、双方的关系、当时的情况、触摸的形式等各方面因素，保持敏捷和谨慎态度，特别应注意以下几点，见表1-1-19。

表1-1-19 应用触摸的注意事项

注意事项	体例
①根据情景、场合等不同的实际情况，采取不同的触摸方式	如用手触摸正在为某事恼火，甚至发怒的患者，会引起反感，产生副作用；若将手放在刚获知儿子受重伤正在抢救的母亲手臂上，则可产生正反应，收到较好的安抚效果
②根据患者性别、年龄、病情的特点，采取患者易于接受的触摸方式	*中国的传统习俗观念，同性之间的抚摸比较容易使双方接受，对异性患者应用触摸沟通应持谨慎态度 *年轻女护士（男护士）：抚摸男性老人（女性老人）手背或手臂，可使患者获得亲密感和舒适感 *无论年轻或老年护士均不宜对年龄相仿的异性患者施以抚摸，以免引起反感、误解 *对于儿童，抚摸幼儿头面部，可消除其紧张，使其得到安心的效果；但若对较大龄儿童采取同法则会产生反感
③根据沟通双方关系的程度，选择恰当的触摸方式	双方关系很浅，可礼节性地握一下手；双方关系较亲密，可轻拍一下对方的手背或肩膀；关系更深一层，可将手在对方的身体上稍作停留

（三）空间语言

1. 人际空间　生物学专家研究，每个生命都如同一个独立王国——有自己的领土领空，即"生物安全圈"，一旦"生物安全圈"被侵犯或被突破时，就会感到厌烦、不安，甚至恼怒。因为人们的心理内环境稳定状态受到破坏，这种个人需要的空间氛围也称为"个人空间。"

(1) 空间范围：每个人的空间范围大小不一，主要取决于不同的民族、文化传统及不同的场合。

1) 个人空间需求：心理学研究表明，个人对空间需求的欲望是有限的，当空间大于个人所需要的范围时，会感到凄凉、孤独和寂寞；当空间小于个人所需的范围或受侵犯时，会感到焦虑，并有失控感。

2) 国界之别：东方人喜欢交流、群居，人际交往相对较近；西方人个人隐私感较强，好独居，人际交往相对较远。

3) 性别之别：男性的"安全圈"范围大些，特别是同性之间更是如此；女性的"戒心"似乎小些，更喜欢在大街上拉手搭肩。

(2) 空间意义

1) 反映了彼此关系的疏密程度：空间距离的接近与情感的接纳水平成正比，情感接纳水平越高，与他人分享的自我空间也越大，对空间距离接近的容忍性也越高。

2) 理解人际空间，有助于人际交往：人际沟通时应互相理解对方的人际空间需要，尊重别人合理的空间范围，避免对他人空间范围的侵犯。

> **知识链接**
>
> ### 空间安全圈
>
> 1. "生物安全圈" 是生物学上所称，主要从生物界说起，比如着落在远处的小鸟，非常惬意地、自由自在地啄食，可当一有人靠近，它就突然飞走；拴在院子里的狗，没有人进院时，安静蜷缩着休息，可当一有生人进院时，就会立即大叫着扑上前去。这些现象表明生物有"安全圈"。
>
> 2. "个人空间"生活中我们可以看到，陌生的顾客在餐厅里总是尽可能错开就座。心理学家 N.F.Russo 于 1975 年做试验：在刚开门的大阅览室里，当第一位读者刚进去坐下，研究人员就过去坐在他身边，实验进行了 80 次，结果在一个只有 2 个读者的空旷阅览室内，没有一个被试者能够容忍一个陌生人紧挨自己坐下。当研究人员坐到被试者身边后，更多的人很快就默默地转移到远一些的位置，有的人干脆明确表示："你想干什么？"。
>
> 每个人的身体周围都存在着一个既不可见，又不可分的空间范围，这是个人在心理上所需要的最小的空间范围，称为"个人空间"，是随着身体的移动而移动的。

(3) 人际空间在护理工作中的作用：空间改变对患者产生的心理反应和应对措施见表1-1-20。

表 1-1-20 空间改变对患者产生的心理反应和应对措施

患者	空间改变	心理反应	应对措施
①从家庭进入陌生的医疗人际空间	患者私人性空间范围变小	产生焦虑、不安，对医院生活感到厌倦	尊重患者：给予患者个人的领域、物品和隐私权 领域控制权：床帘或屏风相隔，个人在领域内有一定的控制权，如床边物品的放置，门窗开关等
②医护人员的检查、治疗进入患者空间	属于患者自己的个人空间缩小		获取信息：对医疗诊断、治疗、护理操作等给予必要的说明和解释 保护隐私：尽量避免隐私暴露，如进行导尿、灌肠等医疗行为所处的环境应注意隐蔽性，使空间侵犯所产生的不适感降到最低程度

2. 人际距离　人际距离是沟通双方通过个人距离传情达意的体态语言。由于人际距离与沟通关系密切，因此，在人际交往中要注意运用合适的距离。美国心理学家霍尔（E.T.Hall）将人际沟通中的距离划分为：亲密距离、个人距离、社交距离和公众距离。①亲密距离：感情非常亲密的双方关系才会进入这个距离，护患关系应用此距离是职业的需要。

小于50cm。②个人距离：是护患沟通的理想距离。0.5～1.2 m。③社交距离：是正式社交或公务活动中常用的距离。1.3～4m。④公众距离：是较大公众场合所保持的距离。大于4m。人际距离的应用技巧见表1-1-21。

在现实生活中，人际距离不可能是一成不变的，尤其是个人距离，是由社会规范和交流着的特异行为共同决定的，与人们的种族、文化、性别、年龄、个性心理素质等有关。因此，在护理工作中，要善于因人、因事、因地对护患人际距离加以适当调整。通过恰当的选择应用，以表现对患者的尊重、关切和爱护。

表1-1-21　人际距离应用技巧

类型	双方距离	技巧	应用
1. 亲密距离	小于50cm	* 谈话：谈话低声或耳语；话题往往非常私人性 * 双方关系：这是一种知心密友、父母与子女间、或夫妻、情人之间关系的距离 * 空间侵犯：不具备这种关系的个人，无缘无故进入这个距离，会造成"个人空间侵犯"，产生不愉快；易被认为有失礼貌，甚至是非礼行为	* 职业的需要：进行各项护理操作时应向患者解释、说明，消除紧张和不适感，取得理解、做好准备和配合；病房空间上，保护患者个人空间，尽可能加大床位距离 * 特殊环境：场景如车厢或电梯内，不相识、不亲密的个人也得靠很近，甚至紧贴着；此时应采取"无视"的态度 * 遵守以下几条不成文规则：①不说话；②不与他人目光接触；③面无表情；④避免不必要的身体动作
2. 个人距离	0.5～1.2m	性质属于比较亲近的交谈距离，适用于亲朋好友之间的交谈	* 采用：是了解病情或向患者解释某项操作时，采用这个距离 * 表示：关切、爱护，也便于患者能听得更清楚 * 效用：使护患双方都感到自然舒适，也不至于因距离而产生某种误解或副反应
3. 社交距离	1.3～4m	* 双方已从握手距离拉开，唯有目光接触 * 说话音量中等或略响，以对方能听清晰为宜	* 医护人员站在病房门口与患者说话 * 查房：在查房中与患者对话 * 病案讨论、交接班、会诊等常采用；作报告、发表学术演讲等场合
4. 公众距离	大于4m	* 一人面对多人，声音洪亮，非语言行为；如姿态、手势等常比较夸张 * 注意：一是距离加大，已不能用正常的说话语调进行个人性质的谈话；二是视觉精确性下降，故本距离不适合个人交谈沟通	* 集体健康宣教 * 大交班时，对整个病区医护群体做交班报告 * 给实习生做小讲课

3. 界域语言　界域语言是指通过当事人座位的方位体现双方关系的一种体态语。人际空间不仅有远近距离之分，还有位置方位高低之分。人们对位置的选择与彼此间关系及沟通的目的有关。

(1) 空间位置与身份、地位：①重要位置和注意中心：领导者、长辈、重要人物，是被安排在社交情景的重要位置；这个位置自然成为人们目光和姿势关注的特定情景中心。②正式社交场合：社交场合越正式，人们的空间位置也就越严格。中国传统习俗的"虚席以待"，就是表示对一个人的恭敬和尊重，即使这个人没有到，别人也不能去坐，常空下那个位置。充分显示了身份、地位与空间位置的关系。③会议场合：领导者都有自己的特定位置，且不被其他人所侵犯。④宴会或集会：总是把上级与下级、主位与客位分得很清楚，再大的宴会，人们也很容易从宴席的空间位置确认主要、重要人物。

(2) 空间位置与沟通关系：位置与沟通关系的适用范围见表1-1-22，图1-1-14。

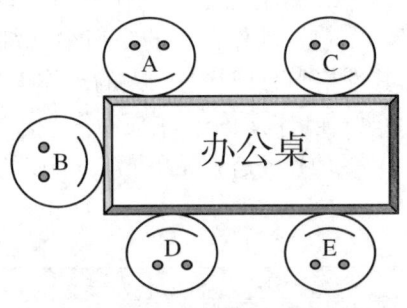

图1-1-14 位置与沟通关系

表1-1-22 位置与沟通关系

位置	关系式	适用范围
A与B	属于"汇报谈心式"	适用于医护人员与患者之间的谈话或向上级汇报工作
A与C	属于"友好信赖式"	常用于关系密切好友或上司与员工谈心
A与D	属于"防范竞争式"	一般用于谈判，也见于人际关系紧张
A与E	属于"互不相关式"	多用于公共场合，如餐厅、公园、图书馆，双方无沟通的需要

知识链接

人际距离调整

1. 根据交往对象调整距离　长辈、老朋友，距离可缩短些，亲近些，表示尊敬、亲切、体贴。护理工作中，传染病人，如艾滋病、肝炎等传染病人，要注意保持距离，以免加重其心理负担；儿童、老年人，缩短距离有利于情感沟通；异性、敏感病人，距离适当远些，给以足够空间，否则易使对方产生不安全感。

2. 根据交际场合调整　一般情况下，在公共场合中，私人空间要服从公共空间。别人在谈话时，不宜靠得太近，易引起他人不快。在公共汽车上，要调整心理空间，避免不必要的纠纷。

3. 根据交际内容调整　一是根据内容性质调整，比较严肃内容，距离要大些；比较轻松内容，距离可缩小些。隐私性内容，距离应更近些。二是护理工作中，遇到有些病人及家属有爱贴耳根说话的情况，护士不能有厌恶表示，可巧妙地采用其他方式，如安排坐在合适的椅子上慢慢谈，来调整护患之间的距离。

（四）体态语言

体态语言是指通过仪容仪表、服饰、动作姿态等传递信息，表达情感的非语言沟通。

1. **仪态服饰** 见单元三，项目九仪表礼仪在职业生涯中的应用。
2. **动作姿态** 动作姿态主要是指人在环境空间中活动时，变化的动作姿势和体态。

（1）动作：人的一切举动都与生理、心理活动有关，人们可以根据一个人的动作判断其性格和心理状态。人的动作无论是有意识的还是无意识的，大体有习惯性动作、模仿性动作、强迫性动作、刻板动作、矛盾性动作等类型，其含义、效用及注意点见表1-1-23。

（2）姿态：见单元三，项目九仪表礼仪在职业生涯中的应用。

表1-1-23 动作类型含义、效用及注意点

类型	含义	效用及注意点
①习惯性动作	伴随讲话或做事时出现的一些习惯动作，情绪紧张时往往会增多	如总爱不时摸下头发、耸一耸肩、扶托眼镜等；具有个人风格，也会分散别人的注意力，影响别人对其产生各种看法
②模仿性动作	指有意无意地模仿他人的某些动作	注意要适合自己特点，"东施效颦"，只会适得其反
③强迫性动作	是一种不由自主的、非意志所能控制的动作	与心理活动有关，严重者出现病态的强迫性障碍
④刻板性动作	机械地重复一些单调的动作	与个人的性格和情绪有关，如陷入沉思时在房内踱来踱去
⑤矛盾性动作	是在矛盾意志影响下出现的模棱两可的动作	常发生在性格犹豫的人身上，或有所顾忌的情况下

（五）副语言

副语言是指人体发声器官发出的，类似语言的非语言符号。它含有类语言和辅助语言，部分副语言是伴随语言而发生的，对语言有一定影响，也有一定的暗示作用。患者的副语言可以传递病情变化信息，为医护人员进行正确的医疗和护理提供一些依据。

1. **类语言** 是指无固定语义的发声，虽不是语言，但有时却胜似语言。如哭声、笑声、叹息声、呻吟等各种叫声。
2. **辅助语言** 是指言语的非词语方面，是言语的一部分，但却不是言语的词语本身。即声音的音质、音量、声调、语速、节奏等。
3. **类语言与辅助语言比较** 类语言与辅助语言在沟通中的作用比较，见表1-1-24。

表1-1-24 类语言与辅助语言比较

副语言	沟通中的作用	体例
①类语言	在沟通思想、感情方面的作用，丝毫不比语言逊色	如笑声有哈哈大笑、爽朗的笑、略有声音的笑、傻笑、苦笑、冷笑、干笑、狞笑、皮笑肉不笑、讨好上司的谄笑；其表达思想和感情的内容异常丰富

续表

副语言	沟通中的作用	体例
②辅助语言	有时也可以表达出不同的意思，借助它来传递某方面的信息 护理沟通中应用	如："你真聪明！"轻缓、平稳的语调表达了对对方的称赞和敬意；较快语速，声调尖刻，无疑就是在讥讽对方 如护士准备给患者输液时用语"请准备好，我要给您输液了。" 用轻缓的声调，使患者感到温暖、安全；用高兴的声调，会使患者产生心理紧张、不安全感

三、护士非语言沟通的基本要求

1. 尊重患者　体现在①平等位置：将患者置于平等的位置上，使患者保持心理平衡，不要因为疾病而感觉受到歧视，保持人的尊严。②尊重人格：护士尊重患者的人格，尊重患者的个性心理，尊重患者作为社会成员所应有的尊严，即使精神病患者也同样应该受到尊重。

2. 适度得体　表现在①仪表举止：护士的外表、表情和举止等常直接影响到患者对护士的信任程度，影响护患之间良好人际关系的建立。因此，仪表举止要得体。②姿态仪态：在护患沟通中，护士的姿态要落落大方，笑容要适度自然，举止要礼貌热情。

3. 因人而异　在与患者的交往中，护士应根据患者的特点，采用不同的非语言沟通方式，以保证沟通的有效性。

任 务 实 施

实训 2　非语言沟通情景训练

以本项目案例为范例，护士需用恰当的非语言沟通技巧，为患者顺利做好入病区初步护理。护理非语言沟通应用情景（入病区初步护理），见表1-1-25。

【目的】学会非语言沟通技巧和能力。结合和运用语言沟通技巧。

【方法】角色扮演。

【准备】

1. 评估　①患者及家属入院时遇到哪些问题；②应采取哪些应对措施使入院护理顺利进行。

2. 计划　①护士仪表服饰礼仪符合职业要求；②运用非语言和语言交流完成入院护理任务的实施。

【实施】见表1-1-25。

表 1-1-25　护理非语言沟通任务实施（入病区初步护理）

任务过程	任务情景		要点说明
	角色	沟通行为	
迎接新患者	护士	*仪表端庄，服饰符合职业要求 微笑、热情、快步迎上前 *眼睛注视着患者及其家人，轻轻点一点头 *轻声问："您好！请问您叫什么名字？"	• 体态语言 • 运用表情"微笑"语言及姿态语言 • 眼睛注视是表情"目光"交流运用 • 点头是肢体语言"首语"运用 询问声含副语言中的辅助语言
	患者	"我叫颜×。"	
	护士	*伸出双手搀扶住患者的另一只手臂 *对患者及家属："颜×，您安排在506病房，来，我扶您去病房休息。"协助家属将患者扶入病房，扶助患者上床，帮助盖好被子	• 肢体接触语言 • 运用"亲密距离"技巧 • 空间语言、"亲密距离"、触摸等技巧
	患者	躺在床上，长吁一口气	副语言中的类语言，以示终于入院，感到轻松、踏实了
	护士	用手摸了摸颜×的额头，又拿出患者的手，测了脉搏 对患者说："您现在先休息一下，我去通知您的主管医生来为您检查，等一下我为您测下体温、血压。"	"亲密距离""触摸"技巧
通知医生	医生	主管医生对患者进行体格检查	
测生命征	护士	取来体温计、血压计为患者测了生命体征	
介绍指导	护士	*向患者及家属做自我介绍，告知是其住院期间的责任护士 *向患者及家属介绍主管医生、同室病友 *介绍医院、科室规章制度、每日探视时间、查房时间、护理时间等基本情况 *介绍床单元及相关设备的使用	• 人际距离中"个人距离"技巧应用 • 始终进行视线接触 • 结合语言沟通 • 结合"手语"中"指示手势"
	患者	此时，患者用手指了指桌子上的水杯	运用"手语"中"指示手势"
	护士	"渴了是吧？"未等家属反应过来，迅速将水杯递到患者手里	因双方始终进行目光接触，所以反应比家属快
	患者	点点头，面露感激："谢谢！"	首语、表情语、辅助语言
	护士	"不客气！您先好好休息，等医嘱出来后，再根据医嘱给您护理。若有什么需要请按床头呼叫器，我也会随时来看您的。"	• 人际距离中"个人距离"技巧应用 • 始终进行目光接触
	患者	"好的，谢谢！"对即将离开病房的护士扬手，以示再见	副语言及"手语"中的"情意手势"
	护士	微笑点头致意，然后离去	运用视线接触、"表情"和"首语"
执行医嘱	护士	按医嘱给予护理	综合应用各种语言和非语言沟通

实训3　表情沟通技巧训练

【目的】　学会运用目光、微笑进行非语言沟通，掌握表情非语言沟通技巧。

【方法】　对镜子自训，同学之间对视互训，情景模拟，角色扮演。

【沟通技巧】　见表 1-1-26。

表 1-1-26　表情沟通技巧任务实施

沟通过程	沟通行为	要求及注意点
准备	姿势：站姿或坐姿 目光：注视对方眼睛 面部：微笑	● 坐姿身体应稍前倾 ● 坦然、亲切、和蔼、有神 ● 自然、真诚
交流开始	"您好！"点头示意	
目光交流	公务场合：注视部位——额头与双眼之间形成的三角区	公务与社交场合应用
	社交场合：注视部位——双眼为上线，唇心为下顶角之间所形成的倒三角区域	
	劝导场合：注视部位——两眼之间的区域	时间不超过 10s
	护患沟通： 注视角度——目光平视 注视部位——社交注视区域 注视时间——适宜接触	● 避免居高临下；眼睛睁得过小或紧盯，会令人产生紧张、不自在的感觉；睁得过大或不正眼看人，则会产生不被重视的感觉； ● 注视应不少于全部谈话时间的 30%，也不超过全部谈话时间的 60%； ● 异性患者，每次时间应不超过 10s；长时间目不转睛地注视，是失礼的表现
微笑应用	护患沟通：真诚、适度、适宜	与目光交替运用在整个沟通过程中
交流结束	"再见！"微笑、点头示意	目光接触

【技能考核】

1. 目标　①学会运用护理工作中的非语言沟通技巧；②遵循非语言沟通基本要求，与患者有效沟通。

2. 内容　案例，非语言沟通技巧。

3. 方法　运用案例、小组讨论、情景模拟训练、角色扮演。

【考核方法】　运用案例，进行角色扮演。

【考核评价】　护理非语言沟通效果评价（表 1-1-27）。

表 1-1-27　护理非语言沟通效果评价表

班级 _____ 座号 _____ 姓名 _____ 成绩 _____ 年 月 日

项目	评价内容			分值	得分
准确评估 （10分）	护士评估		符合职业形象仪表规定	2	
			表情自然；微笑真诚、亲切；目光和蔼、关爱	2	
			明确非语言沟通的基本要求	2	
	患者评估		患者的病情、语言和非语言沟通信息	2	
	环境评估		是否有影响沟通的因素存在	2	
分析判断 （10分）	迅速准确分析评估收集的基本资料			5	
	迅速准确判断所需的各种非语言沟通信息			5	
沟通实施 （60分）	表情	目光	正确应用目光交流技巧，注意注视的角度、部位和时间	5	
			达到：表达情感、调控互动、显示关系的作用	5	
		微笑	具有：真诚、自然、适度、适宜的艺术	5	
			达到：传情达意、改善关系、优化形象的作用	5	
	肢体语言	首语	运用首语得当	5	
		手语	适当运用手语	5	
		触摸	能根据患者的年龄、性别、病情、沟通信息及护理工作需要，恰当运用触摸	10	
	空间语言	空间	能根据患者空间改变，采取相应措施	5	
		距离	根据职业需要采取合适的人际距离，能根据具体情景及时调整人际距离	5	
	体态语言		符合职业仪表、基本姿态和动作	5	
	副语言		能结合沟通过程恰当发挥副语言作用，能根据患者的副语言收集病情变化信息	5	
效果评价 （20分）	态度		热情、认真、关爱	4	
	能力		能结合语言沟通，正确应用非语言沟通技巧	4	
			判断能力强，能根据沟通场景信息，准确判断患者的沟通需求	4	
			应变能力强，能根据迅变的信息，采取相应沟通方式，处理方式得当	4	
	效果		遵循非语言沟通基本要求，沟通顺利、有效，患者满意	4	
合计				100	

拓展提升

表情的组成

面部表情主要是通过面部的颜色、光泽，肌肉的收缩与舒展，纹路的变化，眼、眉、口、鼻的动作以及它们的综合运动组成的，反映人的心理活动和情感信息。

一、表情的心理展露（表1-1-28）

表1-1-28　表情的心理展露

组成	含义	表情	心理展露
①脸色	不仅是健康状况的尺度，也是心理状态的展露	满面红光、容光焕发	兴高采烈、踌躇满志
		面色绯红	害羞、激动、兴奋
		面红耳赤	激动、生气、害羞
		面色紫红	极度愤怒、内心恐惧
		面色苍白	紧张、恐惧、身体不适
		脸色发青	生气、愤怒、生病
②面肌	又称表情肌，舒缩及强弱变化，表达个人内心的意志与情感，是自然的流露	喜笑颜开、笑容满面	心情愉快、春风得意
		满脸堆笑	阿谀奉承、讨好、巴结、有求于人
		铁板着脸	生气、愤怒
		咬牙切齿	仇恨、忍耐
		眨眼	惊奇、好奇
③眉毛	能表达丰富的情感；古代认为其形态还是美丑的标志 性别：男性"卧蚕眉"；女性"柳叶眉" 年龄：年轻人"眉清目秀"、年长者"慈眉善目"	扬眉立目	挑战、愤怒
		眉毛上耸	恐惧惊吓
		眉角下拉	生气不悦
		眉毛并拢	忧虑烦躁
		低头低眉	愧疚心虚

二、表情的特性

1. 反映心理活动　"听其言，观其色"，可以准确地了解对方的心里真实感情。①双眉上扬、圆睁双目——惊奇、惊讶的表现；②皱额蹙眉——关注、不满、愤怒等情绪；③皱鼻——不满、不高兴；④嘴唇紧抿——拒绝、不肯定；⑤嘴角下撇——鄙夷、轻视、瞧不起。

2. 展示个人气质　表情是修养的外露，在人际交往中，一个人的气质高雅与否，人们往往是通过"察言观色"而窥见其内在的涵养、素质。如何在人际交往中塑造热情有礼、优雅得体的形象，必须学会善于控制自己的表情。遇到以下三种情况时，请把握好"三绝不"：①遇到谈话的时间被延长了"绝不"流露出厌烦的表情，仍专注倾听，并适当地辅以点头、应诺和微笑等反应。②遇到对方谈话出现失误时"绝不"显露出讥笑的表情。③遇到不能接受之事时"绝不"让人感到难堪，可边微笑边摇头，委婉谢绝。

3. 具有掩饰性　面部表情虽能真实地反映内心活动，但当心理反应与真实情景相矛盾时，表情有时会掩饰其真正的心理活动。所以，有时很难正确判断面部表情所表达的意思。因此，对表情的判断，要根据具体情景、对象的个性特征，结合其行为、体态和语言性反馈等信息综合做出合理的判断。

 思考题

1. 人际沟通有哪些类型？人际沟通在护理工作中有何作用？护患沟通应遵循哪些原则？
2. 人际沟通效果受哪些因素的影响？护士非语言沟通的基本要求有哪些？请你简述微笑在护理工作中有哪些作用？
3. 护士目光交流有哪些技巧？在护患沟通中，你应如何正确应用目光交流技术？
4. 触摸是非语言沟通的一种特殊形式，在护理工作中应注意哪些事项？如何予以巧妙地应用？
5. 王某看到阔别已久的母亲的好朋友护士陈阿姨，她急忙趋上前去，满面笑容地伸出双手，同时发出热情的问候语言："陈阿姨，您好啊！好久不见，最近好吗？"护士陈阿姨意外地见到自己好朋友的女儿也很高兴，于是立即报以热情的笑容，上前一步紧紧握住王某的双手。王某目光与陈阿姨对视，陈阿姨注视着王某的眼睛，一边用手轻拍着王某的手背，一边报以热情的问候。

（1）这个案例主要应用了哪种类型的人际沟通？
（2）分析该案例都运用了哪些沟通技巧？

（李丽娟）

项目二　人际关系与护理人际关系

 学习目标

知识目标
1. 解释人际关系、人际认知、人际吸引、护理人际学的概念。
2. 列出人际吸引的影响因素、影响人际关系的因素。
3. 叙述人际交往的原则、人际交往的心理障碍与矫正方法。
4. 阐述建立良好人际关系的策略、护理人际交往的基本规范。

任务目标
1. 在护理工作中能运用建立良好人际关系的策略，建立良好的护患关系，营造良好的人际氛围。
2. 培养良好的护理人际交往能力，应用和指导护理实践，促进职业生涯的发展。

案例

吴某，独生子女，居住在学校集体宿舍，经常与舍友吵架，原因是上铺王某睡觉打呼噜声影响她睡眠，李某经常坐在她的床位上和别人聊天，孙某不经本人同意而动用她的水杯。可见该宿舍同学之间关系不融洽。今日吴某突发剧烈腹痛，经门诊拟诊胆囊结石、胆绞痛收入院。因其三年前左上肢烧伤，留下大面积瘢痕。与人说话时，吴某目光不敢正视他人，坐姿拘谨，略微低头，两手相握，谈话语调轻，声音略低沉，语速较慢。

请问该宿舍人际关系为什么处理不好？怎样才能正确处理与其他人的人际关系？吴某主要表现出哪些人际交往障碍？你能说出矫正方法来吗？护士将如何灵活应用人际交往技巧顺利完成病人住院期间护理？这需要我们学习人际关系学，并能应用于指导护理实践和促进自身职业生涯发展。需完成学习任务：

任务一　认识人际关系学
任务二　认知护理人际关系

任务一　认识人际关系学

知识平台

人际交往是人类的本能，人际关系是人类特有的社会现象。人类只有在相互交往中才能生存，才能创建并享有物质文明和精神文明。人们都希望在社会生活和工作中与人交往顺利，人际关系和谐融洽。戴尔·卡耐基说"专业的技术是硬本领，善于处理人际关系的交际本领则是软本领。"所以护士在护理工作中应了解和掌握有关人际关系的知识、技能及技巧，营造良好的人际关系，更好地适应工作要求。

一、人际关系学及其研究对象

1. 人际关系的概念　人际关系是人与人交往关系的总称，也被称为"人际交往"，指人们在社会生产或生活活动过程中，通过相互认知、情感互动和交往行为等相互联系的基础上，所形成和发展的人与人之间的相互关系。相互认知是建立人际关系的前提，情感互动是人际关系的重要特征，而行为交往是人际关系的沟通手段。人际关系学是一门研究人际关系的形成和发展规律，并以此规律指导人们实践，优化人际关系的科学。

2. 人际关系学研究对象　人际关系学的研究对象就是人与人之间的关系及其发展规律。人际关系学侧重研究：①人际关系的主要理论；②人际关系的形成与发展；③人际关系的结构与功能；④人际关系的类型；⑤影响人际关系的主要因素；⑥协调人际关系的原则；⑦人际交往的心理障碍及其调适技法；⑧完善主体、影响客体的技法；⑨基本人际关系的协调技法；⑩特殊人际关系的交往技法等。

二、人际关系的研究内容

（一）人际认知

1. 概念　人际认知是指个体对他人的心理状态、行为动机、意向等，通过感知分析和判断，作出评价的过程。人际认知是理性认识阶段，是行为的基础和有效交往的前提。

2. 人际认知的内容　人际认知包括对自我、对他人和对人际环境的认知。①自我认知，就是"有自知之明"，明确自己在交往中的位置。②他人认知，指个人在与他人交往接触时，据他人的外现行为推测与判断他人的心理状态、性格特征、行为动机和意向的过程。认知对象的某些特质在印象中起到关键作用。③人际环境认知，是判断自我与他人的关系、他人与他人之间的关系的认知。即所谓"知人者智，自知者明"。

（二）人际吸引

1. 人际吸引概念　人际吸引是指人际交往过程中所产生情感方面的相互亲近的心理化倾向。它与人际关系的亲密程度成正相关联系。人际吸引是人际交往的前提，按吸引的程度，人际吸引可分为亲和、喜欢和爱情。

2. 人际吸引的影响因素

（1）熟悉与邻近：熟悉能增加吸引的程度。此外如果其他条件大体相当，人们会喜欢与自己邻近的人。熟悉性和邻近性二者均与人们之间的交往频率有关。经常见面利于彼此了解，使得相互喜欢。但交往频率与喜欢程度的关系呈倒U形曲线，过低与过高的交往频率都不会使彼此喜欢的程度提高，中等交往频率时，彼此喜欢程度较高。

（2）相似性：指交际双方在价值观、兴趣、目标、人生态度等方面相似或近似，有助于双方缩短心理差距，愿意交往。相似性主要包括：①信念、价值观及人格特征的相似；②兴趣、爱好等方面的相似；③社会背景、地位的相似；④年龄、经验的相似。实际的相似性很重要，但更重要的是双方感知到的相似性。

（3）互补：当双方在某些方面看起来互补时，彼此的喜欢也会增加。如主——从型人际关系就是从他人身上获得自己没有的特质以获得补偿，达到追求完善自我的心理目的。以下三种互补关系会增加吸引和喜欢：需要的互补；社会角色的互补；人格某些特征的互补，如内向与外向。当双方的需要、角色及人格特征都呈互补关系时，所产生的吸引力是非常强大的。

（4）外貌：容貌、体态、服饰、举止、风度等个人外在因素在人际情感中的作用也是很大的。尤其是在交往的初期，好的外貌容易给人一种良好的第一印象，人们往往会以貌取人。外貌美能产生光环效应，即人们倾向于认为外貌美的人也具有其他的优秀品质，虽然实际上未必如此。

（5）才能：才能在一般情况下会增加个体的吸引力。但如果这种才能超出一定范围，对别人构成压力，让人感受到自己的无能和失败时，那么才能不会对吸引力有帮助。研究表明，有才能的人如果犯一些"小错误"，会增加他们的吸引力。

（6）人格品质：人格品质是影响吸引力的最稳定因素，也是个体吸引力最重要的因素之一。美国学者安德森（N.Anderson，1968）研究了影响人际关系的人格品质。排在序列最前面、喜爱程度最高的六个人格品质是：真诚、诚实、理解、忠诚、真实、可信，它们或多或少、直接或间接同真诚有关；排在系列最后受喜爱水平最低的几个品质如说谎、假装、不老实等也都与真诚有关。安德森认为，真诚受人欢迎，反之则令人厌恶。

（三）人际关系状态及相互作用

人与人之间的感情关联是一个从无到有，再到密切的过程。最初的接触是双方感情关系的起始，共同心理领域的发现是双方关联的基础，自我暴露的层次水平决定投入水平。人际关系状态及相互作用见表1-2-1。

表 1-2-1　人际关系状态及相互作用

图示	人际关系状态	特征表现	相互作用水平
○ ○	零接触	无情感联系	弱
○⇒○	单向注意	产生最初印象，无直接沟通，无感情投入	
○⇌○	双向注意	双方产生最初印象	
○○	表面接触	初步沟通，礼节性、规范性、正式交往	
⊂⊃	轻度投入	沟通略拓宽，自我暴露层次仅限表现层次，小范围的融合心理领域。正式交往	↓
◐◑	中度投入	自我暴露层度加深，共同心理领域扩大，情感融合加深	
◉	深度投入	自我充分暴露，共同心理领域高度重合，情感高度融合	强

三、影响人际关系的因素

（一）生理因素

生理因素是人格形成和人际交往的重要基础。生理因素是"第一印象"，是外在的形象。如健美的体貌有助于加强人际吸引。生理缺陷者有可能产生交往心理障碍。疾病会给交往造成负面影响。

（二）心理学因素

1. 普通心理学因素

（1）需要及动机：美国心理学家马斯洛认为个体成长发展的内在力量是动机。而动机是由多种不同性质的需要所组成，人类的需要是分层次的，由低到高，它们是生理需求、安全需求、社交需求、尊重需求、自我实现需求。如护士做好护理工作，与患者及患者家属相处融洽，主要动机是为了患者康复，同时也为了满足社交及自我实现的需求等。

（2）气质：相当于生活中所说"脾气""秉性"，指个体心理过程的速度、强度、稳定性和倾向性。人们习惯将气质分为四种类型，各类型气质的行为表现及人际关系特点如表1-2-2。

表 1-2-2　气质的类型、行为表现及人际关系特点

气质类型	典型行为表现	人际关系特点
①多血质	外向、活泼好动、思维敏捷、注意力易转换、情绪易变换	愿意表现自己、善于沟通、喜欢与人交往、沟通深度不足
②胆汁质	热情、直率、易激动、精力旺盛、心境变换剧烈	愿意与人交往、善于沟通，易于获得对方认可
③黏液质	安静、稳重、善忍耐、不善于接受新鲜事物	适度交际、较少主动与人沟通及交往、好的团队中易于与人相处
④抑郁质	情感体验深刻、胆怯、谨慎、善于观察他人细节、不易抛头露面	与人沟通愿望淡薄、遇到知心者可建立深厚感情、好的团队中易于与人相处

（3）性格：心理学把人们的性格主要划分为：①根据知、情、意三者在性格中何者占优势，分为理智型、情绪型和意志型。理智型的人，通常以理智来评价、支配和控制自己的行动；情绪型的人，往往不善于思考，其言行举止易受情绪左右；意志型的人一般表现为行动目标明确，主动积极。②根据人的心理活动倾向性，分为外向型和内向型。③根据个体独立性程度，分为独立型和顺从型。④根据人的社会生活方式以及由此而形成的价值观，分为理论型、经济型、审美型、社会型、权力型和宗教型。⑤根据人际关系，分为A、B、C、D、E等5种性格。A型性格情绪稳定，社会适应性及向性均衡，但智力表现一般，主观能动性一般，交际能力较弱；B型性格具有外向性的特点，情绪不稳定，社会适应性较差，遇事急躁，人际关系不融洽；C型性格具有内向性特点，情绪稳定，社会适应性良好，但在一般情况下表现被动；D型性格具有外向性特点，社会适应性良好或一般，人际关系较好，有组织能力；E型性格具有内向性特点，情绪不稳定，社会适应性较差或一般，不善交际，但往往善于独立思考，有钻研性。

（4）能力：能力是人们顺利完成某种活动所必备的个性心理特征。涉及人际交往的能力包括语言、信息表达、感受、想象、适应、思维及正确的自我认知等。善于扬长避短，合理运用能力有利于交往的成功。

2. 社会心理学因素

（1）社会刻板效应：又称定型效应，是指人们用刻印在自己头脑中的关于某人、某一类人的固定印象，以此固定印象作为判断和评价人的依据的心理现象。刻板印象常是一种偏见，人们不仅对接触过的人会产生刻板印象，还会根据一些不是十分真实的间接资料对未接触过的人产生刻板印象，例如：老年人是保守的，年轻人是爱冲动的；北方人是豪爽的，南方人是善于经商的；英国人是保守的，美国人是热情的；农民是质朴的，商人是精明的等。

（2）首因效应与近因效应：首因效应也叫"第一印象"效应。人与人第一次交往中给人留下的印象，在对方的头脑中形成并占据着主导地位，这种效应即为首因效应。因此，在交友、招聘、求职等社交活动中，在和患者及家属初次见面及接触时，我们可以利用这种效应，展示给人一种极好的形象，为以后的交流打下良好的基础。如"新官上任三把火""恶人先告状""下马威"等就是想利用首因效应占得先机。

与首因效应相反，近因效应是指在多种刺激一次出现的时候，印象的形成主要取决于后来出现的刺激。即交往过程中，我们对他人最近、最新的认识占了主体地位，掩盖了以往形成的对他人的评价，因此，也称为"新颖效应"。一般来说，在人际交往中，初次见面首因

效应作用较大；长期交往的熟人，近因效应明显。

（3）晕轮效应：也叫光环效应。指依据客体的某种特征印象，而推断对象的总体特征的现象，所以晕轮效应也称为"以点概面效应"。是主观推断的泛化、定势的结果。如对一个外表良好的人，会对其品格及智慧也予以肯定。

（4）投射效应：投射效应是指将自己的特点归因到其他人身上的倾向。是指以己度人，认为自己具有某种特性，他人也一定会有与自己相同的特性，把自己的感情、意志、特性投射到他人身上并强加于人的一种现象。比如，一个心地善良的人会以为别人都是善良的；一个经常算计别人的人就会觉得别人也在算计他等。

（5）"皮格马利翁"效应：也叫"罗森塔尔效应""暗示效应"。美国心理学家罗森塔尔考查某校，随意从每班抽3名学生共18人写在一张表格上，交给校长，极为认真地说："这18名学生经过科学测定全都是智商型人才。"事过半年，罗森又来到该校，发现这18名学生的确超过一般，长进很大，再后来这18人全都在不同的岗位上干出了非凡的成绩。这一效应就是期望心理中的共鸣现象。

皮格马利翁效应其实体现的就是暗示的力量。赞美、信任和期待具有一种能量，它能改变人的行为，当一个人获得另一个人的信任、赞美时，变得自信、自尊，获得一种积极向上的动力，并尽力达到对方的期待。

（6）移情效应：移情效应是指人们在对交往对象形成深刻印象时，当时的情绪状态会影响他对交往对象今后及其关系者（人或物）的评价的一种心理倾向，即把对特定对象的情感迁移到与该对象相关的人或事物上，引起他人的同类心理效应。"爱屋及乌"就是移情效应的典型表现。

（7）情绪效应：所谓情绪效应是指一个人的情绪状态可以影响到对某一个人今后的评价。恐惧、焦虑、抑郁、嫉妒、敌意、冲动等负性情绪，是一种破坏性的情感，在交往中造成对对方的负性评价。在护理工作时，一定要注意到对方的情绪，双方在平等和睦的气氛中交谈，这样才能收到良好的人际关系效果。

（三）社会因素

社会因素主要指交往主体的社会地位、社会角色、年龄、性别等。①社会地位的不同造成的交往障碍，常带有某种先定性。日常生活中常听到的如"新闻界""80后、90后"。优势地位者与劣势地位者的行为方式乃至说话的语气都会出现明显差别。②扮演社会角色的不同往往意味着所承担的社会义务、所代表的社会期望不同，这种不同都可能在某种程度上造成交往困难。③年龄因素的影响主要表现在长辈与晚辈之间的交往障碍，也就是所谓"代沟"或"代差"的制约作用。④性别差异的影响在我国传统观念中体现得非常明显。从心理意义上讲，男女两性间的社会交往，有助于培养健康的性心理，提高对性的道德价值的认识。尽管如此，日常生活中，异性交往仍是一个比较敏感的话题。

（四）人文修养因素

人文修养主要包括思想道德修养、文化修养。建立良好的人际关系必须坚持社会主义道德原则，道德可以优化人际关系，如改善交往环境，纯洁交往动机，提升交往层次，克服畸形关系等。在人际交往中文化修养内容主要包括人文文化修养与科技文化修养。文化修养也是后天形成的，对人际关系产生重要影响；科学的思维方法和思维能力，丰富的情感和想象力及对事物的敏感，都有利于人际交往的顺利进行。

随着社会的不断开放，个人的认识范围和交往范围也随之拓展，文化对人们交往的影响也日益凸显。如由于双方使用的语言文字的不同，或对同一词汇有着不同的理解，对信息内涵的歪曲或误解就极易发生，造成语意障碍。交往双方存在种族偏见、地域偏见则会造成交往的态度障碍。另外，交往双方的受教育程度、文化素质差距过大也会影响交往过程。

四、人际关系的建立和发展

1. **定向阶段** 包含对交往对象的注意、抉择和初步沟通等多方面的心理活动。在社会生活中我们不是同所有人都能建立良好人际关系的，而是对交往对象有着高度的选择性。通常我们会特别注意那些具有某种激起我们兴趣特征的人，在一个团体中，我们会将这些人放在注意的中心。我们都希望在初步沟通过程中给对方留下良好的第一印象，以便使以后的关系发展获得积极的定向。

2. **感情探索阶段** 这一阶段的目的，是彼此探索双方在哪些方面可以建立真实的感情联系，而不是仅停留在一般的正式交往模式。在此阶段，由于双方共同情感领域的发现，双方沟通也越来越广泛，自我暴露的层度也逐渐加深。但双方的交往模式仍具有很大交往特征，彼此都仍然注意自己表现的规范性。话题仍避免触及别人私密性的领域，自我暴露也不涉及自己的根本方面。

3. **情感交流阶段** 双方关系的性质开始出现实质性变化，此时双方的人际安全感已经确立。因而谈话也开始广泛涉及自我的许多方面，并有较深的情感卷入。若双方关系在这一阶段破裂，将给人带来相当大的心理压力。正式交往模式趋于消失，人们会相互提供真实的评价性的反馈建议，彼此进行真诚的赞赏和批评。

4. **稳定交往阶段** 此阶段，交往双方心理上的相容性会进一步增加，自我暴露也更广泛而深刻，已经可以允许对方进入自己高度私密的个人领域，分享自己的生活空间和财产，但在现实生活中，很少有人达到这一感情层次的友谊关系。多数人的交往到达第三阶段没有继续进一步发展。

五、人际关系的交往原则

1. **互动原则** 人际关系的基础是人与人之间的相互重视、互相支持。别人喜欢我们往往是建立在我们喜欢他们、承认他们的价值的前提下的。人际交往中的喜欢与厌恶、接近与疏远都是相互的，这就是交往中的互动原则。

2. **调衡原则** 指协调平衡各种关系，使不相互冲突、干扰。一个人的精力和时间是有限的，建立人际关系的目的是为了满足需要，不能过多或不足。过多则时间、精力有限，从而疲于应酬；不足则会使自己陷于孤独苦闷，导致心里孤单、信息闭塞，使自己减小了发挥能力的机会。所以要经常协调，以平衡自己的人际交往需要与精力之间的关系。

3. **平等原则** 在人际交往过程中，如要使别人从内心深处接纳我们，就必须保证别人在与我们相处时是平等的，让别人在一个平等、自由的气氛中与我们交往。要做到平等，就要尊重他人的自尊心和感情，不干涉他人的私生活，做到人格平等。

4. **积极原则** 在人际交往中行为要主动、态度要热情。"待人接物热情有礼"，没有积极主动、热情，人际关系就会变得冷漠而黯淡无光。

5. **真诚原则** 真诚是人际交往中最基本的要求，所有人际交往的手段、技巧都应该建立在真诚的基础上，尔虞我诈、虚伪欺骗都是对真诚人际关系的破坏。真诚是发自内心的，而非伪装出来的，否则比欺骗更令人生厌。

6. 理解原则　在人际交往中互相设身处地、互相同情和谅解。了解彼此的权利、需要、义务和行为方式，善于"换位思考"。

7. 尊重原则　人的自我价值感主要来源于人际交往中他人对自己的评价与反馈。所以，他人的评价对个人的自我价值感的确立有特殊的意义。因此，我们在同别人交往时，必须对他人的自我价值感起积极的支持作用，维护别人的自尊。

8. 守信原则　就是在人际交往中重信用、守诺言。守信为立世之本，"言必信，行必果"。在交往中，不要轻诺。不轻诺是守信的重要保证。

9. 相容原则　相容，即宽容，指宽宏大量、容人之短。相容不是没有原则地随波逐流，一味忍让，而是结合灵活性与原则性，更好地与人相处。

10. 适度原则　交往中一切行为要得体，合乎分寸，恰到好处。

六、人际交往的心理与矫正

1. 嫉妒心理　嫉妒是个体对才能、名誉、地位、相貌、境遇比自己好的人怀有不服、不悦、失落、仇恨，甚至带有某种破坏性的危险情感。所嫉妒的对象往往是与自己有联系而强过自己的人。嫉妒心理的矫正：根据嫉妒的成因采取不同方法。首先，要认识人各有所长，接受某方面不如人的现实，努力发展自己的优势。其次，要提醒自己"强中自有强中手"，学习别人的长处，补己之短。再次，正确看待名誉、地位等，正如常言说"身外之物"，不必过分执着。

2. 批评与责备　对方一有错事，就大加责备、辱骂、大动肝火。其实任何责备与批评都是不能解决问题的，反而会适得其反，甚至付出高昂的代价。批评与责备矫正方法："等3分钟再做决定"。尽量不要让自己在气头上说出过于极端的话。

3. 多疑心理　是影响人际关系最常见的障碍之一。具有多疑心理的人，往往先在主观上设定他人对自己不满，然后在生活中寻找证据。多疑心理的矫正：首先要注重培养理智感，防止感情用事。其次，加强交流，拉近相互间的心理距离。了解是信任的基础，信任是感情的纽带。再次，加强个性品质的改造，培养高尚的道德情操，净化心灵，拓宽胸怀。

4. 自卑与自傲　自卑，即对自己的知识、能力、才华等做出过低的估价，进而否定自我。自卑的人在其人际交往中虽有良好愿望，但总是害怕被别人轻视和拒绝，而对自己没有信心。自傲与自卑相比，表现正好相反，但都源于错误的自我估价。喜欢过高地估价自己，在交往中表现妄自尊大、自吹自擂、盛气凌人，而不愿和自认为不如自己的人交往。自卑心理的矫正：首先正视自卑的成因，认识危害。其次，实事求是地分析自己的优缺点，发挥自己的优点，增强信心。第三，客观评价他人，分析优缺点，要知道"人无完人"。第四，学习社交技能，拓展交往范围，多与乐观豁达之人交往，尝试健康的生活方式，挖掘自身潜能。自傲心理矫正：正确评价自己，公正客观评价他人。

5. 孤僻心理　不愿与人沟通，很少与人讲话，害怕或讨厌与人交谈，他们往往只愿意与自己交谈，如写日记。他们是亚当·斯密所说的得不到人们信任的"心胸含蓄和隐蔽"的人。孤僻心理的矫正：首先学会面对现实，面对过去的经历带来的不良体验。认识并挖掘自己的优点，激发信心和自尊；再次，增强主动参加人际交往的能力，与性格开朗者做朋友，找到宣泄心情的渠道。

6. 羞怯心理　在交际场所或大庭广众之下，羞于启齿或害怕见人。由于过分焦虑和不必要的担心，语言支支吾吾，行动表现手足无措。羞怯心理的矫正：首先，培养交往的自信心。培养自信心就要看到自己的长处，不必为自己的某些短处而自惭形秽，相信自己身上总有吸引别人之处，摆脱与人交往的自卑阴影。其次，努力充实知识。艺高人胆大，有了丰富的知识储备，掌握娴熟的交往技巧，在交往中自然就会应对自如。再者，要充分利用一切机会积极锻炼自己，如在各种场合下大胆讲话，勇于发言。

除了以上常见的人际交往心理障碍，还有以自我为中心的心理、敌视心理、打探心理、报复心理等，都需要我们积极加以引导，消除其心理障碍。

七、掌握建立良好人际关系的策略

1. 真实　待人真实，使你变得独一无二。建立人际关系的前提条件是信任。而信任的最本质基础，是相信某人表里如一，是一个真实的人。

2. 对别人感兴趣（而不只是让别人对自己感兴趣）　当你表示出对别人的兴趣，希望进一步了解他，不是出于可怕的好奇心，而是为了更好地提供帮助或服务，那对方就会很感激，觉得很荣幸。学会欣赏我们服务的对象，会增加我们所提供服务的价值。

3. 正确倾听以获取更多信息　用心去了解别人，寻求有助于提供更好服务的信息，这样做会赢得对方的好感。理解并认同他们的需求，会增加你为他们提供服务的价值。

4. 体谅　如果你对他人有兴趣，并认真倾听，尽力去真正理解他们，你就能更好地体会他们的感受。

5. 诚实　交际艺术的真谛，不是说出对方愿意听的话，而是以对方能听得进的方式，告诉他们所需要知道的事情。不要让别人对你产生不切实际、无法满足的期望；不要随口应承、大包大揽。做一个言而有信的男人、女人或组织，这就是诚实。

6. 乐于助人　许多小事情累积起来，就可以形成天翻地覆的改变。

7. 守时　通过守时、高效、迅捷的行为，节省他人的时间，会创造价值，变平庸为杰出。与他人的关系就等于你花在他们身上的时间。

任务实施

实训4　人际关系交往训练

【目的】　学习发现和欣赏别人的优点，促进相互肯定与接纳，树立正确自我认知，增加自信。

【方法】　优点大轰炸。

【训练方法】　见表1-2-3。

表 1-2-3　人际关系交往训练

交往过程	人际交往行为方法	要求及注意点
准备	5~8人一组围圆圈坐	
欣赏他人	请一位成员坐或站在团体中央，戴上纸糊的高帽子。其他人轮流说出他的优点及欣赏之处（如性格、相貌、处事……）	自然、真诚；规则是必须说优点，态度要真诚，努力去发现他人的长处，不能毫无根据地吹捧，这样反而伤害别人
自我认知增加自信	被称赞的成员说明哪些优点是自己以前觉察的，哪些是不知道的。参加者要注意体验被人称赞时的感受如何？怎样用心去发现他人的长处？怎样做一个乐于欣赏他人的人？	
顺序安排	每个成员到中央戴一次高帽；小组交流体会并派代表在团体进行交流	
微笑应用	真诚、适度、适宜	
交流结束	"再见！"微笑、点头示意	

任务二　认知护理人际关系

知识平台

一、护理人际关系

1. **护理人际学概念**　护理人际学是探讨和研究护理人员在从事医疗护理、卫生保健工作中，同社会、医院、人群所发生的各种关系的学问。护理人际学是研究护理人员的关系学，属于人文科学的范畴。

2. **护理人际学研究对象**　人际关系是社会最基本的人与人之间的关系。对于护士而言，护理人际关系主要包括护患之间、护理人员之间，护理人员与医师、医技人员、后勤人员、相关社会人员（含患者家属）及其他群体在护理实践中所发生的人际交往关系。

二、护理人际关系的基本规范

（一）人际规范

人际规范是指人们相处交往时行为道德的标准，或称为做人的规矩。它受社会舆论、信念、传统习俗、道德、文化教育等条件的制约。在阶级社会带有明显的阶级烙印。不同的社会制度有不同的人际规范内容。

> **知识链接**
>
> ### 中国封建社会的基本道德原则和规范
>
> 三纲五常是中国封建社会的基本道德原则和规范。"三纲"是指"君为臣纲,父为子纲,夫为妻纲",要求为臣、为子、为妻的必须绝对服从于君、父、夫,同时也要求君、父、夫为臣、子、妻做出表率。它反映了封建社会中君臣、父子、夫妇之间的一种特殊的道德关系。"五常"即仁、义、礼、智、信,是用以调整、规范君臣、父子、兄弟、夫妇、朋友等人伦关系的行为准则。它们作为封建社会的最高道德原则和观念,被写进封建家族的族谱中,起着规范、禁锢人们思想、行为的作用。2000多年来,它一直影响着中国人的国民性。当然,这种思想在一定时期也起到了维护社会秩序、规范人际关系的作用。

（二）护理人员人际规范

护理人员的人际规范,是护理人员进行人际交往的行为准则。在我国,应符合社会主义的人际规范。只有遵循这些准则,才能协调彼此之间的关系,解决现实交往中产生的问题。由此可见,护理人际学的首要问题是学习护理人员的人际规范。

（三）注重护理人际交往的基本规范

1. 同情体贴,热情负责 对他人同情体贴,热情负责,体现护理人员本着全心全意为他人服务的精神,为了患者和他人享受到优质的服务,必须要有一颗真诚的同情之心,这是每个护理人员应尽的义务和责任。

2. 尊重人格,平等待人 尊重人格是护理人员必须遵循的原则,护理人员在交往中、服务中必须尊重他人的人格,不论他的职位高低、年龄、体质、容貌美丑、关系亲疏、经济贫富,应一视同仁、平等待人,切忌以貌取人,以贵贱分高低。

3. 诚实谦让,文明礼貌 文明礼貌待人,是每个护理人员最基本的道德要求。诚实谦让的交往,能增进护理人员与他人的信任与友爱。护理人员在工作中要做到不能因为个人的情绪而迁怒他人,要做到礼貌热情,举止端正。

4. 竭诚服务,不谋私利 全情投入,忠于职守做好本职工作。一切从患者的利益出发,当患者因利益与医院或个人利益发生冲突时,护理人员必须以患者的利益为第一位。

5. 实事求是,不弄虚作假 实事求是,是对每位护理人员的态度体现,工作中能否做到实事求是,不仅关系到每位护理人员自身的发展,也体现了医院系统的运营发展。因此,每位护理人员的每一个动作、手势、细节操作,必须严肃认真,一丝不苟,在任何情况下都不得弄虚作假,对于工作中的失误或差错,不隐瞒、不推卸责任,做到如实汇报及时纠正,勇于在失败与失误中总结经验教训,树立严谨的科学态度和审慎的工作作风。

6. 恪守信誉,保守秘密 在护理过程中,有的患者会向护理人员说出自己内心的一些想法或事情,期望能得到理解和帮助,解除病痛,消除疲劳及心理压力。护理人员要严守患者的秘密,只有这样才能建立良好的护患关系,增进彼此的信任。

三、建立良好护理人际关系的意义

1. 有利于营造良好的护理服务环境　在人际交往过程中,友好的交往会营造出一个良好的社会心理氛围。同样,在各种健康服务机构中,护士与服务对象之间的相互理解、相互信任和关怀,也会促使这些场所形成良好的心理氛围,产生心情舒畅、愉快的积极情绪,激发其对工作的极大热情;能使患者在治疗、护理、康复方面的需求得到尽可能的满足,解除或转移焦虑、恐惧、抑郁、烦闷、紧张等消极心理,增强康复的信心。

2. 有利于提高医疗护理服务质量　良好的护理人际关系是做好护理本职工作的基本保证,它可以直接促进护理人员与患者之间、护理人员与其他医务人员之间的相互信任和密切协作,使患者积极主动地参与和配合,使医院医疗护理活动顺利进行,有利于加速患者病情的康复。同时良好的护理人际关系也有利于医院管理水平的提高,也是避免、减少和处理医疗纠纷的有利条件。

3. 有利于提高护理工作效率　在日常的护理过程中,和谐的人际关系可以提高护理工作效率。护士在工作过程中能够同心同德、互相帮助、互相学习,定会大大提高工作的效率和质量。护士之间切勿互相猜忌提防,彼此态度冷漠,缺乏协作精神,这样必然要影响护理质量,还要耗费大量精力去应付那些人为的琐事。有了这种内耗存在,护理工作的效率必然降低。

4. 有利于提高护理人员人文修养　人际交往的过程,是人与人之间在认识上的相互沟通、情感上的相互交流、性格上的相互影响、行为上的相互作用的过程。在这一过程中,良好的人际关系,对护士人文修养的形成具有重要作用。广泛正常的人际交往,可以使护士丰富和发展自己的良好个性,满足自己的精神心理需要,如促进知识更新,改进思维方式等。

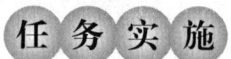

实训5　工作中的人际交往训练

【目的】　学习护理过程中护士应该注意的言行举止及行为规范。
【方法】　分组讨论,角色扮演。
【训练方法】　见表1-2-4。

表1-2-4　工作中的人际交往训练

交往过程	人际交往行为方法	要求及注意点
准备	2~4人为一组,分为若干组	在交往过程中,要通过角色表演,让其他人发现优点与不足,加深印象,对以后的护理工作会有帮助
讨论发言	各小组成员通过网络、报纸、书籍等收集有关护理人际交往的案例,分组讨论。每组派代表发言,其他同学可补充	
角色扮演	各小组课前设计各种情景,扮演各种角色(护士、护士长、医生、医技人员、患者、后勤人员等)进行排练,在课堂上表演	
结束	总结表演中护理人员的语言行为是否符合行为规范	

思考题

1．什么是人际认知、人际吸引、护理人际学？请简述护理人际交往的行为规范。建立良好护理人际关系的意义是什么？

2．影响人际关系的因素有哪些？在护理工作中，如何正确运用这些影响因素，创造良好的护患关系？

3．患者主要表现出哪些人际交往障碍？你能说出矫正方法来吗？

4．什么是首因效应、晕轮效应？为了形成良好的"第一印象"，应该从哪些方面加以注意？

5．如何应用人际交往技巧顺利完成病人住院期间的护理？

（毕桂娟）

单元二

护理工作中的人际沟通

项目三　护患关系沟通

学习目标

知识目标
1. 解释护患关系、护患冲突的概念。
2. 列出护患关系的特点、护患冲突的原因和分类。
3. 说出护患关系的发展过程、护患冲突的处理。
4. 叙述不同诊治过程、不同疾病患者的沟通策略。
5. 阐述护士在建立良好护患关系中的作用。

任务目标
1. 运用沟通理论和知识，避免和解决护患关系冲突。
2. 培养良好的护患交往沟通能力，能熟练地与不同疾病和不同诊治过程的患者有效沟通。

案例

ICU病房：1床，患者男，67岁，行直肠癌根治术。患者身上留置了胃管、腹腔引流管、造口管、导尿管等多种管道。患者神清，烦躁，多次试图拔除身上管道。为了保障医疗、护理的顺利进行和患者的安全，护士小苏遵医嘱对患者腕部及膝部进行约束。患者对约束很反感，叫嚷，声称剥夺了他的人权，侵犯其尊严。而患者子女见状，也认为父亲受虐，人权受到侵犯，表示要投诉。如何看待患者及其家属的情绪？其反映了什么问题？应怎样看待新形势下的护患关系？

神经外科病房：2床，患者李大爷因车祸致颅脑外伤入院，病情危重，昏迷不醒。值班护士小李正在办公室书写记录，患者儿子来办公室告知液体输完了。小李停下记录，走进治疗室，看到李大爷下一瓶液体中要加氨苄西林4g，赶

上篇 人际沟通

> **案例**
>
> 紧开始配药、加药，期间李大爷的儿子又来催了一次。加完药，小李走进病房，李大爷的儿子大声斥责道："怎么搞的，那么长时间才来换瓶，患者病情这么重，你慢慢腾腾，出了事你负责吗？患者有什么问题，我跟你没完。"小李听了很委屈，结果你一句我一句就争执起来。护患关系发生了冲突。
>
> 根据上述不同疾病、不同诊治过程患者及护士冲突情况，我们应如何给予沟通，建立良好护患关系，减少护患冲突，满足患者的身心需要。这需要护生完成以下学习任务，用相关知识和理论指导护理实践。
>
> 任务一 认知护患关系沟通
> 任务二 与不同诊治过程的患者沟通
> 任务三 与不同疾病的患者沟通
> 任务四 护患冲突与处理

任务一 认识护患关系沟通

知识平台

护患关系是一个既古老又年轻的话题。说它古老，是因为从人类社会诞生，人们患病需要照料那天起，护患关系就产生了；说它年轻，是因为近十几年来和医患关系一样受到了社会各界的广泛关注。作为护理从业人员究竟如何看待、处理护患关系并使之达到和谐状态，是值得我们探究和学习的。

一、护患关系的定义

护患关系是在特定条件下，通过医疗、护理等活动与患者建立起来的一种特殊的人际关系。这种关系的实质是帮助与被帮助的关系，即护士与患者通过特定的护理服务与接受护理服务而形成的专业性的人际关系，是医疗服务领域里的一项重要的人际关系。

护患关系包括技术性关系和非技术性关系两个方面。技术性关系是指护患双方在进行一系列护理技术活动中所建立起来的行为关系。非技术性关系是指护患双方由于社会、心理、教育、经济等多种因素的影响，在实施护理技术过程中所形成的道德、利益、法律、价值等多种内容的关系。

二、护患关系的性质

护患关系是人际关系的一种类型，具有一般人际关系的特点。即这种关系是以共同的活动为中介，以一定的目的为基础，在特定的背景下形成，具有双向性。但护患关系是在特定的护理与被护理活动中形成的专业性的人际关系，具有其独特的性质。

1. 护患关系是帮助系统与被帮助系统的关系　护士与患者的关系，不仅仅是某一护士与某一患者的关系，而是帮助系统与被帮助系统之间的关系。帮助系统包括医生、护士和医院其他工作人员，他们拥有技术并用所掌握的技术为患者服务。被帮助系统包括患者、患者家属及其亲友、同事，是需要得到医疗护理服务的人。护士与患者之间的关系体现了这两个系统的性质。某一护士为患者提供帮助，实际上是执行帮助系统的职责，而患者接受帮助，也体现了患者及其家属、亲友和同事的要求。

2. 护患关系是一种专业性的互动关系　护患关系不是两个人或两个方面的简单相遇，而是护患双方特定的相互作用、相互影响，以此构成了护士与患者的关系。由于护士与患者都有各自不同的个人的阅历、感情、知识积累和对事物的看法，不可避免地会出现对事物的不同程度的认知差异，这就在相当程度上对护患双方之间的相互关系产生着直接的影响。这也是研究护患关系必须要考虑的内容。

3. 护患关系的实质是护士满足患者的健康需要　这一特点是护患关系与其他人际关系的不同之处。患者患病需要治疗和护理，护士掌握着帮助患者恢复健康的知识和技能，就应当履行职责，为患者提供帮助，正是患者的这种需要，使双方形成了专业性的人际关系。患者的需要和护士满足其需要构成了护患关系的基础，离开了这一基础或这一基础已不复存在，护患关系也就终结了。尽管有的患者治愈出院后，继续与护士保持联系，甚至是更密切的交往，但这已不再是护士与患者的关系，而是另外的人际关系。

4. 护患关系中双方的相互影响是不对等的　由于护患关系是在患者患病这种特殊情况下形成的，因而在这种关系中，患者是依赖护士的，而护士也常以患者的保护者和照顾者的身份自居，这与其他人际关系相互依赖的特点不同。这也就决定了在护患关系中，主要是护士影响患者，患者则主要接受护士的影响，患者心甘情愿地接受护士的意见和要求。这也是护患关系沟通不同于其他关系沟通之处。当然，这一切都是以患者的健康为前提的，超越了这一前提，就不是真正意义上的护患关系。

5. 护士是护患关系后果的主要责任承担者　患者由于疾病的折磨，来到医院接受医疗护理，是处于被动地接受帮助的地位。而护士则是提供帮助者，处于主动地位，其行为在很大程度上决定了护患关系的后果。后果有两种，一种是积极的，患者战胜疾病，逐渐康复；另一种是消极的，患者病情恶化，护患关系紧张。毫无疑问，护士是护患关系的主动方面，应对护患关系的后果承担更多的责任。在多数情况下，护患关系出现扭曲，护士要承担主要责任。因此，护士要尽力争取积极健康的后果，避免消极的后果。

三、现代护患关系的特点

1. 护患关系的民主化　传统的护患关系是护理人员凭借掌握护理技术而具有权威性，而患者只能绝对服从。但是随着社会物质文化生活的不断进展，维护患者权利意识的不断增强，在医疗护理活动中，护患关系已演变为医患、护患共同参与医疗护理抉择的情形。护患双方地位越来越平等，患者不再是被动的接受体，而是在知情同意的前提下，主动参与治疗护理。护患关系变得越来越民主化。

2. 护患关系的多元化　随着社会的不断进步，人们的多元文化生活方式和生活质量的不断提高，对医疗护理服务也提出了多元化的服务需求。人们对护理的需求不再只局限在单一的临床治疗护理，而更多地需要心理护理、健康教育、健康咨询、家庭护理、社区护理、康复护理等，为服务对象提高生活质量、生存质量需要提供全面、系统和综合的多元化的优质的护理需求。

3. 护患关系的人文化　随着医学模式的转变和护理学科的发展，护理服务理念从单纯的疾病护理转向"以人为本"的整体护理模式。这就需要在护理工作中，要求护士不但注重与疾病相关的技术性关系，更要重视非技术性关系的影响，注重人文、心理、社会因素，了解和尊重患者的传统文化，遵循文化安全性原则，减少对患者造成的痛苦和伤害，促进护患关系的人文化。

4. 护患关系的法制化　在传统的护患关系中，护患双方的权利义务是约定俗成的，在很大程度上依赖于双方的道德自律。在此基础上，人们期待通过道德自律来实现医患、护患双方的权利和义务，护患之间形成了以"负责——信任"为纽带的人际关系。随着社会法制化的健全和发展，重视和维护护患双方的权利和义务，是护患关系法制化演化的必然趋势。

5. 护患关系的技术化　随着医学学科的不断发展，越来越多的先进仪器设备应用到了护理工作中，使得护患交往中人的因素减少了，物的因素增加了。护患关系由"人（护士）—人（患者）"模式向"人（护士）—机器—人（患者）"模式转变。护士与患者之间的直接交流被逐渐淡化，人际关系被人—机关系所阻隔和替代。

知识链接

两种不同的医患关系

三国时，关羽右臂中箭，毒已入骨，名医华佗前来医治，刮骨疗毒。关羽任其医治，谈笑弈棋。经华佗刮骨保住了关羽的手臂。而曹操恰恰相反，他生性多疑，讳疾忌医，拒绝华佗开颅取涎，不治身亡。华佗与关羽、曹操与华佗之间，就是两种截然不同的医患关系。一个是忍着剧痛，配合华佗全力医治；一个是不予配合，拒绝救治，反倒怒杀了一代名医。

四、护患关系的发展过程

1. 开始期　开始期也称熟悉期，是护士与患者的初识阶段，也是护患之间开始建立信任关系的时期。

（1）工作重点：此期的工作重点是护患之间相互认识，彼此建立信任关系。护士希望了解患者的病情进展、一般情况、家庭和社会情况等；患者希望了解护士的个人情况、业务水平和责任心等。护患之间相互了解的方式也不相同，护士主要通过询问病史、体格检查、翻阅病历等客观的、公开的方式来了解患者，而患者对护士的了解，除了护士的主动介绍之外，主要是凭患者主观的、片面的最初印象进行了解。同时，患者还会根据自己的主观判断选择是否与某护士建立信任和依赖关系，这与护患之间在开始期关系的好坏有着重要的影响。

（2）具体要求：护士应通过得体的举止、热情的话语、真诚的服务在开始期给患者留下良好的第一印象，为以后工作打下良好的基础。

2. 工作期　工作期是护士为患者实施治疗护理的阶段，是护士完成各项护理任务，患者接受治疗和护理的主要时期，是护患之间相互获得信任关系的时期。

（1）工作重点　此期的特点是工作任务重，质量要求高，时间跨度长，并且与护患之间初期是否已经建立信任关系联系密切。护理工作的主要任务是根据护理计划，实施护理措施，解决护理问题，完成护理工作。工作重点是通过护士高尚的医德，熟练的技能和良好的服务态度赢得患者的信任，取得患者的合作和满足患者的需要。

（2）具体要求：护士应以积极主动的态度及时解决发生的问题，对患者提出的合理需求及时给予满足；对患者暂时不能达到的要求及时做出解释；对患者不遵守医嘱的行为及时进行劝导。对患者始终保持关注、真诚和尊重的态度，热情为他们服务，尽量满足他们的合理需求，以获得患者的信任。

3. 结束期　经过治疗与护理，患者的疾病好转或基本恢复，达到预期目标，可以出院休养，护患关系即转入结束期。结束期是护患关系最融洽的时期，即使曾经有过不愉快的记忆，也会随着疾病的好转和身体的康复，以及护士主动有效的沟通而改变，绝大多数情况下患者都能留下满意的评价。

（1）工作重点：此期的工作重点是与患者共同评价护理目标的完成情况，并根据存在的问题或可能发生的问题制订相应对策。工作任务是对患者进行健康教育、出院指导和征求意见。

（2）具体要求：护士在此期应提前做好患者出院前的准备工作，了解治疗效果，进行出院指导；帮助患者逐渐脱离疾病康复期出现的依赖心理，学会自我照顾，促进患者的全面康复；妥善处理护患双方尚未解决的一些问题。对少数问题较多、疾病治疗效果较差、护患沟通存在问题的患者，应在此期加强沟通和协调，以顺利度过结束期。

护患关系的每个阶段都各有重点，三个阶段相互重叠，但满足患者的需要始终是护患关系的实质，护士应以良好的沟通技巧、真诚的服务态度、熟练的专业技能，赢得患者的信任，促进护患关系向良好方向发展。

五、护士在建立良好护患关系中的作用

1. 认识护士的多角色功能，消除角色模糊的影响　在整体护理中，护士的角色是多方面的：是提供护理的帮助者、照顾者、安慰者；在对健康问题进行诊断处理时，是计划者、决策者；在实施护理干预时，是健康的促进者；在病区或一定范围内，是管理者、协调者，是患者权益的代言人和维护者；在进行健康教育和健康咨询时，是教育者和咨询者等。在护患关系的建立和发展过程中，护士对自己的角色功能有全面而充分的认识，很好地承担自己的角色责任，履行自己的职责，才能使自己的言行符合患者的角色期待，才能避免许多护患冲突的发生。

2. 指导患者角色转换，减轻或消除责任冲突的影响　患者多因健康问题无法自己解决时，才向医护人员寻求专业帮助，因此，"被帮助者"是患者的最主要角色特征。在医院和病房这个新环境，患者原有的社会常态角色，如父亲、母亲、丈夫、妻子、儿女、院长、职员等，必然要被"患者"这一新的角色所代替。大多数患者不知该怎么做、如何参与和配合，需要护士随时给予指导。对患者的不当行为，护士要耐心地解释，阐明其对健康的影响，并提出改变这些行为的指导意见，使患者清楚意识到不良行为对健康造成的危害，减轻或消除护患之间的责任冲突，使患者尽快适应角色。

3. 主动维护患者的合法权益，减轻或消除权益差异的影响　获得安全而优质的医疗护理服务，是患者的基本权益。但患者缺乏医学专业知识，往往不具备维护自身权益的知识和能力，因此，多数情况下，患者的权益只能依靠医护人员来维护。例如患者希望随时了解自

己的病情、医疗护理方案及预后，如果护士忽视了患者的权益，不能及时向患者传递信息，或且拒绝回答患者的提问，患者的知情权就得不到保障。因此，护士在处理护患权益差异的矛盾冲突中应充分发挥积极的主导作用，使护患关系保持良性发展。

4. 准确传递信息，加强沟通，减轻或消除理解差异的影响　当护患双方对于信息的理解不一致时，易造成理解上的分歧，最终将对护患关系造成损害。因此，护士在与患者进行沟通时，要注意语言的针对性、准确性和通俗性，根据患者的社会、文化及知识背景不同的语言，正确选择词汇，直截了当地表述，以准确传递信息；使用易为患者理解的语言，尽量避免使用专业术语，必要时要反复释义，以免引起误解。同时还要创造一种平等交流的气氛，鼓励患者在不理解时随时发问，保证双方对信息理解的一致。

任务二　与不同诊治过程的患者沟通

知识平台

一、候诊时患者的角色特征及沟通

候诊是患者来医院门诊就诊时所经历的第一程序，一般情况下患者就诊需按照挂号先后次序候诊，在短时间内经过咨询、挂号等过程，不停地接受信息、反馈信息，加之因身体不适、对疾病的恐惧和忧虑，人们盼望医护人员能尽快给予诊治，往往由于求医心切，心理处于应激状态，产生紧迫感和危机感，具有明显的不稳定性特点。

（一）候诊时患者的角色特征

1. 焦虑　陌生的就医环境会使患者产生焦虑心理，特别是初诊患者、重症患者、外地患者、社会阅历匮乏者尤为明显，另外繁琐的就医程序与患者求医、求治心切，想立即得到一位好医生的诊治，这时患者往往表现心情急躁、焦虑不安。

2. 紧张　有的患者首次来医院就诊，对医院的环境和医务人员不熟悉、对就诊程序不了解，易产生"怕"的心理反应，担心被他人插队，使自己被拖延诊疗，从而延误病情；加上对自己的疾病能否治好的担心，会产生惧怕、担心等紧张情绪。

3. 急躁　门诊患者一般都希望能尽快办理就诊手续，缩短候诊时间，如遇人多排队，就会产生急躁心理；"快"的特征是希望候诊就诊时间越短越好，尽快轮到就诊、尽快离开医院。另外，由于患者希望医护人员能尽快明确诊断，或者害怕病情加重，往往对疾病的诊断和治疗表现出急躁情绪，这些都极易引起医患关系紧张，诱发医疗纠纷。

（二）与候诊患者的沟通

一是倡导导医礼仪服务；二是高度注重第一印象；三是重视语言沟通技巧；四是善用门诊接待平台。针对患者的病情及候诊时的特征，护士应主动向患者及亲属介绍专科医生的技术和特点，让患者自主选择自己满意的、放心的医生或向患者推荐相关的专科医生；向患者及亲属解释按号顺序就诊，不用担心被插队。若遇到紧急病症、年老、体弱和病情危重需提前就诊的其他患者，应向患者及亲属说明情况，取得理解和合作；劝导患者及亲属不要围观医生为其他患者诊治，提高就诊速度，才能尽快轮到就诊。

二、就诊时患者的角色特征及沟通

患者经过咨询、挂号、候诊终于可以接受诊治了，此时了解病人的角色特征和心理需要，对护患关系的良好发展非常有意义。

1. 就诊时患者的角色特征　就诊时患者的角色心理特征表现为紧张、顾虑和期待，当护士按候诊顺序安排患者到医生面前看病时，此时患者的心情较紧张，一是担心自己对病情的描述不清楚；二是某些涉及隐私问题，患者难以启齿、不敢如实讲明、在思想上存在一定的顾虑等，均会影响医生的诊断及治疗；三是希望护士安排经验丰富、年资高的医生为其接诊，女性患者往往希望被女性医生接诊；四是希望就诊后能有一个明确的诊断结论。

2. 与就诊患者的沟通　热情接待患者，就诊程序有条不紊，为患者提供个性化沟通；在沟通过程中加强自我保护观念，增强防范意识，谨慎出语，三思而言，做到谨言慎行。

（1）就诊前：应用语言和非语言沟通技巧评估收集患者资料，为就诊医生提供诊疗依据；向患者介绍就诊医生的技术、能力等专业和优势，缓解患者的担忧和顾虑，使患者能安心就诊。

（2）就诊时：疏散围观家属，请患者及家属信任医生，协助医生诊疗。对于无法描述病情的患者，如昏迷、老年、婴幼儿、精神障碍等患者，应指导患者家属正确的与医生沟通，使诊疗能够有效、顺利进行。

（3）就诊后：应及时为患者及家属介绍服药方法、注意事项、疾病预防措施、病情观察、随访、复诊等基本知识，使患者能够有计划地防病治病，从而提高医疗护理质量，提高人们的生活质量。

三、住院时患者的角色特征与沟通

由于住院，一个人由正常的健康状态向患者角色转变，医院的环境及生活规律将打乱患者原有的生理、心理平衡和稳定，从而产生各种生理心理反应。护士应随时了解住院患者的角色特征，并通过有效的沟通为之实施系统的整体护理。

（一）入院时患者的角色特征

1. 角色转换与替代　由于患病，患者拥有患者的权利，可以获得免除部分原有社会责任的权利。此时，患者角色占据了主导优势，原有的社会角色转化，为患者角色所替代。

2. 角色孤立与依赖　尽管在医院有医生、护士的诊疗、护理、关心和爱护，但患者总会因为与家人分割在不同的生活环境中而显得孤单。如儿童患者缺少了父母的疼爱和呵护，老年患者缺少妻儿子女的关心体贴等，均显得在医院很孤立，依赖医护人员和家属照顾的情绪会增强。

3. 角色不适应与适应　由于医院的特殊环境和疾病的限制使患者会产生各种不适应。如医院里特有的药水味、血腥味、室内混杂气味等，患者难以适应；疾病限制和生活习惯造成饮食不适应；陌生环境、人员流动性大、作息时间改变等引起睡眠不适应。因此，住院患者要通过一段时间的调适才能适应患者角色。

（二）与入院时患者的沟通

1. 入院介绍　热情接待患者，做好入院介绍，介绍医院和科室的情况，使患者能够尽快了解病室环境、工作人员、规章制度、探视时间、作息制度、卫生安全要求及注意事项等。使患者尽快熟悉环境、消除陌生、融入医院这个环境，有利于角色的转化和适应。

2. 解释引导　住院患者由于缺乏医学知识，担忧病情加重或患不治之症，或对一些医学检查是否会对人体造成伤害、致痛等不了解，会产生恐惧、害怕等心理。因此，需要对治疗、检查、护理的情况有一定的了解，护士应针对患者关心的问题进行沟通，在交谈的过程中避免应用医学术语，用通俗易懂的语言与患者交谈，给予解释、引导、安慰和帮助，使患者感受到关爱和温暖，尽早消除孤立感。

（三）住院患者的角色特征

1. 患者角色模糊　指个体对角色期望不明确，不知道承担这个角色应该如何行动而造成的不适应反应。导致角色模糊的原因包括角色期望太复杂、角色改变的速度太快、主角色与互补角色间沟通不良等。如一位新患者住院后，若护士未能及时与其进行有效沟通，使患者对住院期间自己的角色不明确，不知道医院作息时间以及自己应该如何配合治疗，就会因对患者角色认识不清而产生焦虑。

2. 患者角色冲突　角色期望与角色表现之间差距太大，或突然离开所熟悉的角色来到一个要求不同的新环境，使个体难以适应而发生的心理冲突与行为矛盾。例如一个健康人上班途中突然遇到交通事故而受伤住院，刹那间变成患者并要履行患者角色的义务，就可感到难以适应，产生角色冲突。

3. 患者角色消退　进入角色的患者由于其他更强烈的情感需求，不顾疾病未痊愈，过早地从患者角色转入常态角色。如某高血压老年患者，得知患肿瘤的老伴想吃青萝卜，偷偷出院跑菜场，因而血压升高。这是"丈夫"角色冲击患者角色，出现患者角色消退。这种情形多发生在疾病的中期。

4. 患者角色强化　常出现在病程后期，在长期的治疗过程中，患者已经习惯了患者的行为模式，不愿意从患者行为模式中解脱。主要表现为对自己所患疾病过度关心，过于紧张，处处小心翼翼；过度依赖亲友、过度依赖医疗环境，不愿出院，不愿从患者角色转为常态角色。不良后果是个体基本丧失了与自身疾病抗衡的主观能动性，还可能对医护救治的正常秩序造成干扰。

5. 患者角色牵强　有些患者出于某种目的而利用患者角色的行为特征。常指某些人为了逃避其社会角色责任和义务，或是为了获得某些切身利益而采取的一种称病模式。如有的人为了博得亲友的关爱和照料，稍有不适就称病就医；有的人被他人撞后并无大碍，却也一定要以治伤为由向对方索取经济赔偿；有的人甚至为了摆脱某种困境而无故百般纠缠医生出据诊断证明等。这种人虽是少数，但却给医疗诊治工作造成很大干扰。

（四）与住院患者的沟通

1. 评估患者的沟通能力　了解患者的沟通能力，根据患者的情况采用各种沟通的方法。患者沟通能力评估主要从视力、听力、语言表达能力和理解能力、病情等几个方面进行。护理人员可通过观察患者的体态语及身体评估来获取信息。

2. 展现护士自身素质　自信就是相信自己有能力帮助患者解决问题。自信来源一是自己的专业能力和专业水平；二是对患者身心、社会情况等方面的充分了解和全面评估；三是对本次交谈的充分准备。一个自信的护理人员可以使患者获得安全感，使交谈顺利展开。如果交谈中流露紧张不安、表情不自然、衣冠不整、语言含糊不清、眼睛不敢正视对方等缺乏自信的表现，会给患者产生不安全感，从而不愿将自己的真实想法告知护理人员。

3. 及时沟通　根据患者病情、生理、心理需求随时、及时与患者沟通。①与患者沟通前，应对患者目前的病情，制订的治疗方案，使用药物的作用及不良反应等有充分的了解和准备，才能在护理前对患者做好评估、解释和说明。②在护理操作中随着操作过程的不同环节随时引导患者如何配合操作，如"请您张开口……""请您深呼吸……""请您吞咽……"等。③对患者出现的不适及时安慰和调整，如"是不是还难受？我先暂停一会，等您好些我们再进行。"④护理后及时询问患者感受，交代注意事项等，如"您现在感觉怎么样？有没有不舒服？""若有什么不舒服请及时告诉我，我也会随时来看望您的！"等。如果病情影响沟通的正常进行，可根据患者的病情另行约定时间交流。

任务三 与不同疾病的患者沟通

知识平台

一、一般性疾病患者的沟通

一般人们在患了感冒、发热等一些轻微疾病后，都会有一个通过治疗、休息很快就好的比较清晰的认识，这类患者通过给予对症安慰、指导安全用药、关心休息等很快就恢复健康。但有些患者虽只患一般性疾病，心理上却对自己疾病认知有误，认为可能很严重、无可救药、是不治之症等，从而产生行为上的异常，这类患者应注意对他耐心解释、应用心理学知识分析、帮助患者找出问题结症，以防患者发生意外。

二、急性病患者的沟通

1. 急诊患者心理特征　由于病情紧急，医护人员迅疾投入紧急诊治和抢救工作，所以护患之间交流时间较少，因病情紧急，患者及家属多焦虑、惊慌、易怒、质疑或发泄。因此，为了促进护患关系的建立，急诊时护士不单纯履行抢救使命，还要重视加强护患沟通，减少护患纠纷的发生。

2. 沟通策略　以高度的同情心、耐心让患者感觉到护理人员的温暖、热情、关心、技术和抢救能力。尽最快时间了解目前存在的问题，专心听取患者的主诉，不任意打断，以免漏掉有价值的客观资料。进行护理治疗解释、说明、指导时，语言应简洁、明了、果断，充分显示治疗护理紧急、迅速和快节奏的特性，给予患者信任和安全感。使用安慰性语言，如"您已到医院，请不要紧张，我们会很快为你诊治的"等进行安慰。与家属沟通时要做好解释安慰工作，如："您别着急，我们会尽力抢救患者，请您耐心地等候"。

三、慢性病患者的沟通

1. 慢性病患者的心理特征　慢性病的主要特点是病程长、迁延不愈、反复发作、缺乏特效疗法、治疗费用昂贵等，因而对患者的心理影响较大，心理问题也表现得较为突出。往往悲观沮丧、忧虑猜疑、情绪不稳定。当患者经历了长期的疾病折磨，且多方求医疗效不佳；或丧失了工作、生活能力，在经济、事业、生活等方面有一定的困难；或是得不到家庭、单位的接纳，会产生灰心、失望、忧愁、担心、多虑的情绪反应。不少患者常翻阅关于自己所患疾病知识的书籍，对疾病的发生、发展和预后有所了解，稍有新发症状就猜疑担心、焦虑不安、食欲缺乏、失眠多梦，联系到另一种疾病，对健康的恢复产生不利的影响。有的患者还表现为怨天尤人、好唠叨、爱生气，甚至哭泣等。有的患者不愿脱离患者角色，产生角色强化。

2. 沟通策略　针对患者的不同心理特点加以分析引导。①对悲观、抑郁、沮丧的患者，多用正面激励的言语，让患者认识到掌握疾病的规律，平时加以注意，是可以恢复和维持一定健康水平的，并且还是能够参加力所能及的工作的，增强其与疾病做斗争的信心。②对情绪不稳定、易激动的患者，应采用"冷处理"的方法，充分理解患者心情，多些宽容和抚慰，从而获得患者的信任和理解，积极配合治疗。③对猜疑的患者，应强调疾病演变过程的复杂性，及时将治疗好转的信息反馈给患者，应用积极的暗示性语言，避免不良刺激。④提高患者心理调节能力，可以因人而异、采取灵活多样的方法与慢性病患者沟通，如，举例法、求同存异法、暗示法、广告法等。⑤尽量使患者消除依赖心理，要向患者如实说明病情、医生的分析、可能的预后，告知患者在许多疑难杂症面前，医学不是万能的，这是客观事实。⑥对某些特殊患者（如慢性疑难病患者）可建立长期的沟通和联系，以便复诊或随访时进行对照，并及时调整治疗方案，必要时可打电话询问，了解病情、加深感情、增加信任，使患者更好地配合治疗。

四、手术患者的沟通

1. 手术患者心理特征　手术是一种有创伤性的治疗方法，会给患者带来强烈的心理刺激和引起不良的生理及心理反应。不同的病情、职业、年龄、文化水平等，对于手术的恐惧、焦虑大多是相同的，这种负面情绪贯穿于围手术期的始终，特别是术前的患者表现尤为明显。主要原因有：①对未知的害怕，对自身疾病缺乏认识，担心术中发现恶性肿瘤或担心手术效果。②对手术的必要性认识不足。③害怕麻醉（麻醉过浅导致疼痛，麻醉过深面临危险）、手术意外及死亡的危险。④害怕丧失器官或造成功能障碍。⑤过多考虑家庭、子女、配偶及经济问题。⑥对医务人员不了解或不信任。进入手术室后，特殊的环境可能会进一步加剧患者的恐惧、紧张和焦虑，比如因各种原因导致的活动受限、体位不适、各种噪声甚至医护人员谈话及走路的声音，都会使患者感官接受单一刺激，带来不良反应。

2. 沟通策略　树立"以人为本"的沟通理念，对术前、术中和术后患者采取不同的沟通方式。

(1) 术前谈话和访视：有助于患者对手术有较客观的认知及了解，有助于患者获得安全感，从而减少或消除对手术的紧张、恐惧、焦虑心理，使身心处于接受手术治疗的最佳心态，有利于手术的顺利进行。①访视前医护人员详阅病史，掌握主要病情。②访视时注意服装整齐，仪表端庄，举止庄重，热情主动地向患者介绍，说明访视的目的，取得患者的信任和合作后，以适当的方式简要向患者介绍有关的情况。

(2) 患者进入手术间后：医务人员应热情友善问好，消除患者因陌生环境而产生的紧张、恐惧情绪。可与患者进行简单的语言交流，了解患者当前的心理顾虑，给予耐心的解释和帮助。在麻醉前后，无论执行什么操作，只要患者是清醒的，都应先做好解释说明工作，以取得患者的理解和配合。

(3) 术后随访：有助于我们客观评估手术中的沟通效果，了解患者手术后的心理状况，以利于更好地沟通。随访时可以亲切询问患者切口恢复情况，有无相关的手术并发症；告诉其手术进行得很顺利，现在已经安全地度过了手术关，要安心养病，争取早日康复；诚恳地征求患者对手术工作的评价及建议。

五、重病患者的沟通

1. **重病患者心理特征** 病情重、情况危急的患者一般心理处于高度应激状态，这是在其求生本能的影响下，心理产生的紧迫感和危机感所致。如冠心病患者，由于心绞痛或心肌梗死本身造成患者心理焦虑，加上疼痛而出现濒死般的恐惧，导致患者自我意识障碍，而过度的紧张和恐惧又会进一步加速疾病恶化，甚至最终造成死亡。

2. **沟通策略** 严密观察患者的病情，如果发生病情变化或患者因体力不支拒绝交谈时，应立即停止交谈。一般情况下，与重症患者交谈的时间不宜太长，以 5～10min 为宜，交谈中应尽量使用言简意赅的语言。对意识障碍的患者，可以通过非语言沟通方式进行沟通，不要轻易放弃与意识障碍的患者的沟通。

六、临终患者的沟通

1. **临终心理特征** 一个身患绝症的人从获知病情到临终的心理反应分为五个阶段。①否认期，患者认为可能是医生搞错了诊断，整日心神不安，他们怀着侥幸的心理四处求医，希望是误诊，企图逃避现实。②愤怒期，患者气愤、怨天尤人，不能理解。怨恨、无助和痛苦交织在一起，常迁怒于家属和医护人员，发泄内心的不满、苦闷和无奈，责怪上天的不公平。③协议期，患者接受事实，不再怨天尤人，期待医护人员妙手回春，表现时而安静时而烦恼，能努力配合治疗。④忧郁期，患者意识到死亡就要来临，表现为悲观、生活萎靡、情绪极度消沉、压抑。⑤接受期，对死亡不再恐惧和悲伤，而有一种任命感，表现为平静、安详、少言，并要求陪伴者和探视者保持安静。

2. **沟通策略** 首先要充分理解，满腔热情地对待临终患者。①否认期根据患者的承受能力和心理准备情况，用慢慢渗透的方法告诉患者病情真相。②愤怒期提供时间和空间让患者发泄，不责怪、不制止，注意倾听并给以较多的时间陪伴、关心和疏导。③协议期护士应主动关心患者，尽可能满足患者的乞求心理，不让患者感到绝望。④忧郁期多加安慰和鼓励，增强其生活的勇气，并设法转移患者的注意力，应让其适度地发泄自己的哀伤情绪。⑤接受期尊重患者，不要强迫与其交谈，给予临终患者一个安静、明亮、单独的环境，减少外界干扰。其次，帮助患者减轻恐惧和痛苦。护士及时找出患者恐惧及痛苦的原因，再针对原因，用适当的方法进一步减轻患者的恐惧和痛苦。再次，尊重患者的权利。在法律允许的情况下尊重患者对死亡时间、死亡地点和死亡方式的选择。最大限度地满足临终患者的心理需求。

七、传染病患者的沟通

1. **传染病患者心理特征** 传染病与其他疾病最大的区别是其具有传染性。患者心理压力比较大，病情不能迅速好转，被隔离后会有自卑、被限制、被压抑、厌倦、抑郁、焦虑等心理反应。个别患者住院期间因担心再被传染其他疾病而表现出过分的谨慎、小心、多疑、不敢行动，如不敢开病房门、不敢碰病房东西等。因此，在护理过程中做好与传染病患者的沟通，对其治疗和康复具有重要意义。

2. **与传染病患者沟通交流的注意事项** 一不能有任何嫌弃传染病患者的表示；二主动宣教传染病有关预防、治疗的知识；三是重视传染病患者亲属沟通，指导患者亲属与传染病患者如何保持亲情接触，拓宽传染病患者的社会交际空间，树立患者的自尊和自信。

3. 沟通策略　①对于传染病患者：应做好卫生宣教，使其了解自身疾病特点。②正面解释：对需要隔离的患者，应向患者及家属说明隔离的原因，为避免患者出现孤独感，护士可依据隔离种类决定是否允许家属探望。③尊重与鼓励：与患者交谈时使用恰当的称呼，给予精神安慰和鼓励，使患者感到亲切，消除孤独、自卑感。病情允许者，鼓励患者进行锻炼，尽力参加力所能及的活动。④缩短沟通距离：护士在护理过程中，在做好保护措施如戴口罩、手套等情况下，可以选用亲密距离交流（50cm），既可以自我保护又不至于引起患者的质疑与陌生。⑤增加信息量：一是因传染性疾病具有病程长、根治难的特点，患者格外关注自己的病情变化，十分重视各项检查结果。二是严格的隔离制度使患者沟通渠道大大受限，渴求外界信息的心情也十分迫切。根据患者的这些心理活动特点，医护人员可以适当增加相关信息的交流以满足其心理需求。

任务四　护患冲突与处理

知识平台

　　护理工作中最重要的人际关系就是护患关系，在医疗护理活动中，护患双方若处于心理应激的状态下，会使护患之间的交往发生障碍，从而产生冲突，即护患冲突。护患冲突是护患交往过程中经常会碰到的问题，也是影响护患关系健康发展的一种客观状态。只有分析造成护患冲突的主要症结，才能有的放矢地调整护患关系。

一、护患冲突发生的原因和分类

（一）护患冲突的原因

1. 期望与现实的冲突　"护士是没有翅膀的天使"许多患者往往以此来勾画较理想的护士职业形象，相应地对护士职业素质产生较高的期望值，并以此来衡量他们所面对的护士个体。当护士的职业行为与患者的高期望存在较大差距时，患者就会产生不满、抱怨等，有的表现为冷漠，有的表现为不合作，有的还可能表现为冲动甚至过激的言行。护士如若不能准确了解患者的过高期望并给予恰当的引导，或者完全不从自身查找原因，甚至表现出一种完全对立的态度，则有可能导致更严重的护患冲突。

2. 需求与满足的冲突　许多急症、重病、老年患者住院后，由于部分或完全丧失自理能力，渴望护士的帮助和精心护理，护士应该尽力满足患者的合理要求。但若因人员不足，工作又十分繁忙，一时难以满足患者的要求时，护理人员不能埋怨患者挑剔、啰嗦，不能与之争吵，而应站在患者的角度理解他，耐心解释，取得谅解，妥善地解决这些冲突。

3. 外行与内行的冲突　患者出于对自身疾病的过分关注，强烈的康复愿望驱使他们对与疾病相关的治疗、护理方案都要亲自问。护理人员常年在医院工作，对于患者提出的问题已经习以为常，有时不能设身处地体谅患者的心情，对反复提问缺乏耐心，表现为简单敷衍，从而引起护患关系紧张。

4. 伤残与健康的冲突　部分患者失去健康产生自卑、沮丧和对他人健康的羡慕、嫉妒，引起内心的激烈冲突。特别是那些躯体严重伤残和毁容的患者，自我形象和自我概念发生异常，自感自惭形秽，个别患者甚至难以自控地把伤残的恼怒迁移到与他们交往最为频繁的护理人员身上，甚至对护理人员的善意劝说、耐心解释产生逆反心理。若护理人员不能体谅患者则可能出现各持己见、互不相让的护患冲突。

5. 质量与疗效的冲突　一般情况下，医疗护理质量好，实际疗效就高。但因客观条件限制，如患者病情严重，护理人员的精心护理不一定带来理想的效果。因而产生了护理质量与实际疗效的矛盾，有些患者会错怪护理人员，护理人员感到委屈而发生护患冲突。

6. 依赖与独立的冲突　疾病恢复期常引起依赖与独立冲突的发生。一方面是患者经过较长的病程，角色强化，在心理上对医护人员依赖性增强，有的患者甚至出现了不愿回归社会角色的心理障碍。另一方面，护理人员却要帮助患者重建自信、增强独立意识、提高社会适应性。如果护患之间缺乏沟通，易引起患者的误解，导致护患冲突。

7. 偏见与价值的冲突　各个社会层次的患者，对护理人员的职业价值看法不同。尽管护理职业的社会职能和地位已发生了深刻的变化，但传统习俗根深蒂固的影响仍然难以改变现有人们对护理职业的偏见。而长期以来备受职业价值困惑的部分护理人员，对他人消极的职业评价特别敏感，甚至反感，因而以冷漠的态度对待患者，这样极易造成护患冲突的产生。

（二）护患冲突的分类

1. 责任性冲突　是指护理人员工作态度消极，责任心不强，或违反操作原则，造成患者非正常死亡、残废、病情加重等不良后果，并对此后果承担主要责任的冲突。

2. 技术性冲突　主要是指由于护理人员专业功底不扎实，技术不熟练，造成患者非正常死亡、功能受损等不良后果而引起的冲突。这类冲突的责任常由医院方面承担。

3. 恶意性冲突　是指个别护理人员利用护士职业特权故意伤害患者，使患者的身心受到不利影响以达到报复患者的目的。表现为不及时给患者治疗；不及时更换床单等用品；故意不按操作规程操作。虽然此类冲突多为个别现象，但性质恶劣，对护理人员的形象影响很大。

4. 道德性冲突　主要是由于护理人员的职业道德出现问题引起的。其表现是服务态度恶劣、语言生硬、不够耐心体贴、对患者的合理要求不闻不问等。

5. 经济性冲突　在市场经济环境中，患者的消费意识和维权意识日益增长，经济冲突的案例也日渐增多。表现在对医院的收费机制产生质疑，不按时缴费；少数患者有意拖欠；患者以索赔为目的，有意寻找理由制造事端冲突；意外的医疗事故需要医院赔偿损失，双方对补偿金额产生分歧。

6. 认知性冲突　护患双方由于对护理专业知识了解的深度不同，对疾病的治疗、护理的过程出现的问题存在不同的认识，从而引起冲突。

二、护患冲突的处理

（一）一般护患冲突的处理

1. 提高护士职业素养　护士端庄的仪表，饱满的精神面貌，良好的行为举止，文明优雅的谈吐，熟练的操作技能给患者留下良好的第一印象，为取得患者的信赖和建立良好的护患关系奠定基础。

"忧在心而不形于色，悲在内而不形于声"，在护患之间产生争执，甚至发生护患纠纷时，应保持冷静的头脑，切勿冲动、感情用事，防止因情绪激动说出伤害患者感情的语言。通过倾听，了解患者的真实想法，对患者不理解的地方予以耐心解释。

2. 加强护士业务素质　改善护患关系的核心问题就是提高护理质量。患者最关心的问题是在短时间内能够治愈疾病，能遇到负责的医护人员，有丰富的知识和精湛的技术。因此，护理人员要不断学习，钻研业务，不断提高知识水平和操作技术，有效地避免和减少护患冲突。

3. 树立护士法律观念　随着人们法律意识的日益增强，医护人员要认真维护患者的权益，如"参与权""知情权"，使患者对于自己的治疗、护理方案和医疗费用做到心中有数。使医务人员在医患、护患权益差异的矛盾中发挥积极的主导作用。

4. 强化护士服务意识　一位患者这样说："我不求护士能一针见血，但求护士的一丝笑容。"可见，友善的态度、温馨的笑脸、温和的举止、亲切的话语会调动患者积极乐观的情绪、减轻患者的心理负担。因此，要强化服务意识，赢得患者对医务工作者的信任和尊敬。

知识链接

处理投诉十句忌语

你去找别人，这不是我们的事。
我不知道，不清楚。
这是常有的事，不足为怪。
这种小问题连小孩子都会。
你要知道，一分钱，一分货。
绝对不可能发生这种事。
医院的规定就是这样。
我知道了，你回家等着吧！
这种问题我们见得多了。
你如不满意，去其他地方告吧！

（二）特殊护患冲突的处理

1. 与愤怒患者的沟通　当患者发怒并指责护士时，护理人员首先应冷静，保持沉默，倾听患者的感受。视患者的愤怒为一种健康的心理反应，切忌采取回击或指责性行为，使其充分表达及发泄自己的焦虑及其他情绪。待其情绪稳定后，帮助患者分析原因，认真对待患者的意见和要求，正确引导患者，满足他们的正当需要。

2. 与抱怨患者的沟通　这类患者对别人的要求高，对周围的一切都抱怨。多因患者认为患病后没有得到重视和同情，从而以苛求的方法来唤起别人的重视，特别是长期住院的患者更是如此。护理人员应理解患者的行为，多与患者沟通，满足患者的合理要求，必要时在对患者表示热情和理解的同时，对其要求做出一些限制。

3. 与悲哀患者的沟通　患者在悲哀时应允许其充分表达自己的情感，在患者愿意独处的情况下，可以为其提供一个安静的空间，让其尽情发泄内心的不畅。护理人员应用鼓励发泄、倾听、移情、沉默、触摸等技巧对患者表示理解、关心和支持，尽可能地理解患者、帮助患者，使其恢复平静。

4. 与抑郁患者的沟通　抑郁的患者一般表现为反应迟钝，说话语速慢，注意力难以集中。护理人员对患者的反应更多一点关注，交谈时态度亲切、和蔼，提出的问题要简单，使患者感受到关怀及重视。

5. 与病情危重患者的沟通　病情危重的患者，身体处于极度虚弱状态，应尽量少交谈，多用非语言行为传递信息。如果患者有交谈愿望时，语言应尽量精简，时间宜短。对无意识的患者，可持续用同样的轻声细语或触摸的交流方式，以刺激、唤醒或满足患者的交流需要。

6. 与有感觉缺陷患者的沟通　患者感知觉异常或丧失会影响交流沟通。如对听力有障碍的患者，说话时应尽量让患者看到自己的脸和口，用手势和表情来加强交流效果，或用书面语言、视觉直观（图、实物）等与患者沟通，交谈中可以略提高声音。对视力不佳者，在走近或离开患者时，都要告诉患者，及时对患者所听到的声音做出解释。可以用触摸的方式，让患者感受到护士的关心。尽量避免或减少使用患者不能感知的非语言信息，对因看不见而遗漏的信息内容应尽量给予补充。对有语言障碍的患者，因对方无法表达而应尽量使用一些简短的句子，可以用"是"或"不是"，也可以用非语言来回答，给对方充分的时间，态度要缓和，不可过急，也可以用文字交流。

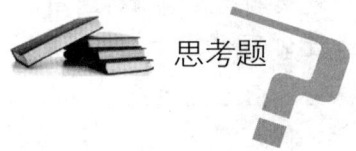
思考题

1. 现代护患关系的特点有哪些？请你简述护士在建立良好护患关系中有哪些作用？
2. 住院患者的角色特征有哪些？护士如何与住院患者进行沟通？简述护患冲突的分类和原因有哪些？
3. 患者，女性，39岁。因乳腺肿块3个月入院，经针吸细胞活检为"乳腺癌"。体检为左乳外上象限1.5cm×2.0cm肿块，左腋下淋巴结阴性。治疗前与患者协商行乳腺癌根治术或乳腺癌保乳术。患者及家属在医生劝说下选择了乳腺癌保乳术，术后行放疗、化疗。术后一年左胸壁乳腺癌复发，患者状告医院的治疗选择错误。
（1）请问此案例有哪些沟通缺陷？
（2）请你试探讨与这例患者的术前谈话方式。

（张涌静）

项目四　护理操作过程和健康体检人员的沟通

学习目标

知识目标
1. 解释治疗性沟通的概念。
2. 列出治疗性沟通的目的、治疗性沟通的分类。
3. 叙述治疗性沟通的步骤及影响治疗性沟通的因素、健康体检人员的心理特征类型。
4. 阐述护理操作过程的沟通程序和内容方法。

任务目标
能有效应对和解决健康体检过程中的常见矛盾。医护人员与检查者能依据患者病情及护理操作过程，运用治疗性沟通方法进行有效沟通。

案例

孟某，女，43岁，参加单位年度例行体检，彩超报告提示子宫多发实质性占位，考虑肌瘤可能，建议择期手术。看到体检结果孟某很紧张，立马向彩超医生咨询诸多问题，希望对自己所患的肌瘤有所认识，情况越详细越好，此时彩超医生应该如何与孟某进行沟通？

孟某经住院择期进行子宫切除术，术后按医嘱给予抗生素输液治疗。给予孟某静脉输液过程如何进行治疗性沟通，是本项目应学习的内容。需完成任务：

任务一　健康体检人员的沟通
任务二　护理操作过程的治疗性沟通

任务一　健康体检人员的沟通

知识平台

世界卫生组织（WHO）的研究报告表明，人类 1/3 的疾病可以通过健康体检得到信息反馈。健康体检是指通过医学手段和方法对体检者进行体格检查，了解体检者健康状况，早期发现疾病线索和健康隐患的诊疗行为。有报道称 80% ~ 90% 的医疗纠纷缘于医患沟通不足，互相缺少理解。世界医学教育联合会 1989 年发表的《福冈宣言》指出："所有医生必须学会交流和人际关系的技能。缺少共鸣（同情）应该看作与技术不够一样，是无能力的表现"。体检机构医护人员具备良好的沟通基本技能，是促进健康体检有效进行的手段，能有效缓冲医护人员与检查者（以下简称医检）之间的矛盾，减少医检纠纷的发生。

一、健康体检者的心理特征

21世纪的医学以促进健康为目标，随着社会进步和人们生活水平的不断提高，重视健康和追求健康已是社会的发展所趋，健康体检能帮助人们了解自身健康状况，是早期发现健康问题和健康隐患的有力措施。但由于人们的性格和文化层次的差异，对健康体检的认知不同，在体检过程中会持不同的观念和表现出不同的心理反应，常见心理特征有以下几种（图2-4-1）。

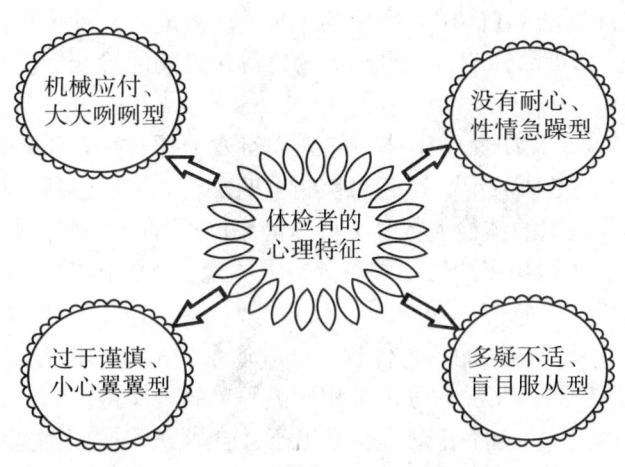

图2-4-1 健康体检者的心理特征分类

（一）机械应付、大大咧咧型

此型多见于年轻人和部分中年男性。此类体检者由于平时身体无大碍，很少去医院就诊，自我感觉良好，认为体检不体检无所谓，通常不按照要求体检或者漏检项目，甚至逃避体检。

（二）过于谨慎、小心翼翼型

此型多见于中年女性和老年男性。此类体检者对体检十分重视，过于小心谨慎，比较敏感，查体时通常感觉浑身不适，往往对检查者的技术和能力持质疑态度，对体检结果的可信度产生怀疑，担心所有检查渠道、过程是否正规，结果是否准确。如测量血压不正常时会要求反复测量，甚至怀疑血压计是否有问题。

（三）没有耐心、性情急躁型

此型多见于性格外向的年轻人。年轻人由于工作压力大、生活负担重，相比老年人更容易发生猝死，体检发现的肿瘤往往也是恶性居多、恶性度偏高。此类体检者体检时心理反应通常表现为情绪急躁、容易激动、不耐烦，嫌技术人员动作繁琐、缓慢等特性。

（四）多疑不适、盲目服从型

此型多见于更年期女性。此类体检者通常感觉身体有各种不适，在未做进一步正规诊疗的情况下，经常乱投医，自行治疗，不仅经济上受到损失，而且可能对身体健康会造成另外的危害。

二、不同健康体检者的沟通

（一）健康体检的项目和内容

"健康体检"根据体检的目的和性质不同，按照体检费用的高低不同，选择的体检项目、体检内容也有所差别，体检机构的体检套餐一般分以下几种：Ⅰ种是最基本的检查。初步体格检查如血常规、尿常规、便常规、胸透、内外妇科等；辅助检查如心电图、肝功能检测、腹部B超检查等。Ⅱ种是中等层次的检查。在Ⅰ种的基础上加做较复杂的项目如肝功能、肾功能、心肌酶、摄胸部、颈椎、腰椎X线片、红外线乳腺扫描、全腹彩超、四肢骨骼肌力等。Ⅲ种是较高等层次的检查。在Ⅰ种和Ⅱ种的基础上加做乳腺彩超、甲状腺彩超、血管彩超、心脏彩超、相关部位的CT、相关部位的MR、胃肠镜、多种癌症因子以及分泌物检查等。Ⅳ种是特殊检查。如毒品检测，艾滋病、梅毒等传染病的检测等。

（二）健康体检类型

1. 预防性健康体检　预防性健康体检是人们自发地通过医学手段对身体健康进行体格检查，以全面了解身体的健康状况，达到对疾病早期发现、早期诊断、早期治疗的目的。

（1）根据组织和非组织的体检人数分为群体健康体检和个人健康体检。

（2）按照体检者的性别和年龄的不同可分老人体检、女性体检（含婚前医学检查和女性保健体检）、儿童体检等。

（3）针对某些特殊项目设定的特色体检。如肿瘤系列标志物检查、内分泌检测、心脑血管疾病、糖尿病、毒品检测、艾滋病等传染病检测等单病种体检。

2. 社会性健康体检　社会性健康体检是出于社会因素，按照国家制定的有关政策文件要求，对从事相关专业的人员进行的上岗前、上岗期间和离岗前定期或不定期的检查，应急性职业健康检查及人们从事特殊行业如食品、酒店服务业所进行的体格检查。如学生入学体检、幼儿入托体检、入职体检、出入境体检、移民体检、海船员体检、征兵体检和驾驶员体检等。

3. 鉴定性健康体检　鉴定性健康体检是指职工因工伤、职业病，交通事故等进行致残程度的医学鉴定或对某些体检结果（尤其是社会性健康体检）存在异议需进一步检查而进行的体检。

（三）体检流程的沟通

健康体检的流程一般分为三部分，包括预检接待、流程服务及检后管理（图2-4-2）。

1. 预检接待　首先，导检人员作为体检咨询的第一接待人，要仪表端庄、微笑服务，利用合适的尊称，通过良好的第一印象、耐心倾听、细致介绍，大致了解待体检者的意向，适时给予专业的引导，量身制定出适合待体检者的体检套餐。重点和待体检者沟通好以下几方面的内容：①采血时间：采血要在早上7:30～9:00，最迟不宜超过9:30，否则会因为体内的相关激素变化而影响部分检验结果的准确性。②长期服药者体检前不要贸然停药，采血之前应空腹。对慢性病服药者应区别对待：如高血压病体检者每日清晨服降压药，是保持血压稳定所必需的，停药或推迟服药会引起血压骤升，所以高血压病体检者应在服完降压药后再进行体检；对糖尿病或其他慢性病体检者，应在采血后及时服药。③生殖泌尿系统彩超检查需要在膀胱憋足尿液的状态下进行。④体检者陈述病史应客观准确，不要隐瞒病史，因为病史是体检医生判定体检者健康现状的重要参考依据，并向体检者传达医护人员会严格遵守客户信息保密的原则。

单元二 护理工作中的人际沟通

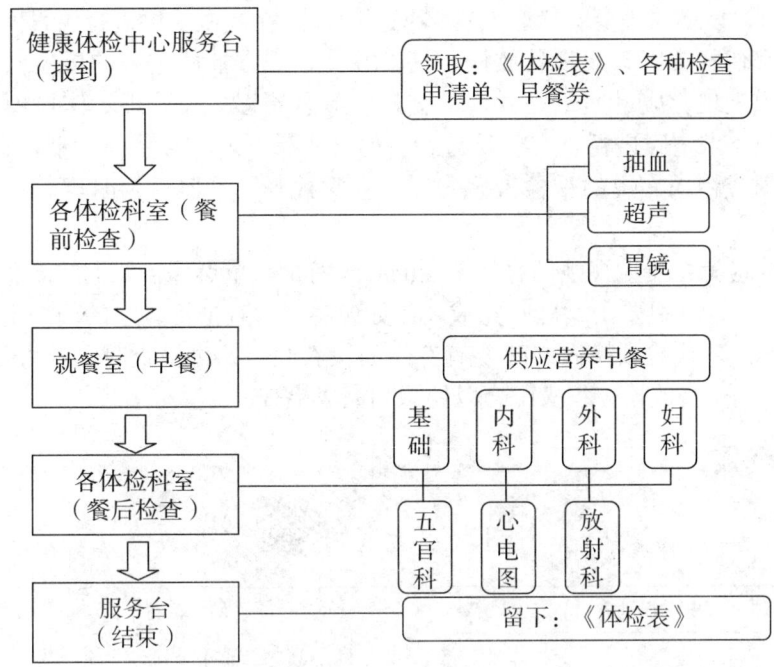

图 2-4-2 健康体检一般流程示意图

2. 流程服务　体检者办理好体检套餐缴费后开始体检，导检人员要帮助体检者优化体检流程。首先将其导向采血室进行采血，接下来根据检查项目，各检查室医护人员要做好该检查的意义、注意事项等宣教工作，并交代好体检者下一项应检查项目的名称、检查室。医护人员对体检者的关爱要不仅限于语言的交流，还需通过大量细致的服务行为来表露，如冬季抽血完毕后及时为体检者披上外衣，以防感冒、听诊时用手暖听诊器等；再者在体检过程中因体检者过多而造成拥挤的，导检护士要立即启动应急预案，进行分组安排体检，一人带一组，由导检护士持有本组体检客户的体检手续统一安排，应及时疏导和引导，耐心解释，要善于发现问题并及时解决或上报主管领导解决。

3. 检后管理　每个体检者都想第一时间知道自己的体检结果，所以体检结束后，要将阳性发现第一时间通知体检者；需复查时尽快安排时间并专人陪同；需门诊就医时，预约专家为其诊治；需住院治疗时给予帮忙联系床位；主检医生可根据体检结果进行综合评估，给予每个体检者不同的个性化健康指导建议；针对体检结果为体检者建立电子健康档案；做好群体体检的检后上门健康讲座服务和现场咨询服务；提醒体检者定期复查异常结果，并动态观察自身身体情况。

（四）健康体检过程中常见特殊体检人群的沟通

有报道称，医检沟通障碍主要原因中缺乏沟通能力占45%，缺乏专业知识占30%，体检者自身原因占25%，所以提升医护人员的沟通能力尤为重要，这就要求在医检沟通过程中要注重技巧。热情和蔼、认真负责的工作态度是医检沟通的前提；细致到位、精益求精的体格检查是医检沟通的关键；专业严谨、准确反馈体检结果是医检沟通的重点；注重宣教、定期随访、检后管理是医检沟通的延续。健康体检中重点应关注以下几类特殊体检人群的沟通：

1. 预防性健康体检

（1）心理素质低及低血糖体检者　部分体检者天生对血有恐惧感，在采血过程中会出现晕血、晕针现象，以体质虚弱、年轻女性多见，对此，在抽血前可进行语言安慰，耐心解释晕针与心理的密切相关因素，嘱其放松心情，并特别观察抽血过程的反应，如发现面色苍白、头晕、虚脱表现，应迅速拔去针头，按相应应急流程立即处理；体检项目中血标本的检测项目大部分要求空腹进行，有些受检者会出现头晕、恶心和手抖的低血糖症状，对此，可安排有低血糖或糖尿病史的受检者优先完成空腹检查，采血后及时进餐，以防低血糖的发生。

（2）女性体检者：要重视她们容易羞涩的心理特征，重点保护她们的隐私，实行男女分区，女性检查的特殊项目要由女医师完成，比如说超声检查把检查室的门关上，会让女性体检者安全感倍增；X线检查换衣服时要有专门的换衣间；妇科检查时医护人员动作要轻柔，并用言语鼓励她们全身放松，积极配合以便顺利完成检查。

知识链接

超声波检查的类型

超声波类型	适用范围
A型超声波	是最早应用于临床的检查技术，目前只限于眼科的应用
M型超声波	是第二个应用于临床的超声波检查技术，主要用于心脏、血管等运动器官疾病的诊断
B型超声波	是第三项用于临床的超声诊断技术，是由不同灰度的点勾画出二维图像，目前临床可应用于全身大部分脏器疾病的诊断和治疗
D型超声波	即多普勒超声检查技术，根据显示方式可分为多普勒频谱和彩色多普勒（即彩超）。彩超可以清楚地探测、显示心脏血流情况，故常用于心脏、大血管及其他脏器血管变化的检查

（3）传染病体检者：此类体检者在得知自己患有某种传染病时，内心往往充满恐惧、绝望和抵触，在这种情绪的控制下，他们的感知会有所下降或偏差，无形之中增加了医检沟通的难度。作为医护人员，要理解和包容体检者，可以等体检者心平气和后再与其沟通，沟通时要注意环境隐闭以保护体检者的隐私，态度友好同时又要严肃认真，让体检者知道是真正的关心理解他，是为了和他并肩作战对付疾病而对其"刨根问底"。同时要采用保护性语言，注意方式方法，重点做到传授知识、坚定信念、改变行为、保持习惯等。

（4）老年体检者：与听力不好、视力下降、行动不便的老年体检者沟通时，要多些耐心、多些询问、多些倾听、多些解释，可专设老年人绿色通道，导检人员主动搀扶导诊，从而缩减体检时间。

2. 社会性健康体检

（1）海船员体检：重点应放在出现海船员从业禁忌的沟通上，一旦出现海船员从业禁忌，海船员的第一反应是不能接受，会跟你讨价还价，甚至于无理取闹，这时医护人员应该耐心地跟他们解释出现从业禁忌后还坚持上船工作的严重危害，比如双肾结石合并肾积水的海船员，上船工作如若发生结石下掉至输尿管引起急腹症时，在船上没有可行的救治条件时是相当危险的，严重时可能会危及生命；再如恶性肿瘤也属于海船员从业禁忌，一旦放任，在为期3个月到1年的航海过程中极为可能出现肿瘤的进一步恶化，从而延误治疗时机。

(2) 出入境体检者：出入境人员通常会进行旅行健康咨询，旅行健康咨询的主要目的在于：① 最大限度保护旅行者自身。② 减少旅行期间被传染疾病的机会。③寻找心理安慰。④了解自己是否适合本次旅行。医护人员要指导出入境人员熟悉以下几方面的内容——①在什么情况下找医生，提出回避意外伤害事故和各种异常接触的建议；旅行健康问题（如晕车、时差反应等）的预防和医学处理。②各种环境卫生危害（如防暑防冻、防紫外线辐射、不洁食品饮水危害和动物昆虫危害）的预防和医学处理。③意外事故（如交通事故、摔伤和扭伤、意外伤害）的预防和医学处理。④常见传染病、慢性病的预防和医学处理，如免疫措施、疟疾预防措施、旅行者腹泻的防治、性病的防治等。⑤特殊群体（如婴儿、儿童、孕妇、老人、残疾人和患病者）健康问题的预防和医学处理。

(3) 出入境体检中的预防接种：这是国际旅行卫生保健中的重中之重，首先应让出入境人员充分了解疫苗接种的禁忌——①绝对禁忌证通常少见；除非对疫苗组分有严重超敏反应，灭活疫苗可考虑禁止接种。②怀孕或有免疫抑制的禁用减毒活疫苗。③严重急性疾病或慢性疾病急性发作暂缓接种疫苗。④近期使用过血液制品，暂缓接种活疫苗；轻症疾病不是接种禁忌（腹泻、轻微小感、低热疾病体温不超过38℃）；其次是帮助出入境人员制订预防接种方案——①满足出入境人员的要求。②出入境本身是更新常规接种项目的好时机。③疫苗非100%保护，必须同时采取防护措施。④没有一种方案适用于所有出入境人员。⑤基于既往预防接种情况，前往国家，旅行周期和方式，出发前可利用时间等进行个性化制订。⑥建议至少在出发前的4～8周进行。

知识链接

非洲主要国家接种要求

	国家	黄热病	霍乱	百白破、脊髓灰质炎	乙肝	伤寒	甲肝	狂犬病	流脑	流感	肺炎	水痘	麻腮风	疟疾
非洲	阿尔及利亚	△		○	○	○	○		●	●	○	○		
	安哥拉	△	□	○	○	○	○		●	●	○	○		☆
	博茨瓦纳			○	○	○	○		●	●	○	○		☆
	喀麦隆	▲	□	○	○	○	○	○	●	●	○	○		☆
	中非共和国	▲	□	○	○	○	○		●	●	○	○		☆
	科特迪瓦	▲	□	○										

[注] 表格中的符号的意思：△来自疫区者须出示黄热病预防接种证书；▲强制接种；●高危人群；○推荐接种；□推荐 ORS；☆推荐抗疟药国家（或地区）

三、健康体检沟通过程中常见的矛盾

1. 体检者对体检缺乏了解，医检之间交流信息量不足　部分初次体检者由于对体检流程缺乏了解、不够关注体检的注意事项导致体检条件准备不充分、对体检环境不熟悉而找不到检查室等，加上医护人员工作繁忙，部分医护人员可能对体检者提出的问题解答得不耐心、不及时、不详细，在问题得不到及时满意的答复时，部分患者易产生不满，导致医检之间产生矛盾。

2. 体检者等待时间过长，医护人员解释工作不到位　遇到有群体体检时，单位时间内受检人员相对集中，医护人员在体检高峰期人力相对不够，在引导和排序上不得力，容易造成受检者候检时间过长，空腹饥饿、心情烦躁，诱发各种矛盾的发生。

3. 医护人员服务不周，技术不精导致体检者的不信任　随着健康意识的增强，人们对体检服务的要求越来越高。年轻的医护人员一方面服务意识不到位，另一方面在心理素质、业务能力、处理临时性事件不够成熟，过于简化，容易引起体检者的不信任。如静脉穿刺数次不成功，势必引起体检者不满，激化医检矛盾等。

4. 部分医护人员自控力不足，将情绪转嫁于体检者　医护人员因为忙碌了一上午，身心较为疲惫，容易控制不住自己的情绪，对提无理要求的体检者可能表现出态度冷淡、不耐烦，甚至明显动怒等，这些极易导致体检者的不满，引发医检矛盾的发生。

5. 医护人员对体检者的隐私权保护力度不够　尤其在体检高峰期时，部分医护人员可能因为拥挤而无法顾及到保护体检者的隐私，比如彩超检查女性时没有给予关门检查；同批次体检者中，下一位体检者有可能向医护人员询问上一位体检者的健康状况等，部分医护人员可能会无心地透露一些信息，从而激发了医检矛盾。

6. 体检者对体检中心出具的体检结果报告不满意　由于各种主、客观因素的影响，导致体检时前后体检结果的差异。如休息、喝酒、药物等都会影响体检者的肝功能、肾功能、血糖等的检查结果，个别超声结果前后不一致等。如果体检者怀疑体检结果而医护人员的解释又不能令其信服，就很容易导致医检矛盾的发生。

四、解决健康体检沟通过程中常见矛盾的主要策略

（一）优化体检工作流程，营造温馨的体检环境

1. 体检机构管理者应列出多种体检套餐，尽量做到体检套餐灵活多样、选择性强，可同时满足不同层次体检者的需求。

2. 体检流程应该一目了然，重点位置可悬挂大的体检流程图，在各个检查室内外及卫生间张贴一些温馨提示。针对不同层次的体检者提出的问题，医护人员能用通俗易懂的语言，耐心细致地回答；当遇到专科性很强的问题时，应及时与相应的医生联系，直接提供更便捷的专科服务。

3. 以尊重体检者为关键，重视体检过程中的细节。体检者在体检过程中享受的是一种人性化的服务过程，而不是简单地完成流程。对重要体检客户要提供全程一站式体检引导，对体检者做到"三声、三到、五主动"，即来有迎声，问有应声，走有送声；客户到，微笑到，敬语到；主动问候，主动介绍，主动招呼，主动服务，主动征求意见。

4. 当有群体和散客体检同时进行时，应发放不同体检流程表，针对不同体检者分别做好导诊工作，保证体检环节有序进行，缩短体检者排队和等待时间。

（二）加强与体检者的沟通，增强语言交流的有效性

1. 做好体检前、体检中和体检后的沟通　检前沟通一般适用于群体体检，重点是与待体检单位联系人员的沟通，交代体检前禁饮食，膀胱留尿等注意事项，以保证体检结果的准确性；体检中沟通重点是做好体检者的引导服务；体检后沟通重点是对准确的体检结果的详细解释。

2. 做好大批量体检时的沟通　单位时间内受检人员相对集中时，难免有一些体检者会抱怨，此时医护人员应时刻注意调整心态，控制好情绪，做到遇到纠缠不恼怒，悲喜有节，认真倾听其诉说，合理疏导，同时根据体检人数的多少，增加导诊人员，加强疏导，对一些临时性事件，安排有经验的医护人员进行专门处理，尽量满足他们的要求。当不能满足体检者的要求时，应及时耐心地说明原因，以取得理解与配合。

（三）提高医护人员自身综合素质，为体检者提供更为专业的服务

随着人们健康意识的增强，体检项目越来越广，这就要求医护人员不仅要熟练掌握各项技术操作，还要有良好的职业素养，更要掌握丰富的健康保健知识。所以要做到更新知识常态化；定期进行营养知识、中医保健知识的培训，以及常见病、多发病的食疗和运动保健方法的培训；各专科医生如超声科、放射科、心电图、内外妇科医生要定期进修，不断学习专业新知识、新技能，以充分保证在体检过程中，运用扎实的理论、精湛的技术解决体检中出现的各种医检矛盾。

（四）灵活运用沟通的方式，为体检者呈现优质服务

1. 礼貌尊重　在沟通过程中要使用文明用语，注意礼貌性，热情并恰当运用称谓，尤其是离、退休老干部要称谓前职务。广泛使用"请""谢谢""对不起"等礼貌用语，使体检者得到尊重，心情保持愉快，当有体检者前来咨询时，应起立并主动打招呼："您好，请问有什么需要帮助的吗？"并注视对方，对老年体检者病痛较多，主诉也较多，医护人员应重视此类体检者，对其提出的疑问及时解答。

2. 倾听技巧　耐心聆听，积极应对体检者的提问，适当地提示对方，及时解答体检者提出的问题；保持目光交流，适当点头示意，千万不能埋头忙于手头的事务，无视体检者的诉说，那样容易引起体检者的强烈反感；在倾听体检者诉说时要防止轻视冷漠和不耐烦。

3. 建立信任　信任是沟通的催化剂，同时也是沟通的基础；当一个体检者面对你，满怀疑虑时，就不可能将真实的情况向你表述，其需求就不会明确于你，自然谈不上沟通的效果。

4. 换位思考　在聆听体检者讲诉的同时，应将心比心，理解、包容对方；针对不合理、过分要求，要调整心态，面带微笑、言辞委婉、语气亲切；然后换位思考，分析对方所提出的要求和目的，如果确实合理，就应接纳对方的意见或建议，从而达到有效的沟通效果。

5. 控制情绪　良好的心境和环境有利于沟通的顺利进行。如果体检者带着情绪与你沟通，要善于控制自己的情绪，尽量避免受其影响，冷静聆听他的诉说，待其倾诉完毕、情绪平稳时，再做解释和引导。

6. 包容胸怀　在体检过程中，体检者的投诉，自然有他的理由，或许有时候对你的语气比较重，或反应行为不及时等，这些都是可以理解的。因此，我们对体检者要多一份宽容，少一分抱怨；为其设身处地地想想，我们的服务是不是做到位了？我们的方法是不是需要改进？我们往后的工作应该怎样做才能更好？这些都需要我们去思考。但前提是包容，体谅体检者的行为，否则对体检者的抱怨，会影响到为其排忧解难的积极性。

(五)健康体检中的沟通技巧

1. **有针对性沟通** 医护人员在健康体检过程中,应该主动发现可能出现问题的苗头,把此类体检者作为沟通的重点对象,进行有针对性的沟通。例如对于传染病患者,医护人员可以针对该传染病的特征、传染源、传播途径等,对体检者进行健康教育。

2. **交换对象沟通** 当医护人员与体检者沟通困难时,可以换一位医生与其交流,或者当医护人员无法与体检者进行有效沟通时,可以与知识层面高一些的体检者家属进行沟通。

3. **群体集中沟通** 对群体体检,体检机构可以在体检前对体检者进行集中沟通,详细交代体检流程及体检前、体检中的注意事项等。

4. **协调统一沟通** 对体检过程中遇到问题时,下级医护人员的解释无法让体检者满意时,宜先请示上级医护人员,统一意见后再进行沟通;当体检过程出现诊断尚不明确或发现较严重疾病时,在告知体检者前,医护人员宜先进行内部讨论,统一认识后再由上级医护人员与体检者沟通。

5. **实物比喻沟通** 对于某些疾病来说,当医护人员与体检者之间的沟通出现了困难,可以辅之以实物或影视资料进行沟通。比如超声检查常见的脂肪肝患者,一般人都会问超声医生自己所患脂肪肝的严重程度,可用通俗易懂的比喻来沟通,如"你的肝被包了很厚的一层油";再如彩超发现肾有囊肿,体检者会问什么是囊肿,医生一般可回答"就是类似水泡的东西",问题解释清楚了,病人自然也明白了。

6. **书面正式沟通** 体检中心在体检各项结果出来后都会给体检者出具书面的体检报告,体检报告内包含体检者此次体检所有项目的检查结果,使体检者能更加全面地了解自己现阶段的身体状况。

总之,健康体检服务离不开沟通,服务的质量与沟通意识和沟通技巧有直接相关性。我们要培养医护人员做到十个"一点",即嘴巴甜一点、脾气小一点、脑筋活一点、语气轻一点、行动快一点、微笑露一点、效率高一点、做事多一点、理由少一点、度量大一点,使体检人员高兴而来,满意而归。

任务二 护理操作过程的治疗性沟通

知 识 平 台

一、认知治疗性沟通

护理工作中的治疗性沟通是一般人际沟通在护理实践中的应用。其沟通信息是属于护理工作范畴以内的专业性内容;应用范围不仅限于在医院内,也包括家庭及社区的所有与健康有关的内容。治疗性沟通贯穿于护理治疗工作中的每个环节,沟通的内容主要是与健康相关的医学信息,旨在与患者建立良好护患关系,满足患者需要,帮助患者进行身心调适,使其处于接收治疗的最佳状态,促进患者的健康,提高治疗护理效果。

(一)概念

治疗性沟通是指护患双方围绕患者健康问题而进行的,有目的的、高度专业化的、达到治疗作用的人际沟通行为。包括护士之间、医护之间及其他医务人员之间,对患者健康问题进行的有治疗性作用的信息的传递和交流。

（二）治疗性沟通的目的

治疗性沟通的目的是为了了解患者的健康情况，确定健康问题和需求，针对健康问题和需求进行健康教育和指导，解决健康问题，最终达到恢复、促进和维持患者健康的目的。其主要目的表现在：①建立和维护良好的护患关系，有利于护理工作顺利进行。②收集患者健康资料，评估和诊断护理问题，为患者提供必要的知识和教育。③护患共同探讨护理问题，并共同协商和制订一个切实可行的护理目标。④为患者提供健康问题相关的信息和指导。⑤为患者实施身心整体护理。⑥观察患者的病情变化及护理效果，确定新的护理问题。

（三）治疗性沟通的原则

1. 目的性和专业性原则　护患沟通是以满足患者的健康需求为目的，运用特定的专业知识内容解决健康问题，达到护理目标而进行的。

2. 运用心理社会学原则　进行治疗性沟通时，应根据患者不同的年龄、职业、文化程度、社会角色来组织内容，采用不同的沟通方式，满足患者身心需要。

3. 具有和谐尊重的原则　进行治疗性沟通过程中，应以和蔼、友善、礼貌、尊重的态度进行沟通，促进护患关系的良性发展。

（四）治疗性沟通与一般人际沟通的区别

治疗性沟通与一般人际沟通的区别见表2-4-1。

表2-4-1　治疗性沟通与一般人际沟通的区别

区别	治疗性沟通	一般人际沟通
目的	确定护理问题，进行健康教育	加深了解，增进友谊
地位	以患者为中心	双方对等
结果	解决护理问题，促进护患关系	可有可无
场所	医疗机构以及与健康有关的场所	无限制
内容	健康有关的信息	无限制

（五）治疗性沟通的分类及步骤

1. 治疗性沟通分类

（1）指导性沟通：指由护士解答患者提出的问题，或是护士围绕患者的病情阐明观点、说明病因、解释与治疗护理有关的注意事项以及措施等。优点是能充分展示护士的专业知识，而且沟通进程较快，需要时间较少。缺点是护士处于指导的地位，护患互动性较差，不利于患者积极主动参与治疗护理过程。

（2）非指导性沟通：属于商讨问题式的沟通。优点是护患双方地位平等，患者可积极主动，参与程度高，信息获取量大。缺点是沟通时间较长，较难在护理工作繁忙时进行。

2. 治疗性沟通的步骤　治疗性沟通可分为四个步骤。即准备与计划阶段、开始沟通、正式沟通和结束沟通。

（1）准备与计划阶段：为使治疗性沟通达到预期的效果，每次沟通之前护士都应该进行细致周到的计划与准备工作，以确保沟通有效和成功。

1）评估：全面了解患者的有关情况，阅读患者的病历、了解现在和过去的病史，向其他医护人员询问了解有关患者的健康资料，包括患者疾病病情、个人及家庭情况、患者的社会背景等。

2）确定沟通的目的和内容：即为什么要进行沟通，要完成的任务是什么；设定具体的交谈内容，并列出提纲，使沟通交谈能紧扣主题。

3）确定合适时间：一个是什么时间沟通，另一个是要沟通多长时间。根据患者的病情及入院时间选择合适的沟通时间，一般选择护患双方均感到方便的时间进行沟通，避开检查治疗的时间。同时，根据沟通目的和内容计划沟通所需的时间。

4）沟通环境准备：环境首先应保证安静，减少环境内影响和分散患者注意力的因素，如电视机、音响等。其次要注意保护隐私，尽可能地请其他同室患者暂时离开沟通之地，若条件不允许者，则注意采用关门、屏风或床帘等遮挡；再次应注意沟通期间避免受到治疗和护理工作的影响，同时交流期间谢绝安排会客。

5）提前通知患者：各项工作准备就绪，应提前通知患者什么时间进行沟通，让患者做好生理、心理等各项准备，使患者在良好的身心条件下进行沟通。

6）护士自身准备：评估护士自身在沟通前是否做好身心准备。仪表仪容是否符合职业规范要求，要做到仪表端庄、态度和蔼、言谈得体，礼貌、面带微笑等，能使患者产生信任感的身心准备。

(2) 沟通开始阶段：护士应尊重患者——①礼貌称呼对方，使患者感受到平等、尊重的感觉。②主动介绍自己，告诉患者姓名及职责范围，使患者产生信任感。③向患者说明沟通的目的、本次沟通所需的大约时间。④创造一个无拘束的沟通氛围，建立信任、理解、温和的交流气氛，以减少患者的紧张、焦虑，有利于患者思想情感的自然表达。⑤帮助和协助患者采取适当的卧位。

(3) 进行沟通阶段：护患之间相互熟悉之后开始正式沟通。①若在交谈中需要边谈边记录，应先向患者做必要的解释，取得他的理解和支持，以免引起不必要的紧张和顾虑。②根据沟通的目标、内容，应用交谈技巧，提出交谈问题。③采用不同语言表达技巧，如倾听、注意力集中、沉默、核实等加强沟通效果。④观察患者的非语言表达，保持合适的距离、姿势、仪态及眼神接触，观察表现，用"哦""嗯""是"等及时反馈。⑤记录要注意保护患者的隐私。

(4) 沟通结束阶段：护士应根据实际情况和预期计划控制沟通时间，适时结束沟通。①结束时不提新问题。②简要总结交谈的内容，核实记录的准确性。③对患者表示感谢，帮助采取舒适体位，安排患者休息。④必要时预约下次交谈的时间和内容。

（六）影响治疗性沟通的因素

1. 护士方面的因素

(1) 护士的职业情感：职业情感是指从业者在职业活动时，所产生和确立起来的内心情绪和体验，是从事这个职业的人应具备的情感。护士职业情感是本人对职业的态度和决定自己职业行为倾向的心理状态。若自己的职业情感有缺失，对职业的热爱程度、责任心、社会地位、自身评价等方面缺乏正确的认知，必然导致职业活动的情绪和行为，从而影响护患关系之间的治疗性沟通。

(2) 专业知识与技能：扎实的理论基础和娴熟的操作技能是完成护理工作任务的基础和保障，缺乏专业知识和技能不但会给患者增加痛苦，也必将失去患者的信任度，导致护患关系紧张和沟通交流失败。

(3) 沟通技巧因素：①改变话题。在与患者沟通中，对于谈话内容中没意义的部分，护士如果直接改变话题或对无关紧要的内容做出反应，会阻碍患者说出有意义的事情，也会给患者一种护士不愿和他交谈的感觉，从而改变沟通的重点，影响沟通的效果。②说教或主观判断。护士用说教的口气对患者的处境和情感发表个人的见解会影响患者继续表达自己的感觉，使收集到的资料不客观。如护士若说"你不该这样说"时，患者可能会以为你不愿再谈下去，他也会停止叙述。③虚假、不适当的安慰：在沟通中为了使患者高兴，肤浅的宽慰会给患者一种护士是在敷衍了事的印象，并不真正想了解他的感受，从而失去对护士的信任，也不能使患者安心。如"别胡思乱想，你的病一定会好的"。④匆忙下结论或解答。患者很少在谈话之初就涉及重点内容，如果护士为了想尽快解决患者的问题，不等患者说完就提出意见，往往会阻碍患者继续说下去。这样会导致不能解决患者的真正问题或全部问题，反而使患者感到自己不易被人理解。⑤针对性不强的解释。回答患者的咨询时，当护士的解释与患者的自我感觉不相符，例如当患者为血压高而担忧，护士回答他"血压是正常的，吃的药也是最好的"，这样患者就觉得无法再谈下去了，会阻碍患者进一步谈出自己的顾虑，不能正确地对待疾病。

2. 患者方面的因素

（1）疾病程度：患者疾病的轻、重、缓、急程度是直接影响护患沟通的主要因素。

（2）个人经历：患病的经历可使患者对疾病获得一定的认知和治疗经验，有自己的主见和经验看法，因此，对护患沟通会产生一定的影响。

（3）文化程度：文化程度高、素养好的患者易于沟通，能够理解和积极配合；而文化程度较低者，则不易沟通，且不易理解或理解易产生偏差。

（4）生活习惯：由于疾病限制患者的生活习惯，并为配合诊治而改变习惯，易导致患者产生情绪，从而影响护患沟通。

二、护理工作过程应用沟通的意义

1. 有利于建立帮助性人际关系　护患关系是一种帮助性人际关系。通过沟通取得患者的理解和信任，获取患者需要帮助的健康问题，为患者提供专业性的护理帮助，从而建立良好的帮助性人际关系。

2. 有利于提高临床护理质量　良好的护患沟通是做好一切护理工作的基础。由于护理对象的特殊性，很多临床护理工作都需要患者的密切配合，通过发挥患者的主观能动性，使医疗护理活动能够顺利地进行。护患双方的良好配合能增强护理效果，利于患者尽快地恢复健康，从而增加患者对护理工作的满意度。

3. 有利于营造良好的健康服务氛围　良好的沟通在人际之间会产生良好的社会心理氛围，使护患双方心情愉悦，营造出和谐的工作氛围。在这种环境中，护患双方相互理解、相互信任，满足了患者和医护人员双方的心理需求，医护人员会以更饱满的热情投入到工作中，患者会更主动地配合治疗和护理，达到促使患者早日康复的服务目标。

4. 有利于健康教育　健康教育是全面促进人群健康的一种治疗手段，是护理活动的重要组成部分。护士通过与患者进行评估性沟通，可以了解患者现有的健康知识需求，并针对患者的个体情况向患者传递有关的健康知识和技能，达到提高患者及家属自我保健的能力。

三、操作过程沟通的程序和内容

在护理临床实践中，护士为患者进行任何护理技术操作如注射、导尿、灌肠时，都应委婉地、清楚地向患者进行沟通解释。让患者认知护士将为他进行什么护理操作？为何采取该项操作？怎样进行操作？操作中应注意哪些问题？如何进行配合？等沟通信息。鼓励患者提问题并做出承诺，通过护患沟通交流，使患者理解、表示愿意接受和配合治疗之后才能进行操作。所以护理操作中，为使护理工作任务顺利完成，有效的沟通交流是十分重要的。护理操作过程治疗性沟通程序一般分为三大部分，即操作前解释、操作中指导和操作后嘱咐。

（一）操作前解释

操作前沟通

（1）操作前评估：①亲切、礼貌称呼患者，并做自我介绍，使患者感到友善、温暖和热情。②护士通过交谈，评估患者的病情状况、自理情况及表达能力、治疗要求、合作程度、对将为其实施的护理操作知识的了解水平及心理反应。③根据患者的病情等具体情况，护士向患者解释本次操作的目的，指导患者应做好相关的配合准备。征得患者同意后，准备用物。

（2）操作前解释：简要介绍操作方法程序和在护理过程中患者可能产生的感觉及需要配合的事项，以提高患者对即将实施的护理操作的知情程度，减轻患者的焦虑心理。护士还应态度诚恳地表达执行该项操作的态度和愿望，并要保证将用熟练的护理技术，尽量减少患者的不适。

例如：患者，蒋某，男性，51岁，咳嗽咳痰三天，到医院就诊，拟诊：肺炎，发热收入院。患者测体温39.2℃，脉搏98次/分，呼吸28次/分。医嘱给予乙醇拭浴，责任护士小容来到病房与患者进行操作前沟通交流（表2-4-2）。

表 2-4-2　操作前解释沟通

角色	沟通
护士	"您好！请告诉我您的姓名？床号？"
蒋某	"3床，蒋某。"
护士	"蒋某，是吗？我看下您的腕带。""您好！您现在感觉怎么样？"
蒋某	"护士，我感觉全身很热、很烫，很不舒服。"
护士	"您在发烧，我准备为您擦拭一下身体，您会舒服些的。""您以前有没有酒精拭浴过？"
蒋某	"没有，怎样擦拭呀？"
护士	"您不要担心，是用乙醇，即酒精擦拭你的身体来帮助您降温。"
蒋某	"是吗？"（露出有迟疑的表情。）
护士	"您担心会有不舒服、不方便吗？我会用布帘遮挡，擦拭时给您头部放冰袋协助降温、防头痛，足底放热水袋使您感觉舒适，胸前区和腹部不擦拭，只擦拭四肢及背部，但这种方法帮助降温是十分有效的。"
蒋某	"哦~这下我明白了，谢谢您了。"
护士	"不用谢！这个操作做完需要一定的时间，您需要上卫生间吗？为等下顺利进行操作做好准备。"得到肯定答复，护士："一会儿我过来给您做乙醇拭浴。""您稍等！"
蒋某	"好的。"

（二）操作中沟通

1. 指导患者配合　在具体的护理操作中，根据操作步骤的需要，护士可以边操作边指导患者配合的方法，如深呼吸、放松、吞咽、握拳、松拳等；让患者配合护士的操作节奏。

2. 了解操作环节中患者的感受　在护理操作实施过程中，护士应随时观察患者面色和身体反应，应适时询问患者，是否有不适。病情危重患者缺乏沟通能力，注意观察有无面色苍白、脉搏呼吸异常、出冷汗等反应；或是否有寒战、呛咳、腹痛、恶心等感受；及时判断患者是否发生病情变化或处于危机状态等，以利立即采取紧急措施，保证治疗操作的安全。

3. 鼓励和安慰患者　有些护理操作，特别是侵袭性操作，会给患者带来不适或痛苦感，因此，患者通常会产生很大的畏难情绪，护士针对这种情形，一方面要多使用鼓励、安慰性沟通语言，增强其战胜疾病的信心，另一方面诚恳热情地、有意识地与患者就另一话题进行交谈，借此分散患者的注意力，减轻操作带来的不适与痛苦感。

例如：患者，展某，男，35岁，腹胀、腹痛，急诊入院，经检查拟急性胰腺炎入院。医嘱：禁食，胃肠减压。护士在为其施行胃管插管过程时，进行指导性沟通交流（表2-4-3）。

表2-4-3　操作中沟通交流

角色	沟通
护士	"小展，是不是肚子还疼得厉害啊？我看您脸上都渗出汗了。"
展某	"是呀，护士，肚子又痛又胀，太难受了。"
护士	"我刚才和您交流了，要缓解腹痛腹胀，可通过插胃管来减压。我已将物品都准备好了，您准备好了吗？"
展某	"嗯…不好意思，我有些紧张。"
护士	"别紧张，不用怕。插管时，我会尽量减轻插管动作，还会告诉您怎样配合我。"
展某	"谢谢！您这么一说，我好像没那么紧张了。"
通过鼓励和安慰，达到患者给予理解的效果，于是	
护士	"那么我们开始插胃管了。"（开始插胃管的准备……）
护士	"小展，胃管已润滑。您深呼吸、放松，我将胃管从右侧鼻腔插入，等感觉胃管到达您的咽喉部时，您就要做吞咽动作，像吞面条一样做吞咽动作，配合我指导的声音，和插管动作相一致。"（护士做了一下示范动作）
展某	"知道了，像吞面条似地。"
护士	"您挺幽默。""不要急，要听我的口令，当听到'吞'时再吞，这样才能插得顺、插得快。""对，就是这样，吞——（拖长音）很好，您做得很好。""再坚持一下，来，吞——（拖长音）很快就好。"（注意插管动作与患者吞咽动作要相协调一致。）
在这样的沟通指导下，顺利地完成了插胃管护理任务	
展某	"谢谢您！"
护士	"您很勇敢。今天做得这么顺利，关键是您配合得很好。谢谢您！"

（三）操作后沟通

1. **询问患者感觉** 护士在护理操作结束后，应亲切询问患者的感觉，观察患者的病情变化，评价患者的护理问题是否解决，是否达到预期护理目标。

2. **告诉患者需要注意的事项** 在护理操作结束后，护士告诉患者应该注意的问题，以保证操作治疗效果及患者的安全舒适，同时就患者的问题进行健康教育，提高其健康知识水平。

3. **感谢患者的协作** 安全有效的护理治疗操作，不是单靠护士就能完成的，操作中患者的配合起着重要作用。操作结束后，应对患者的协作表示感谢，维护良好的护患关系，营造和谐的工作氛围。

例如：患者刘某，男，60岁，上呼吸道感染，咳嗽咳痰。护士在门诊治疗室为他做雾化吸入后，进行操作后的健康宣教（表2-4-4）。

表2-4-4 操作后沟通交流

角色	沟通
护士	"大叔，您感觉怎么样？嗓子还疼得厉害吗？"
患者	"这会儿不那么干了，不那么疼了，比刚才好多了。"
护士	"试着咳一下，看痰还黏不？"
患者	"咳咳……好像没先前黏了。"
护士	"吸入方法、持续时间您都按要求做到了，效果当然也好啦，谢谢您的合作。"
患者	"是我该谢您的。"
护士	"这是我应该做的。您在这儿休息一会再离开，以防现在外出受凉加重感冒。回去后记得多喝水别受凉。"
患者	"好的，我记住了，谢谢！"

任务实施

实训6 治疗性沟通情景训练

以本项目案例为范例，运用治疗性沟通完成输液任务，见表2-4-5。

【目的】 通过训练达到理解、掌握相关理论知识；能运用治疗性沟通技巧指导护理实践。

【方法】 角色扮演。

【交谈前准备】 操作前评估、解释，见表2-4-5。

【实施】 操作中指导、操作后嘱咐，见表2-4-5。

表 2-4-5　操作过程治疗性沟通任务实施情景（静脉输液）

任务过程	任务情景		要点说明
	角色	沟通行为	
操作前解释	护士	*仪表端庄，服饰符合职业要求	体态语言
		*微笑，眼睛注视着患者及其家人，轻轻点一点头	运用表情"微笑""目光"交流和"首语"
		*轻声问："您好，请告诉我您是几床？叫什么名字？""孟某，是吗？""让我看下您的腕带。"	
		*"您昨晚睡得好吗？看起来您的精神好多了。伤口还疼吗？"	● 了解病情、睡眠及伤口情况
		*"现在我来为您输液，今天的液体总量仍为3000ml，液体中要加一些抗生素，消炎，防感染。"	● 告知今天输液总量、所用药物性质及作用
		*"液体量多，滴注时间会较长，您要不要先去下洗手间？"	● 为使操作顺利进行提供方便
操作中指导	护士	*"请您把手伸出来。"	● 配合铺治疗巾，扎止血带环节
		*"扎这儿可以吗？您的血管很好，放心，我会一针扎上的。"	● 选择血管，征求患者意见及向患者承诺
		*"请您握拳。"（消毒、穿刺）	● 使血管充盈，以便提高穿刺成功率
		*"好了，扎进去了，请松开拳头。"（固定、调节滴数）	● 告诉患者穿刺成功，缓解紧张心理，进一步指导配合操作
操作后嘱咐	护士	*"您感觉怎么样？有没有疼？"	● 询问患者感觉
		*"谢谢您的配合。针头我已用胶布固定好，输液的时间较长，您活动时要小心点，以免针头滑出血管外或者扎穿血管。"	● 感谢患者合作，告知操作完成，让患者安心 ● 告知需注意的事项，以防意外，保证安全、舒适
	患者	（看了看滴数）"80滴？是不是太快了？"（自己伸出另一手欲去调节）	患者发出的顾虑信息
	护士	*"输液速度我们都计算好了，是根据年龄、病情、药物的性质来调节的。一般成人是每分钟40～60滴，您的体质好，又没心脏病，您放心，这个速度，您不会出问题的。而且您的液体量大，输得太慢会输不完的，也影响您的休息，请您不要自己随便调节。"	● 告知所采取的护理措施的依据、目的和作用 ● 强调不能随意调节的注意事项
		*"等一会儿输含钾药物时我会为您调慢一些的。"	● 告知后续操作即将处理的方法
	患者	"那我就放心了，谢谢你。"	患者解除顾虑，并表示感谢
	护士	"不客气，您还有什么需要吗？如果您不舒服或有事请按呼叫器。您休息吧，我们会经常来巡视，及时为你更换液体的。"	询问患者的需要，传递后续护理的关爱

任务实施

实训7　护理工作治疗性沟通

【目的】 运用治疗性沟通与患者进行有效的沟通，以利护理工作安全、顺利地完成。

【方法】

1. 选择案例，首先对病案进行分析讲解，之后分若干实践小组和评议小组。
2. 实践组学生进行角色扮演，评议组进行评议。
3. 实践组与评议组互换角色，原评议组进行角色扮演，原实践组进行评议。
4. 角色分配：护士、患者。

【沟通技巧】 见表2-4-6

表2-4-6　护理工作治疗性沟通

沟通过程	沟通行为		要求及注意点
准备	护士	*仪表规范，衣帽整洁，端庄、大方 *目光亲切、有神，面带微笑、自信 *明确该项操作目的	• 符合仪表规范要求 • 目光交流，自然、真诚 • 护理操作目的要明确
操作前解释	护士	*核对床尾卡 *站立床前："您好！能告诉我您是几床？叫什么名字？"	• 体现非语言沟通应用 • 面对患者，微笑或点头示意
	患者	"×××"	
	护士	*"×床，×××，您好！让我看下您的腕带。"	
		*"根据您病情的需要，我准备为您做××××操作。" *"做这项操作护理的目的是……；方法……；对您病情需要（或疾病治疗、或预防）很重要。" *"操作过程中可能会产生……的感觉，有什么不舒服，要及时告诉我，我会尽量用轻柔的、熟练的动作给您护理。请您放心，在做的过程中我会告诉您怎样跟我配合的。"	• 向患者和家属说明做什么操作 • 解释操作的目的，简要介绍操作方法 • 表达执行该项操作的态度、技术和愿望 • 简要介绍需要配合的事项
	患者	"好的，谢谢！"	
	护士	*评估患者 *"现在我帮您看看操作部位的基本情况，请您配合一下好吗？" *"您需要上卫生间吗？一会儿我过来给您做……操作。"	• 患者全身情况、自理能力、心理反应及合作程度 • 为顺利完成操作做好准备

续表

沟通过程	沟通行为		要求及注意点
操作中沟通	护士	*洗手、戴口罩，携用物至床前 *再次核对床尾卡、姓名、床号、腕带	● 确保操作安全
		"×××，您好！您准备好了没有？现在准备帮助您做……护理，请您配合一下。好吗？"	
	患者	"准备好了。"	● 边操作边指导患者配合的方法，如深呼吸、放松、吞咽、握拳、松拳等 ● 指导患者配合操作节奏
	护士	*"那我们开始操作了。请您……" *"感觉怎么样？有没有不舒服？"	● 了解操作环节中患者的感受 ● 随时观察患者，如有无面色苍白、脉搏呼吸异常、出冷汗等反应；或是否有寒战、呛咳、腹痛、恶心等感受
	护士	*"您做得很好。" *"就这样，克服一下，很快就好。" *"你很勇敢！"	● 运用各种语言，鼓励和安慰患者 ● 适用于小孩
操作后沟通	护士	"现在您感觉舒服些吗？"（或"现在您感觉怎么样？有没有不舒服？"）	询问患者感觉
	患者	"好多了。谢谢！"	
	护士	*"不谢，我也感谢您配合得很好，使操作做得很顺利。谢谢您！"	
		*"现在操作已做好了，请您不要随意去动（或碰、或移…）这些已做好（或设定、或固定、或…）的操作，以免影响结果观察（或治疗效果，或发生并发症……等）。"	● 告诉患者应该注意的问题，以保证操作治疗效果及患者的安全舒适，同时就患者的问题进行健康教育，提高其健康知识水平
	患者	"好的，我知道了。"	
	护士	"您现在可以好好休息，若有什么需要，可按呼叫器，我也会随时来看您的。"	体现后续护理工作的继续和关爱
	患者	"好的，谢谢！"	

【实训考核】

1. 目标

（1）学会运用护理治疗操作中的沟通技巧。

（2）遵循治疗性沟通的基本要求，与患者进行有效沟通。

2. 方法及要求

（1）情景设计：学生自行设计或教师设定护理治疗工作中的沟通技巧情景。

（2）考核方法：运用案例，角色扮演，情景模拟训练，评价（学生自评、互评、教师总评）、讨论和反思。

（3）实施：小组讨论、情景模拟、角色扮演。

（4）场景设置要求：①以语言沟通和非语言沟通方式进行。②保证沟通过程的有序性和完整性。

3. 评价　护理治疗性沟通效果评价，见表2-4-7。

（1）教师评价：教师根据案例整体设计、语言沟通技巧及具体应用情况对学生给出总体评价。

（2）学生反思：针对模拟训练进行记录和训练，交流感想。

表 2-4-7　护理治疗性沟通效果综合评价表

班级＿＿＿＿　座号＿＿＿＿　姓名＿＿＿＿　成绩＿＿＿＿　年＿＿月＿＿日

项目	评价内容			分值	得分
准确评估 （10分）	护士评估		符合职业形象的仪容仪表规定	2	
			表情自然；微笑真诚、亲切；目光和蔼、关爱	2	
			明确治疗性沟通的基本要求	2	
	患者评估		患者的病情、语言和非语言沟通信息	2	
	环境评估		是否有影响沟通的因素存在	2	
分析判断 （10分）	迅速准确分析评估收集的基本资料			5	
	迅速准确判断所需的各种沟通信息			5	
沟通实施 （65分）	操作前沟通	操作前评估	通过交谈，评估患者的病情状况、自理及表达能力、治疗要求、合作程度、对将为其实施的护理操作知识的了解水平及心理反应	10	
		操作前解释	解释本次操作的目的，患者应做的相关准备。操作程序、要配合的事项，要给予保证	10	
	操作中沟通	指导患者配合	根据操作步骤的需要，护士可以边操作边指导患者做如何配合的方法	10	
		了解患者感受	随时观察患者，及时判断患者是否处于危机状态，以利立即采取紧急措施，保证治疗操作的安全	5	
		鼓励和安慰患者	要多用鼓励、安慰性沟通语言，分散患者的注意力，减轻操作带来的不适与痛苦感	10	
	操作后沟通	询问患者感觉	能根据患者空间改变，采取相应措施	5	
		告诉应注意事项	告诉患者注意的问题，保证治疗效果及患者的安全舒适	5	
		进行健康教育	提高其疾病认知和健康知识水平	5	
		感谢患者的协作	对患者的协作表示感谢，维护良好的护患关系，营造和谐的工作氛围	5	
效果评价 （15）	态度		热情、认真、关爱	5	
	能力		正确应用治疗性沟通技巧，应变能力强，处理方式得当	5	
	效果		遵循非语言沟通基本要求，沟通顺利、有效，患者满意	5	
合计				100	

拓展提升

护理操作用语示例

护理操作项目	操作前用语	操作中指导	操作后嘱咐
口腔护理	"您好！您现在感觉怎么样？""还发烧，身体还很虚弱，又插着胃管，不能刷牙、不能进食，口腔有味道。感觉是不是很不舒服？""现在我来帮您漱漱口、洗洗牙好吗？这样会感到清洁舒适些，还可以清除口腔的病菌，预防感冒。待会儿我会轻柔擦洗，请您放心。"	"来，我先帮您把假牙取下来。刷一下，再放在开水杯里。洗完后再给您戴上。""请您张开嘴，好，您配合得很好。""感觉累吗？如果有不舒服就发声，我就停下来，休息一会儿我们再继续。""坚持一下，很快就好了。"（操作过程中边指导、边鼓励患者做好配合，同时密切观察患者的病情及反应。）	"×××，洗好了！您感觉舒服些没有？""很好，您今天配合得很棒，感谢您，我们做得很顺利。""晚上我再给您做一次。现在您好好休息，有什么事或不舒服尽管呼叫我，我们会随时来看您的。"
肌内注射	"请问您是几床？叫什么名字？""您好，×××，您现在肚子还疼吗？""还疼是吧？医生为您开止痛针现在准备给您打了。""不用紧张，我会尽量动作轻柔些，推药速度慢些，这样就不会很疼了。""您要打哪一边？"	"现在请您翻身侧卧，上面的腿伸直，下面的腿稍弯曲。很好，就这样。""解开裤腰带，把短裤掖进去，好，放松，不动。坚持一下，很快就好。"（分散患者注意力，迅速进针，缓慢退药，迅速拔针。）	"好了，疼吗？刚打完针，您就躺在床上休息一会儿，若有什么不舒服请及时告诉我们，好吗？""感谢您的配合，谢谢！"

思考题

1．体检者常见的心理特征分为哪几种？
2．请列举健康体检过程中常见的医检矛盾？如何正确对待并给予解决？
3．何为治疗性沟通？有哪些特征？
4．在护理治疗工作中如何运用沟通策略？
5．护理操作中，为使护理工作任务顺利完成，有效的沟通交流是十分重要的。
（1）为获取患者对其疾病的真实感受和治疗的更多看法。护士与患者的交谈中，最适合的治疗性交谈技巧是
  A．认真倾听   B．仔细核实   C．及时鼓励
  D．封闭式提问   E．开放式提问
（2）护理操作过程治疗性沟通程序分为几个部分？请分别给予阐述。

（杨美琼）

项目五　护理工作中与患者亲属的沟通

学习目标

知识目标
1．列出患者亲属的角色特征。
2．说出影响护士与患者亲属关系的因素。
3．叙述护士在建立良好护患亲属关系中的作用。
任务目标
培养自身良好的沟通能力，在护理工作中能与患者亲属进行有效的沟通。

案例

　　李先生因车祸致颅脑外伤，入院即行颅内血肿清除术。术后第四天，仍昏迷不醒。由于病情危重，他的儿子一直陪伴在身边。晚上8点钟时，值班护士正在填写护理记录，此时王先生的儿子说液体快输完了。值班护士立即停下记录，准备去换液体。因为王先生接下来的液体要加入头孢菌素，所以护士没有马上去病房，而是先到治疗室去配制药液。此时王先生的儿子再一次来找护士，很不耐烦地提高嗓门说："怎么搞的，等了这么长时间还不来换液体？病人的病情这么严重，我们都急坏了，你们倒好，总是慢吞吞的不着急！"本病例中影响护士与患者亲属关系的主要因素是什么？如果你是护士，将如何与患者亲属沟通？
　　任务一　认知护士与患者亲属的关系
　　任务二　与门诊患者亲属的沟通
　　任务三　与住院患者亲属的沟通

任务一　认知护士与患者亲属的关系

知识平台

　　在护理工作中往往涉及众多的人际关系，其中极易被忽视的是护士与患者亲属的关系。然而，患者亲属在提高护理效果和促进患者康复中起着非常重要的、积极的作用。很多情况下，护士对患者的要求，以及护理工作的顺利进行都需要通过亲属来协助和完成，特别是遇到一些特殊病人，如婴幼儿、昏迷患者、高龄患者、精神病患者等，护士与患者亲属保持积极有效的沟通显得尤为重要。护士与患者亲属的关系是护患关系的外延和补充,是护理工作中不容忽视的一个重要人际关系。

一、患者亲属的角色特征

一个家庭中若有成员突发疾病,必然会给这个家庭的其他成员造成负面影响,尤其是家庭主要成员病倒后,影响则更大。为了照顾和支持患者,家庭成员原来所承担的角色功能不得不重新调整,以适应家庭的突发变故。作为患者亲属,其角色特征主要是:

1. 患者原有家庭角色功能的替代者　生病前每个患者在家庭中均承担一定的角色和责任,一旦病倒,其角色功能必须由其他家庭成员替代或分担,否则,患者无心养病,家庭生活节奏和规律必将无法正常运转。因此,家庭成员角色功能的迅速调整,亲属妥善分担患者原有角色功能,对于消除患者的心理压力,使其安心治病是十分重要的。

2. 患者病痛的共同承担者　疾病不仅给患者带来痛苦,同时也会引起患者亲属一连串痛苦的心理反应,尤其是那些危重症患者和患恶性肿瘤的患者亲属。对于心理承受能力较差的恶性肿瘤患者,出于保护性医疗策略的需要,医护人员常采取"越过式沟通"方式,将患者的病情和预后告诉患者亲属而不直接告诉患者。因此,患者亲属往往最先承受着精神上的打击,但这种极其痛苦的心情,在患者面前又不能表露出来,只能压抑着心中的痛苦而强装笑容。

3. 患者的心理支持者　生病后,患者容易出现焦虑、恐惧等心理问题,需要有人排解和安慰,患者亲属是担当这一角色最合适的人选。亲属的关爱,对患者是一种极大的安慰。许多患者的心理症结,只有亲属才能解开,护士和其他人员是无法替代的。因此,亲属是患者病情稳定的重要因素,是患者心理的主要支持者。亲属的心理支持,对于患者的康复是非常重要的。

4. 患者生活的照顾者　患者由于受疾病的折磨,生活自理能力会受到不同程度的影响,住院期间和出院后一段时间,生活上都需要有人照顾,一般情况下,患者亲属会义不容辞地承担起照顾的责任。尽管有的亲属因忙于自己的工作,不能时刻为患者提供直接生活照顾,但比其他照顾者如保姆或护工更了解患者的生活习惯,能够为其他照顾者提供指导,使患者得到更为周到的照顾。而且,患者与亲属之间的亲情关系使患者从心理上更易于接受亲属提供的生活照顾,能避免因受其他人员照顾而产生的不安或内疚感。

5. 患者护理计划制定与实施的参与者　整体护理需要患者的积极配合与参与,但如果患者病情严重,或是婴幼儿、精神病人,患者的参与能力受限时,就需要患者亲属的积极参与。亲属是患者病情的知情者,特别是缺乏自我表达能力的患者,没有患者亲属提供病情资料,护士很难做出正确的护理诊断。患者护理计划的制订、护理措施的落实都需要亲属的帮助,特别是生活护理方面。因此,护士应把亲属看做帮助患者恢复健康的助手和支持者,要善于调动亲属的积极性,共同为患者提供高质量的护理服务。

二、影响护士与患者亲属关系的因素

在为患者提供护理服务的过程中,护士与患者亲属的接触较为频繁。在频繁的交往中,难免可能产生矛盾冲突从而影响双方之间的关系。影响护士与患者亲属的因素主要有以下几个方面。

1. 角色期望冲突　患者亲属往往因为亲人的病情而承受不同程度的心理压力,并产生紧张、焦虑、烦恼、恐惧等一系列心理反应，因而对医护人员期望值过高。希望医护人员能妙手回春、药到病除，要求护士有求必应、有问必答、百问不厌，能为患者解决一切问题、操作无懈可击等。护士应该充分理解患者亲属的心情，尽可能为患者提供优质的护理服务，减轻亲属的心理压力。但个别职业素养较低者，不仅不善于移情，甚至对患者或亲属流露出厌烦的情绪。另一方面，由于我国护理队伍人力资源缺乏，患者人数众多，护理工作的繁重，医护专业的不同，护士不可能为患者解决所有健康问题，因此，难以满足患者亲属的需要，从而导致护士与患者亲属的矛盾冲突。

2. 角色责任模糊　在护理患者的过程中，亲属和护士应密切配合，共同为患者提供心理支持，生活照顾。然而部分患者亲属对自己的角色特征认识不清，或不愿意承担对患者的护理、照顾责任，认为患者住院，交纳了住院费用，医院就应为患者承担全部责任，包括治疗、护理和一切生活照顾，自己只扮演旁观者和监督者的角色。当某些护理措施需要亲属配合或协助时，便产生不满情绪。

但有个别护士将本应自己完成的工作交给患者亲属去做，由于患者亲属大多不是专业人员，缺乏护理专业知识，往往难以保证护理质量，甚至出现护理差错、事故。这是引发护士与患者亲属之间矛盾的常见原因。另外，护士在为患者提供护理服务的同时，也应该充分理解患者亲属，为他们提供帮助和指导：如介绍病情、指导他们照顾好患者等。但有少数护士把回答患者亲属的问题看做额外负担，采取冷漠的态度，给人冷若冰霜的感觉。这也会引起护士与患者亲属之间的矛盾。

3. 经济压力过重　随着高端诊疗技术、新药的不断开发和应用，医疗费用也不断升高，患者亲属的经济压力逐步加大，医疗费用成了患者和亲属甚为敏感的问题。尤其是当某些患者花费了高额的医疗费用，而治疗效果不明显，甚至病情恶化时，患者亲属往往难以接受而产生不满情绪，这种不满情绪常会因为护理工作的微小不足而引爆出来，从而引发护士与患者亲属间的冲突。

三、护士在建立良好护患亲属关系中的作用

护士与患者亲属建立良好的关系并进行有效沟通，是为了指导患者亲属很好地承担自己的角色责任，支持与配合护士为患者提供良好的护理，帮助患者早日康复。护士在与患者亲属建立和发展良好关系中发挥主导性作用。

1. 尊重患者亲属　患者亲属会经常到医院探望患者，有的亲属第一次来到医院，对医院环境不熟悉、不适应、对医院的制度也不了解。护士应对所有患者亲属给予热情接待，主动询问，并给予必要的帮助和指导，这样能使患者亲属感到被尊重、被接纳，从而对护士产生信赖感。

2. 指导患者亲属参与患者治疗、护理的过程　通常患者亲属都有参与护理的积极性，希望自己能更好地照顾患者，但他们大多不具备医疗和护理知识，不懂得如何去做。护士应主动、及时向患者亲属介绍患者的病情，鼓励患者亲属共同参与患者的治疗、护理过程，耐心解答亲属的问题。尤其是出院后，患者的院外治疗和护理主要是由患者亲属来完成，当患者出院时，护士应与患者亲属进行直接的沟通，指导他们更好地帮助患者继续治疗和休养。

3. 给予患者亲属心理支持　患者生病，亲属会产生不同程度的紧张、焦虑情绪；长期照顾、陪伴患者会身心疲惫；加上经济、财产等现实问题，会产生厌烦、冷漠心理。这些心理反应可能会在患者面前流露出来，从而加重患者的心理压力。护士应体谅、理解、同情患

者亲属的处境，提供心理支持，帮助亲属正确认识疾病，减轻亲属的心理负担，共同稳定患者的情绪，促进患者早日康复。

任务二　与门诊患者亲属的沟通

知识平台

门诊是患者就诊的场所，是患者和亲属接触医疗活动的第一站。患者到医院就医，从挂号、候诊到医生诊查、实施治疗包括取药、输液等，在整个医疗过程中，由于就诊过程复杂、环境生疏、耗时较长，加之疾病的痛苦，常使患者和亲属产生急躁不满的心理活动，如果没有良好的沟通，就会大大增加护士与患者及其亲属之间的纠纷。

一、门诊患者亲属的角色特征

1. **患者的协助者和代理者**　当人处于疾病状态时也就处于一种不适状态，渴望得到别人的帮助。无论是普通的体格检查、一般的头痛脑热、突发的急症、还是慢性病，患者多数情况下是在亲属的陪同下去就医。对于因病丧失意识、不能独立行动者，往往更是由其亲属送到医疗机构进行治疗。患者在疾病的折磨下会产生情绪上的波动以及思维上的障碍，或是对某些与疾病有关的隐私有意回避等，不能完整表达自己的各种症候。由于门急诊的时限性和病情的紧急性，医护人员不可能有更多的时间等待患者主诉，与患者一起生活的亲属能够帮助护士掌握大量有益的信息，从而成为患者与护士之间必要的交流媒介，为治疗和护理提供很大的帮助。

2. **患者医疗后果的承担者**　患者承受着巨大的疾病折磨，其亲属也承受着难以解脱的精神压力。如急诊患者病情危重，随时可能发生生命危险，故患者亲属存在着不同程度的心理问题，如烦躁不安和孤独无助，他们很需要他人的帮助和支持。

二、与门诊患者亲属的沟通

1. **热情接待耐心解答**　大多数患者亲属是首次陪同患者到医院就诊，对就诊的流程往往不了解，诊疗、检查的地点不清楚。门急诊护士应热情接待，详细告知有关事宜。在患者及亲属候诊时，耐心解答他们提出的问题，就所患疾病介绍一些预防保健知识，选择合适的方式进行健康教育。

2. **同情尊重患者亲属**　对患者亲属的焦虑不安，对治疗护理工作的不理解，护士都要做好热情周到、耐心细致的解释。对患者亲属提出的要求，凡是合理的、能够做到的、应尽量予以满足；要求合理但限于条件限制难以做到的应向亲属做好解释，以求得到他们的谅解；对于亲属提出不合理的要求也要耐心说服，不可急躁，也不能置之不理，应以平等的态度与之交换意见。护理人员应该尊重患者亲属的感情，妥当地向他们提供相关信息，如患者的病情、检查结果、治疗及预后，无论是悲观还是乐观，都应当如实地向患者亲属交代清楚，以求获得他们的配合。护士还应虚心地、真心实意地主动向亲属征求意见，及时改进工作中的不足，以提高护理治疗，更好地为患者服务。

3. **注重沟通效果**

（1）了解事由，顺畅沟通：患者亲属在和护士沟通交流中，有时会认为患者的某些情况是护士理所当然了解的，或是曾经对其他医护人员谈过，因而省略了对这些信息的说明，但对于不明此信息的护士来说，则会感到莫名其妙。此时应将事情的来龙去脉询问清楚，让患者亲属把省略的信息表达出来，沟通就能顺畅进行。

(2) 完善自我，机智应对：当患者亲属往往就某一问题反复询问，多数是由于他们的知情需求增加与其医学知识、认知能力之间的矛盾造成的，还有部分是由于护士的解释说明不到位，或护士与患者亲属沟通时不重视对方的想法和反应，以及对内容的理解程度不够而没有达到沟通的效果。患者受疾病的折磨，亲属心情往往比较烦躁、苦闷，迫切需要护士提供全面准确的医疗护理信息。而护士由于工作紧张、繁忙等原因缺乏同患者亲属交流的时间和精力，导致患者亲属对护士不满。护士只有在临床工作中不断地完善自我，巩固专业基础知识，学习心理学、预防和保健等方面的知识；用共情的方法去理解、解决患者的生理、心理问题，以满足患者亲属的需要。

任务三　与住院患者亲属的沟通

知识平台

住院期间，患者亲属是患者最重要的看护者和社会支持者，患者亲属的长期照顾，承受着巨大的心理、情感及社会压力，从而产生心理健康问题，也导致其出现躯体疾病，使之生活质量下降。同时亲属的心理健康又会对患者的康复和预后产生重大影响。护士应及时与患者亲属沟通，进行针对性的健康教育，使患者亲属获得有关疾病知识和信息，提高其应对危机的能力，使患者亲属尽快适应角色转变，从而提高其照料水平，能够积极、乐观、正确地面对患者的病情，并能运用所学知识和技能照顾患者，稳定患者情绪，从而能保证医疗护理的顺利进行。

一、住院患者亲属的角色特征

1. 患者亲属自身角色及社会功能的转变　患者从发病到入院，患者亲属刚开始可能由于沉浸在病痛中，无暇顾及其他，全心全意照顾患者，但是"患者亲属"只是他的一个临时身份。随着时间的推移，其在医院停留时间的延长，亲属的正常生活被繁重的看护任务打乱，打乱了各种计划，他们没有自己的空间和时间。个人的生活、工作、社交活动等受到限制，心态失衡矛盾出现，但无法解决时，会出现应激障碍等问题，势必带来角色功能转变异常。

2. 医学知识需求的增加　患者住院期间，患者亲属渴望了解患者所患疾病的相关知识，如病情及治疗的方法和效果；饮食、活动、锻炼和预防疾病的知识；各种检查、手术、用药的注意事项和出院后如何恢复和维持健康等。

当患者亲属面对从未遇到的医学问题时，如面对患者是否决定手术、采用何种药物治疗，要其决定患者的医疗方案决策时，往往无法做出相应的果断决定。同时，若护士在与患者亲属沟通中未做到充分的告知，导致患者亲属未能直接从护士口中获得足够的关于疾病的资料，往往会通过其他渠道来获得相关的知识，这些片面的知识一旦与护士的解释有出入，势必增加对护士的不信任感。

3. 消费的医学心理　很多人把看病就医认为是一种商品消费，认为诊疗和购物一样，花了钱，就应当得到最好的物质（医疗结果）。实际上，看病就医与商品消费是完全不同的，医疗护理学科的知识和技术发展，总是滞后于临床疾病的发生和变化，这一特性注定了医疗护理技术的局限与由之而来的风险。医学是一把双刃剑，在治病的同时又造成新的损伤、副作用乃至死亡，但是人们往往忽略了这个道理。医学的研究是复杂的、存在着许多未知的信息，而个体的差异性很大，经常会出现不可预料的一些结果。

二、与住院患者亲属的沟通

1. 护士要站在患者亲属的角度考虑问题　护士要站在患者亲属的角度上考虑问题，也就是通常说的"同理心"。同理心，也称同感心、共情等，是指能设身处地、将心比心感受他人的情绪和处境，并能正确理解以及不加任何评论地将这种了解传达给对方。护士要提高自身的素质，加强沟通能力，快速识别各种状况，充分地调查了解患者亲属的情况，如身份地位、经济能力、社会关系等。只有较全面地了解患者亲属，才能在与之沟通时，针对不同理解能力、不同期望值的人群，做出不同的应对方法。

2. 充分告知患者亲属有关患者的相关情况　护士在沟通过程中需要将患者的相关情况充分地向患者亲属说明，绝大部分患者亲属没有医学知识或者只有片面的知识，如用医学术语与患者亲属沟通，必将导致沟通的失败。

3. 让患者亲属充分了解和理解医务人员　应让患者亲属了解和理解医学的局限性、诊疗技术的风险性、疗效的不可预测性；充分了解医务人员公平、公正、一视同仁的职业道德感；让其明白医患双方同在一条战线，面对的是疾病这一共同的敌人，所做的一切和目的都是为了患者，为了缓解、减轻、治愈病痛，医患双方不是对立的，而是合作的。让患者亲属也产生同理心，理解医务人员，理解疾病，理解医学。

4. 提高患者亲属应对能力　患者亲属对疾病的诊断和治疗了解得越多，产生的心理压力越少，并且还能更好地利用医疗系统资源来应对疾病。因此，护理人员应将各种护理信息及时传达给亲属，对亲属同步进行针对性的健康教育，使患者亲属及时获得有关疾病知识和信息，提高其应对危机的能力，使患者亲属尽快适应角色转变，从而提高其照料水平，能够积极、乐观、正确地面对患者的病情，并能运用所学知识和技能照顾患者，促进患者康复。

5. 尊重患者亲属的陪伴和探视　疾病的折磨让患者失去信心，亲情在此刻变得更加珍贵与难得。护理人员可以有计划地安排来访者的探视，怕失去家庭和朋友的患者可以劝慰，并适当增加亲朋好友的陪伴。通过精心护理和对患者的高度尊重，可使自我控制能力弱化的情况得到最大限度的补偿。临床上，在对危重患者抢救过程中，不能为了方便抢救而让亲属回避，应该尊重患者和亲属最后告别的权力，让亲属陪伴。如有的患者来不及等到亲属到来就离开人世，应由护士代替亲人接受并保存遗物，让患者亲属感受到医护人员的关怀。

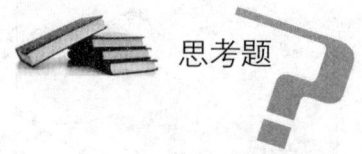思考题

1. 请您谈谈患者亲属有哪些角色特征？影响护士与患者亲属关系的因素有哪些？

2．护士在建立良好护患亲属关系中有何作用？
3．在门诊与住院护理工作中，如何与患者亲属进行合适的沟通？

（钱立晶）

项目六　职业岗位中的团队合作沟通技巧

学习目标

知识目标
1．解释护际关系、医护关系的概念。
2．说出影响医护关系、护际关系、护士与医技后勤人员关系的主要因素。
3．叙述建立良好护际关系、与医技人员关系、后勤人员关系的策略。
4．阐述护士在促进医护关系中的作用。

任务目标
1．能正确处理与医生的关系，促进医护关系向和谐、健康的方向发展。
2．能正确处理护际关系、与医技后勤人员的关系，建立和谐、融洽的工作环境。

案例

　　4床患者，甲状腺术后第二天，常规输液完毕，新分配来的刘护士检查无液体后拔针结束输液。30min后，新分配来的洪医生又下补液1000ml医嘱。刘护士了解患者进食很好，科室常规治疗后不再补液，因此，护士对医生的医嘱有不同看法，决定和洪医生沟通。①该如何与医生进行沟通是当前护士需要解决的问题。②掌握医护沟通策略是维持和谐的医护关系的重要前提。
　　临下班时4床患者不慎摔倒，刘护士跑过去时患者已自己扶着栏杆爬起来了。刘护士就直接下班，无记录、无交班。当晚患者出现剧烈头痛、恶心、呕吐、躁动不安，血压升高，脉压差增大、心跳及呼吸缓慢等表现，经过值班医生细致检查，发现患者脑后有个伤口，了解到今日摔倒史，即刻进行CT扫描，结果诊断为硬脑膜外出血，经紧急开颅手术及积极的救治后患者病情稳定。第二日，护士长决定找护士小刘谈谈。①护士长如何与小刘进行有效的沟通，是当前需要解决的问题。②掌握护际沟通的策略是维持和谐的护际关系的重要前提。

　　任务一　与医生的关系沟通
　　任务二　护际关系的沟通
　　任务三　与医疗辅助岗位人员的关系沟通

任务一 与医生的关系沟通

知识平台

一、医护关系定义

医护关系是指医生和护士群体之间在医疗护理活动过程中形成的相互关系,是护理人际关系中的一个重要组成部分。建立良好的医护关系是顺利完成医疗护理活动的重要保证。随着医学模式的转变,医护关系由传统的"主导——从属型"模式向"并列——互补型"模式转变,成为紧密联系又相对独立、共同协作、相互依存、互为补充的并列合作关系。

二、影响医护关系的因素

(一)角色心理差位

1. **心理等位** 心理等位关系是指人际交往过程中,交往双方在心理上处于同等位置,彼此没有主从、上下之分。如朋友关系、同事关系等,新的医护关系模式"并列——互补型"体现在进行医疗活动过程中,医生和护士只有分工不同,没有高低贵贱之分,医护双方是一种平等合作的伙伴关系,即心理等位关系。

2. **心理差位** 心理差位是指人际交往过程中,交往双方在心理上处于不平等的上、下位关系。如父子关系、主雇关系等。"主导——从属型"医护关系模式受传统的重医轻护思想影响,人们通常认为"医生的嘴、护士的腿",护士习惯于服从医生,习惯于机械地执行医嘱,认为自己比医生的地位低,形成了医生地位高,护士地位低的角色差位。其次,一些高年资、临床经验丰富的护士,观察病情、抢救治疗等业务能力比一些年轻的医生强,以及个别护士过分强调护理专业的独立性和自主性,因此,不尊重、不配合、甚至挑剔指责医生,形成了护士地位高,医生地位低的角色差位,这些情况均可能影响医护之间的关系。

(二)角色压力过重

1. **岗位人力、物力配备、设置不合理导致角色压力过重** 许多医院在人员配备、岗位设置、奖金分配等方面存在不平衡,导致护士角色压力过重,发生负性情绪,进而影响医护关系的和谐、健康发展。如医护比例严重失调、医生满员或超编、护士人力资源缺乏;或岗位设置不合理,医生多为在编制人员,而护士多数是合同制或临时工,缺乏应有的保障;或奖金分配差异大,医护高低差距太大等,因而导致护士心理严重失衡。

2. **人们健康意识、法律意识及自我保护意识的不断提高导致角色压力过重** 由于人们的法律意识和自我保护意识的不断提高,对于医疗护理质量的要求越来越高。医患关系紧张、艰巨的护理工作、患者的不理解、医生的不认可等均使护士角色压力进一步加重。疲惫不堪、负性情绪、紧张、易怒,而工作的繁忙又使得与医生交流沟通减少,这些都不利于医护关系的健康发展。

(三)角色理解欠缺

由于医护不同的专业特性,在日常工作中常因医护专业的不理解而相互埋怨或指责,如护士埋怨医生开医嘱速度太慢、无计划、无菌观念不强、物品用后不能及时整理等;而医生则埋怨护士不善于观察病情、不能按时为患者完成治疗或患者的解释不到位等;医护之间缺乏对双方专业性质的理解与沟通是影响医护之间关系的重要因素。

（四）角色权利争议

医护双方的服务对象、服务目的是一致的和相同的，都在各自的职责范围内行使权力，承担责任。但在某些情况下，医护之间会因工作职责和权利义务的争议出现矛盾冲突。如发现医嘱不妥当应提出意见是护士的职责，但往往医生会认为下医嘱是医生自己的事，护士只管执行医嘱，不需要干预，便可能产生角色权利争议。

三、护士在促进医护关系中的作用

1. 主动沟通，消除误会和偏见　在日常工作中，护士应随时、主动与医生进行沟通，使医务人员了解护理专业特征、护理工作内容、具体方法和进展，以得到医生的理解、合作与支持，消除误会和偏见。

2. 相互了解，促进工作衔接与合作　医疗、护理专业各有所长，医护双方要相互理解和相互学习，充分认识对方的作用，承认对方的独立性和重要性，理解各自的工作特点和难处，支持对方工作。只有互尊互学、相互理解、相互支持、相互信赖、相互启迪，团结协作、取长补短、共同进步，才能促进医疗和护理互相补充、相互渗透；促进医疗护理工作的衔接与合作，使医疗护理工作得以顺利开展。

3. 树立形象，促进关系和谐良性发展　应注重提高医护自身的综合素质，树立良好的职业形象，获得双方的互相尊重，真正做到医护平等。首先，护士应热爱自己的职业，职业崇高、价值无限；其次，护士应树立全心全意为人民服务的思想，具有良好的职业品质和职业道德；第三，护士应刻苦钻研业务，提高自身的专业知识和技能；提高情绪行为的自制力、医护关系的亲和力；提高职业综合素质，促进医护患关系的和谐发展（图2-6-1）。

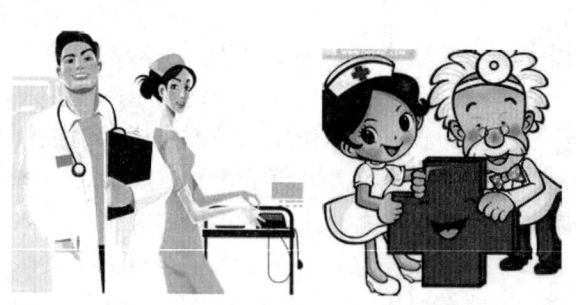

图2-6-1　和谐的医护关系

任务实施

实训8　医护沟通情景训练

以本项目案例为范例，完成医护沟通任务。

【目的】通过运用语言沟通策略与医生进行交谈训练，培养医护沟通能力。

【方法】角色扮演。

【交谈前准备】

1. 评估　①分析医护之间的语言沟通存在的问题。②影响医护关系沟通的因素。

2. 计划　①护士仪表符合规范要求，明确医护交谈目的。②环境适宜，确保不利于隐秘性的因素已消除。

【实施】见表2-6-1。

表 2-6-1　医护沟通任务实施情景

任务过程	任务情景		要点说明
	角色	沟通行为	
分析影响医护关系的因素	护士	*常规输液完毕；患者进食很好；科室常规治疗后不再补液；已拔针结束输液 *新分配来的洪医生却又下补液 1000ml 医嘱	刘护士对医嘱提出质疑，决定和洪医生沟通
协商沟通	护士	"洪医生，您好！正在忙是吧？"	尊重医生
	医生	"是的，张护士，您好！请问有什么事？"	尊重护士
	护士	"有个情况想跟您沟通一下。"	告知具体情况
	护士	"是这样子，4 床患者李某常规输液已于半小时前结束。刚才我看到您又给他开了液体。所以，我过来想和您探讨一下看是否有必要再给患者扎一针。"	
	医生	"哦，已经结束拔针了？"	
	护士	"是的。您也知道如果再给患者扎一针，他可能会因此对我们的工作感到不满，甚或因而产生纠纷。另外我刚刚了解了患者进食很好，况且我们科室常规后不补充液体，如果您觉得很有必要再补充液体，我就再跟患者好好解释一下。如果您觉得可以不补，是否应把医嘱停掉？"	• 关心患者，从患者角度考虑问题 • 了解临床工作实际 • 摆事实，有依据 • 尊重医生的权利 • 提出合理性建议
	医生	"张护士，您讲得很有道理，根据您了解的情况，这个患者可以不补液，我马上停掉这个医嘱。谢谢您的提醒，我刚工作不久，对科室的一些常规还不了解，还希望您以后多给予指导。"	• 虚心接受意见 • 尊重护士 • 谦虚有礼
结束沟通	护士	"不客气，大家相互理解，及时沟通，互相学习，互相支持和帮助。"	互尊互学

拓 展 提 升

建立良好医护关系的原则

1. 患者第一原则　建立良好的医护关系首先应遵循患者第一的原则，即把患者的生命、健康和利益放在首位。当医护之间因为角色权利发生争议时，应在"患者第一"的原则下进行沟通，任何医疗护理行为都应将患者的生命、健康放在首位，注意维护患者的利益，严禁因个人的权利争议影响患者的诊治和护理。

2. 尊重他人原则　相互尊重是医护双方彼此之间建立良好关系的基础。不论对方年龄、资历高低，都不应该轻视或贬低对方，不能挑剔或指责对方。医护之间只有相互尊重、相互理解、相互支持，才能改善医患关系，共同提高工作效率、提高医疗服务水平。

任务二　护际关系沟通

知识平台

一、护际关系概述

1. **护际关系的定义**　护际关系是指护士与护士之间的关系。护理工作有很强的协作性，只有建立和谐的护际关系，才能紧密协作，保障护理任务的顺利完成，提高护理工作效率和质量。护际关系通常分为三类：上下级护际关系、同级护际关系和教学护际关系。由于护士的知识水平、性格特征、工作经历和职业素质的差异性，在护士之间交往过程中，可能会产生矛盾和冲突。如何处理护际关系，避免和减少护际冲突或矛盾，是我们学习的重要内容。

2. **影响护际关系的因素**　一是护士自身的因素，如年龄、学历、职称、性格、阅历、交往能力、敬业精神、工作能力等；二是医院管理者因素，如品格、排班、奖惩、人才任用、关心下属等；三是社会家庭因素，个人情感、家庭问题、体制改变、思想冲击、社会认可等。其中主要的因素是护士自身的因素，其次是医院管理者的因素，再次是社会家庭因素。

二、沟通中常见的关系问题

（一）护士与管理者的关系

护理管理者与护士在沟通过程中，双方都希望对方明确自己的角色期望，努力实现对方期望的角色功能，营造和谐的护际关系。

1. **护士长对护士的角色期望**　护士长对护士的角色期望主要表现在五个方面：①希望护士有较强的工作能力，能胜任岗位工作。②希望护士能够服从管理，支持科室工作，与其他护士关系融洽。③希望护士能妥善地处理好家庭和工作的关系，全身心地投入工作，顺利地完成各项护理任务。④希望护士有健康的身体素质，能胜任繁重的工作。⑤希望护士有良好的职业态度和敬业精神。

2. **护士对护士长的角色期望**　护士对护士长的角色期望主要是四个方面：①希望护士长有较强的组织管理能力和过硬的业务技术能力，能够科学管理并善于解决工作中的难题，在各方面给予自己帮助和指导。②希望护士长能严格要求自己，以身作则。③希望护士长能尊重护士，并对每一位护士一视同仁。④希望护士长能平易近人，关心下属，注重对护士的人本关怀，主动帮助护士解决难题。

3. **不同年龄段护士对护士长的角色期望**　①老护士希望得到护士长的尊重和重视，并能够根据她们的情况合理安排合适的岗位。②中年护士则希望得到护士长的赏识和重用，为他们充分发挥自己的优势和才能，创造机会，搭建平台。③年轻护士则希望得到护士长的肯定和激励，并给他们学习和提高的机会。

（二）护士与护士的关系

1. **新老护士之间的关系**　新老护士之间由于年龄、学历、工作经历和身体体魄等不尽相同，若在工作过程中缺乏沟通，相互之间常因缺乏理解和尊重，相互埋怨指责而发生矛盾。通常年长护士临床经验丰富，爱岗敬业，责任心强，工作扎实，吃苦耐劳，资历深、职称高，往往看不惯年轻护士的行为和思维，认为年轻护士缺乏敬业精神，业务不熟，工作拈轻怕重、敷衍了事，缺乏礼貌，口头禅"一代不如一代"，这些看法往往引起年轻护士的不满。而新护士和年轻护士自认为精力充沛，反应敏捷，动作迅速，理论知识新颖，常认为老护士爱管闲事，爱唠叨，观念落后，墨守成规，保守、"OUT"，对老护士表现不恭不敬，甚至抵触，造成老护士看不惯新护士，新护士不满意老护士，从而出现关系紧张的现象。

2. 不同学历护士之间的关系　随着高等护理教育的发展，护理人才培养的多样化，越来越多的不同层次的专科、本科及研究生学历的护士走上临床护理工作岗位。少数学历较高的护士认为自己学历高，理论基础扎实，知识面广，而不甘于从事临床护理工作，看不起其他层次的护士，更不愿意向他们学习临床实践经验；而一些学历较低的护士，对那些眼高手低的高学历护士又不以为然，认为只会说，不会做，动手能力不如自己强，从而心存芥蒂，导致交往障碍。

3. 年龄相仿护士之间的关系　相仿年龄护士之间也会发生矛盾。有的护士热爱护理事业，工作态度端正，认真负责，工作能力强，表现出色，得到医院的重视和培养；而有的护士工作态度不够端正，能力一般或较差，工作中懈怠或懒散，完成工作不完满，常影响其他人员的工作进程，不被医院重视。所以能力强、认真负责的护士会看不惯或看不起工作能力弱或不努力工作的护士；而能力差的护士，又嫉妒工作能力强的，甚至去诋毁她（他）们。年轻、个性强，娇生惯养，不能宽容、忍让等特点，往往会造成护士之间争执、冲突，影响护际关系的和谐发展。

（三）护士与护理员的关系

目前国内多数医院都有聘用护理员。护理员主要是一些未经正规培训的临时工。他们对护理工作的重要性认识不足，缺乏护理专业知识，有自卑感，在与护士的交往中，往往处于被动地位。多数情况下护士与护理员之间能和谐相处，互相尊重，密切配合。但也有少数护士居高临下，认为护理员是非专业技术人员，对他们不够尊重，任意指使；而护理员通常希望护士能对他们进行工作指导，希望能被护士尊重，帮助他们在患者面前树立威望。如果双方关系没处理好，就会影响整个病区护理工作的顺利开展。

（四）护士与实习生的关系

临床实习是护生走上工作岗位前的必经阶段。带教护士希望实习护生聪明勤快，反应敏捷、勤奋上进、虚心好学、尊敬师长、谦逊有礼；而实习护生则希望带教老师品德高尚，业务熟练，知识丰富，待人热情，一视同仁，耐心带教。但有些实习护生，不尊敬带教老师，表现懒散，不积极主动、不认真、不虚心，不懂装懂，尤其是高学历实习护生，自认为学历高而表现傲慢、不虚心请教，不尊重带教老师，导致带教护士不愿意带学生；而有些老师对学生态度冷淡，不耐心教导，经常批评指责，使护生产生厌恶心理，失去了学习兴趣，导致师生之间产生矛盾和冲突。

三、护际关系沟通策略

1. 明确各自角色定位，提倡民主，加强交流，建立民主和谐的人际关系。
2. 相互尊重、相互理解、相互支持、相互帮助、相互学习，营造互尊、互助、互励、互学的人际氛围。
3. 调整自身良好的心态和行为，紧密配合，共同努力，创建积极向上的群体氛围。

4. 团结、友爱，维护护理团队形象，发挥集体智慧，创建团结协作的工作环境。

任务实施

实训9　护际沟通情景训练

以本项目案例为范例，完成护际沟通任务，见表2-6-2。

【目的】通过训练，学会护际之间的关系沟通。

【方法】角色扮演。

【准备】

1．评估　①分析护际关系存在的语言沟通问题。②交谈环境是否适宜。

2．计划　①不影响正常工作的进行。②交谈环境适宜。

【实施】见表2-6-2。

表 2-6-2　护士长与护士沟通任务实施情景

任务过程	任务情景 角色	任务情景 沟通行为	要点说明
准备交谈	护士长	"小刘，等下工作完成后，来我办公室，有事我们谈一谈，交流一下。"	预先告知，语气平静，环境适宜
	护士	"好的，护士长，我也想找您谈谈呢。"	• 有礼貌，勇于正视工作的失误 • 主动与上级沟通
正式交谈	护士	"护士长，我来了。"	
	护士长	"小刘，来，请坐。"示意请坐。 "今天请你来主要是要交流一下关于4床患者，李先生的事。"	• 平等、亲密关系 • 轻柔温和语气，引导谈话进入正题
	护士	"真是对不起，护士长，我没能很好地完成工作。患者李某刚好在我要下班前摔倒。是另一个患者告诉我，我马上跑过去，见他已经自己站起来了，我以为他没事。忘记记录和交班。听说他手术了，我感觉很内疚也很难过"	• 主动承认错误 • 倾心交谈 • 内心不安
	护士长	"我知道。他摔倒并不是你的过错。我也知道大家工作很辛苦，压力很大。今天我们交谈不是想批评你，只是想了解事情的经过，分析一下情况，目的是为了以后减少和避免类似情况的发生。希望我们都能在下班前确信各项工作都完成得很好。我相信你以后一定能做到，不是吗？"	• 能换位思考，理解关心护士 • 不过多地责怪护士 • 善于总结问题 • 信任护士，善于激励护士
	护士	"我们的工作量很大，把每一件事情做好真的很不容易。不管怎样，今后一定努力做好每项工作，认真做好各项记录。"	• 主动叙述工作中的困难 • 表明今后的工作态度

续表

任务过程	任务情景		要点说明
	角色	沟通行为	
	护士长	"我知道你已经尽力了,你干得一直都不错。这次事件相信对你来说是一个很大的教训。我们会对记录表做进一步改进,你有什么好的意见和建议也可以告诉我。"	• 肯定、认可护士 • 理解 • 虚心听取护士意见
	护士	"好的,等我回去仔细考虑后再告诉您好吗?护士长,您放心吧,我会努力改进的。"	• 尊重 • 态度端正
结束谈话	护士长	"那我们今天先聊到这里好吗?有什么问题你可以随时跟我反映。"	民主
	护士	"好的,谢谢您!护士长。""再见!"	感谢、礼貌
	护士长	"别客气!""再见!"	

任务三　与医疗辅助岗位人员的关系沟通

知识平台

医院是一个以患者为中心的健康服务群体,在临床护理工作中,护士除了要与患者、医生、其他护士进行沟通协作外,还经常与其他医疗辅助岗位人员包括医技人员、后勤人员等进行沟通。由于护士与这些人员的工作职责、性质和环境不同,以及专业、阅历、文化的差异,所以在人际交往中会产生不同的观点和心理反应,进而影响相互间的协作关系。

一、与医技人员的关系问题

医技人员是指医院从事各种诊断性检查、检验及辅助性治疗等工作的专业技术人员。由于护士与医技辅诊人员双方对对方的工作特点了解有限,在交往中双方不及时进行沟通,可能因缺乏理解和配合而出现推诿、埋怨或指责现象。如有时检验技术人员埋怨护士采集标本方法不正确或剂量不够,影响化验结果;而护士则埋怨检验报告发送不及时等,耽搁患者的治疗和护理时间等,这些情况的出现都会影响到双方关系,从而产生矛盾和冲突。

二、与后勤人员的关系问题

后勤人员虽不直接参与患者的诊治和护理,但却能够为医疗护理提供物资、环境、安全等各项保障,保证护理工作的顺利开展。由于工作内容、职责任务、专业特性及文化等差异性,若缺乏尊重和理解,双方的交往会出现沟通障碍,甚至引发矛盾冲突。如有些护士认为后勤人员不是专业技术人员,工作岗位不重要,工作清闲,在交往中觉得自己高人一等,以命令式口气要求提供服务,甚或指手画脚,无端指责和挑剔,引起对方心理压抑与不满。而有些后勤人员因工作不被尊重、重视,缺乏理解、支持与鼓励及待遇较低而感到失落和不满,表现懈怠,不积极主动支持和配合临床一线工作,甚至故意磨蹭、耽搁时间,导致医疗护理工作不能及时开展，从而影响护士与后勤人员的关系。

三、与医技、后勤人员的沟通策略

1. 彼此理解与尊重　护士与医技、后勤人员都是为了患者的健康提供服务，都应得到社会的尊重和理解。在交往过程中，护士首先应尊重、理解其他医疗辅助岗位人员，注意提高自身修养，以礼待人，通过多种渠道、多种方式与医技、后勤人员进行沟通。如果在交往中出现问题，不应相互推卸责任，首先应客观分析问题，做自我检查和批评，如果因自身的工作疏忽，给对方造成不便或麻烦应主动承担责任，向对方致以真诚的歉意，并及时补救、注意改正。如果因为对方的失误造成一时的工作被动，不要埋怨指责，应采取对方能接受的方式提出合理的意见和建议，并主动帮助对方做好善后工作，将失误的不良影响降低到最低。这样既可以化解双方的矛盾，又能保持和谐的人际关系，保证医疗护理工作的顺利开展。

2. 相互支持与配合　护理工作的顺利开展，需要医技、后勤人员的有力支持与紧密配合，护士只有与医技、后勤人员等进行有效的沟通与协调，才能最大限度地发挥自己的角色功能，提高护理服务质量。任何一部分的失调都会影响到医院这个有机整体的正常和有序运作。在工作过程中，护士不仅要考虑自身遇到的困难，也应设身处地地为其他工作人员着想。当其他工作人员的工作安排有困难时，在不影响患者诊疗的前提下，可主动调整工作方案，尽可能为对方提供工作便利。如与检验人员配合时，采集标本前先要了解该项检验的目的、方法和要求，严格按要求采集标本，并及时送检。与影像检查人员配合时，应按要求充分准备，并按预约时间，及时将检查者和所需物品送至检查场所。若因客观原因无法达到要求，应及时与相关人员沟通，说明理由并及时采取补救措施。当护士的工作需要后勤人员配合时，应诚恳地提出请求，尊重并理解、体谅后勤人员的辛劳。在医院工作中只有所有人员相互支持，紧密配合，才能建立融洽和谐的人际氛围，共同为患者提供优质服务。

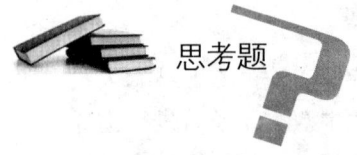

思考题

1. 护士对护士长的角色期望有哪些？护士长对护士的角色期望有哪些？
2. 某住院患者，因夜间难以入睡要求其医生给其开安眠药，医生答应患者，但忘记开临时医嘱。第二天早晨，患者因晚上失眠而埋怨护士，护士为此对该医生极大不满。请问导致医护关系冲突的原因是什么？请您阐述影响医护关系的原因有哪些？
3. 请叙述护士如何促进医护关系的和谐发展？

（李丽娟）

项目七　实习护生的人际沟通技巧

学习目标

知识目标
1. 列出护生与医务人员沟通和患者沟通障碍的影响因素。
2. 叙述护生与不同医务人员沟通和患者沟通的原则。

任务目标
1. 在实习过程中能灵活运用各种沟通技巧恰当地与不同医务人员、不同患者进行沟通。
2. 提升人文素养，培养良好职业品质。

案例

　　护生小张刚从外科轮转到消化内科，由于对内科特性还未了解，带教老师安排她以观察学习为主。第四天带教老师安排她为2床70岁患者周大爷输液，她提前进病房做输液前准备，可患者看她是新来的实习生，就对她说："老人的血管不好打，你肯定不行，去叫你的老师来打吧。"小张觉得很尴尬，不知道怎么办。后来在带教老师的劝说下，患者还是同意让小张操作。

　　经过一段时间的实习，小张开始跟带教老师值夜班。10床患者姜阿姨，因为失眠导致血压升高，白天医生医嘱：睡前肌内注射地西泮10mg。按医嘱小张备好药物，准时到病房处置，却发现姜阿姨已熟睡。小张返回办公室，向值班医生汇报情况，并请值班医生更改医嘱："郑医生，患者已熟睡，您看是否可将睡前肌内注射医嘱改为备用医嘱，需要时再给予注射？"郑医生："可以，我现在就改，谢谢小张的细心和提议。"

　　患者王某，女，胃十二指肠溃疡入院，需常规腹部B超、子宫B超、胃肠钡剂、X线透视等检查，小张护送王某到辅助检查科室。

　　（1）如何恰当地运用各种沟通技巧与不同医务人员和不同患者沟通，是护生需要解决的问题。

　　（2）掌握与不同医务人员和不同患者沟通的影响因素和原则，是实习护生应掌握的基本知识。因此，护生应该完成以下各项学习任务。

　　任务一　护生与医务人员的沟通
　　任务二　护生与患者的沟通

　　临床实习是一个护生将在校所学基本理论、基本知识和基本技能用于临床护理实践的过程，是护士职业生涯旅程中掌握实践能力必须经历的重要的起始阶段。护生在临床实习场所中会遇到各种复杂的人际关系,与各种医务人员和患者进行交往,如若没有良好的人际交往沟通能力,往往会给护生自身带来较大的压力,因此,护生应学好和掌握相关的理论知识,提前做好实习前的准备工作。

任务一　护生与医务人员的沟通

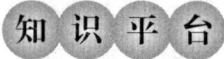

一、护生与医务人员沟通的影响因素

1. 环境适应不良　从熟悉的学校学习环境到陌生的医院实践环境,护生对医院的组织结构、规章制度、科室设置、环境布局等均不熟悉;对自己即将开始的工作、职责、程序等不完全熟悉和清楚;面对全新的人、事、物,感到不知所措,易产生焦虑和紧张情绪,从而影响人际之间的沟通。

2. 角色认知与转换不良　护生的学习环境由过去的学校转为医院学习;学习方法由过去的课堂授课和训练转为轮转科室实践;学习方式由过去的集中授课转为带教老师指导。学习方式和学习环境的改变使得护生出现了陌生与新奇、渴望与兴奋、紧张与焦虑、担忧与畏惧等心理特点。由于进入医院实践环境则护生角色应转换为准护士,从原来的在校主要学习任务转化为患者提供照护、教育、支持是其主要任务。护生应正确认识和对待这些变化,学会履行护士的角色功能。假若护生对自身的角色转换缺乏认知,就难以主动去适应角色,导致角色转换不良。

3. 患者的角色期望值落差　随着社会法制化,患者的维权意识增强,对医疗护理服务的期望值和要求越来越高,由于护生的实践技能不如医务人员,往往表现胆怯、自卑、不自信,其展现的社会价值与患者和社会对她的期望值相差太大,常招致患者的不信任和拒绝其提供的服务,给护生造成心理压力,从而影响角色的适应。

4. 护生资格影响带教　从法律角度讲,护生不具备护士资格,在临床护理活动中都必须在执业护士的严密监督和指导下从事护理工作,如若发生差错或失误或事故等,除本人要承担一定的责任外,带教护士要承担相应的法律责任。因此,承担责任难免会影响带教老师的积极性。

5. 身份差异与带教特点　由于护士长与带教老师的身份和地位关系,护生往往对其存在敬畏心理,不敢或不知如何与其沟通。也有护生太过主动而出现"越位"的表现,常不懂装懂,自以为是或自作主张。实习带教特点是实习护生与带教老师跟班和倒班,使大多数护生在心理上主要倾向于自己的带教老师,往往对带教老师产生"盲从"倾向,缺乏主动思考从而缺少了主动与其他护理人员沟通的意识。

6. 带教老师的素质　有些带教老师缺乏带教的基本意识,责任心不够强,只是单纯"使用"护生,或只喜欢"能干活儿"的护生。个别老师对护生缺乏关爱,过于严厉,甚或嫌弃其笨手笨脚,使护生对老师的预期期望心理产生落空、失落、压抑、自卑。而少数资深护理人员没有做好"榜样",失去护生对老师的信任和认同。

7. 心理因素与角色差异　①护生的自卑、怯懦心理使其认为自己社会地位比医生低,交往时常会唯唯诺诺,不能自然交往,甚至个别护生认为医生反正也看不起自己,干脆对医生不予理睬。双方在沟通中因为角色差异,不能"换位思考",有时会出现"冷场"现象。②部分护生有优越的心理,而护理员往往存在自卑、自负或嫉妒心理,这些均是影响彼此合作和沟通的因素。由于角色的差异,护生更倾向于向专业的医护人员学习和交往,而忽视与护理员的沟通。护理员往往只关注自己的工作完成情况,对于与护生之间的关系保持着一种"井水不犯河水"的态度。③护生缺乏与其他医务人员的合作热情,一般认为不是自己的直接带教老师而表现出不够主动和热情,医务人员则可能对护生的配合也不屑一顾。

二、护生与医务人员沟通的原则

1. **明确目的** 明确实习目的,实习是一个将理论知识运用到临床实践中,不断积累经验的过程,只有虚心地与不同医务人员沟通,学习他们的知识和经验,才能为将来更好地从事护理工作而奠定坚实的基础。

2. **角色定位** 实习护生与不同医务人员之间存在着不同的人际关系,如与带教老师是师生关系,与患者之间是护患关系,与其他医务人员之间既是学生也是合作者。因此,护生应调节自己的心态,找准自身角色定位,处理好与不同医务人员的关系,严于律己,真诚待人,做好自己分内之事。

3. **强化意识** 首先护生应强化学习意识,主动与医务人员沟通,虚心向不同医务人员学习,加强和提高自身综合素质和能力。其次应强化团队意识,护生的一言一行都会影响医院的形象,只有具有较强的团队意识,才能凡事顾全大局、不卑不亢、热情主动、及时沟通及积极合作。

4. **灵活运用沟通技巧** 注重护生人际沟通技能的培训,加强与各类人际之间的交流,人与人的沟通总离不开语言及非语言的信息交流,灵活运用沟通技巧,往往能事半功倍。

任务实施

实训10 护生与医务人员沟通情景训练

以本项目案例为范例,完成护生与医务人员的沟通任务,见表2-7-1。

【目的】 通过角色扮演,明确角色定位;灵活运用沟通技巧,处理和保持良好的人际关系。

【方法】 角色扮演。

【准备】

1. 评估 ①本项目案例护生与各种医务人员之间存在的人际关系问题。②分析与各种医务人员之间沟通的影响因素。

2. 计划 ①分组,角色扮演,互换角色。②评议、讨论、总结。③评价:自我评价、他人(同学)评价、教师评价。

【实施】见表2-7-1。

表 2-7-1　护生与医务人员沟通任务实施情景

任务过程	任务情景		要点说明
	角色	沟通行为	
与带教老师沟通	护生	*仪表端庄，服饰符合职业要求	• 体态语言
		*微笑着站在带教老师面前，目光注视着老师	• 运用表情、目光及人际距离
	带教老师	"小张，你今天刚来，对消化内科疾病特点还不了解，先跟在我身边观察、见习，等熟悉了消化内科的专科特性后，再尝试独立操作。"	• 语言表达清晰，目的明确
	护生	*微笑，点头	• 运用表情、肢体语言"首语"
		*轻声对老师说："嗯，好的，我会用心观察，好好学习的。"	• 副语言运用
与医生沟通	护生	*按医嘱地西泮 10mg im 备好药物，准时到病房处置，却发现姜阿姨已熟睡	
		*小张返回办公室，向值班医生汇报情况，并请值班医生更改医嘱："郑医生，患者已熟睡，您看是否可将睡前肌内注射医嘱改为备用医嘱，需要时再给予注射？"	• 称呼合理，符合语言沟通礼貌性原则
	郑医生	"可以，我现在就改，谢谢小张的细心和提议。"	礼貌性语言沟通
与其他医务人员沟通	护生	微笑："×医生，您好。这是我们科室的患者王某，她要做好几项检查，但她现在有尿意，请先给她做子宫检查，之后再去做其他项目检查。行吗？"	• 礼貌性语言沟通 • 说明情况，征求意见，取得理解和支持
	医生	"好的，那就先做子宫检查吧。"	
	护生	"谢谢×医生！谢谢！"	• 表达谢意与尊重

任务二　护生与患者的沟通

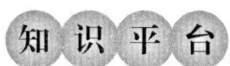

一、护生与患者沟通的影响因素

1. 护生角色的不断转换　在实习的不同阶段，护生的角色适应和转换的不同，与患者的沟通表现也是不同的。实习初期，由于陌生的医院环境及对自身专业知识和能力的不自信，多数护生产生紧张感，表现为不知所措，不知如何与患者沟通；实习中期，主要是模仿带教老师的沟通方式与患者进行沟通；实习末期，通过理论联系实际，模仿学习和实践应用，基本上能够合理应对实际工作中的情况。

2. 患者对护生角色行为不信任　随着法治社会的进展，人们的维权意识和自我保护意识会越来越强，对医疗服务和医务人员的要求也越来越高，认为医院提供优质的医疗服务是应该的，而参与教学是一种额外的付出，因此，有少数人对护生临床实习采取不配合的态度,或对护生技术上的不信任,甚至故意出难题和刁难护生,以此来拒绝护生所提供的护理服务。但多数患者能以宽容之心接受护生和尊重护生的劳动,积极配合治疗和护理。若遇不配合患者时,护生应该求得指导教师的帮助,努力与其沟通,用自己的"真诚"和"过硬技术"换来患者的理解、支持和信任。

3. 双方语言表达或理解的误差　由于护生和患者双方文化程度、受教育水平、语言表述能力、人际沟通能力的差异等问题,使双方在交流过程中可能会对交流内容的理解产生偏差或误解。如护生使用专业术语,使患者不理解含义或误解护生所述内容,必然影响相互之间的沟通。

4. 护生忽略患者的人文关怀　患者特别在意护理人员的服务态度,渴望被理解、被尊重、被关爱和被重视。如果护生只会护理操作,心中没有患者、没有关怀、没有温暖,易导致患者"不被尊重"或被"当作试验品"的感觉,产生被护理人员蔑视的心理。这些情况都易引起患者的不满,甚至发生护患冲突。

二、护生与患者的沟通原则

1. 注重人文关怀,满足身心需要　首先注意用语文明、称呼得体,让患者感受尊重和关爱;其次要换位思考,主动关心和满足患者的生理和心理需求。

2. 运用非语言沟通,提升沟通效果　护生在与患者沟通的过程中,还要适当结合运用非语言沟通技巧,提高沟通效果。

3. 加强法律意识,减少护患冲突　运用法律维护患者权利和义务的同时,也要保护自己的权利和义务。及时、准确、有效地执行医嘱、进行护理操作。沟通遇到的问题应及时向老师汇报,不要盲目、擅自、自作主张给予处理,或隐瞒事实真相,以减少护患冲突。

任务实施

实训11　护生与患者沟通情境训练

以本项目案例为范例,完成护生为患者输液的沟通任务,见表2-7-2。

【目的】　运用语言沟通基本知识和技巧进行训练,顺利完成护生与患者之间沟通。

【方法】　角色扮演。

【准备】

1. 评估　①本项目案例护生与患者之间存在语言沟通的问题。②患者对护生的不信任根源。③带教老师的态度和沟通技巧。

2. 计划　①护生仪表符合规范要求,明确与患者交谈目的。②患者已了解护生的技能操作能力。③带教老师对患者的劝解和对护生进行的指导方案。④分组,角色扮演,互换角色。⑤评议、讨论、总结。⑥自我评价、他人(同学)评价、教师评价。

【实施】见表2-7-2。

表 2-7-2　护生为患者输液沟通任务实施情景

任务过程	任务情景		要点说明
	角色	沟通行为	
输液前与患者沟通	护生	*仪表端庄，服饰符合职业要求 *面带微笑走进病房 *眼睛注视着患者及其家人，轻声问："您好！请问您是几床？叫什么名字？"	● 体态语言 ● 表情"微笑"语言及姿态语言 ● 运用"目光"交流，"轻声问"符合副语言沟通原则，语言沟通有礼貌
	患者	"2床，周××。"	
	护生	*点头，微笑着说："2床，周××。是吗？让我看下您的腕带" *"您好！周××，一会儿要为您输液，我现在先做好准备。"按照操作规程挂好输液瓶，排空气	● 表情语言、重述、核实技巧 ● 姿势语言，暗示希望可以独立操作
	患者	"你是新来的实习生吧？"	
	护生	微笑注视患者："是的，大爷，这个科室我是新来的，但我已经在外科实习三个月了。"	表情语言；说明虽新来，但也已有三个月的实习经历
	患者	对着护生小张挥挥手："老人的血管不好扎，你肯定不行，去叫你的老师来扎吧。"	肢体、姿势语言，表明对护生的不信任
	护生	微笑着："大爷，您别紧张，我是刚来的，但我已在外科实习三个月了，扎针我已经操作得很多了，做得还是很熟练的。再说，静脉穿刺这些操作我们在学校时就在自己身上互相练习过。内科虽然刚来几天，您对我不了解和担心的心情我能理解。没关系，我这就去请老师给您输液。您稍等。"	● 表情语言，安慰语言 ● 说明情况，取得理解和配合 ● 换位思考，表示理解和尊重患者的要求
与带教老师沟通	护生	找到老师，轻声说："老师，2床的患者不放心我扎针，要求老师您去扎。"	"轻声说"是副语言信息的运用
	带教老师	点头，微笑，"好的，我们去看看。"	
说服患者沟通	带教老师	微笑："大爷，我来了，别担心，来，我们先看看血管情况。""您今天要扎哪只手？""小张，来，你先帮大爷找下血管。"	
	护生	自信地注视着患者的眼睛，微笑着说"好的。"对着大爷伸出的右手轻触血管部位："大爷这儿有没有疼？"得到大爷没有疼痛的肯定后："这条血管弹性不错，又没有疼痛，我们就扎这条吧？您看行吗？"	● 目光注视，表明信心，争取患者的信任 ● 触摸语言 ● 征求意见，取得同意
	患者	疑惑不定地看着带教老师	目光交流
	带教老师	*对着患者点下头："这条血管不错，就扎这条。" *对着小张："你做得很好，你在外科时一天要给多少个患者进行输液操作？"	

续表

任务过程	任务情景 角色	任务情景 沟通行为	要点说明
	护生	自信地看着老师的眼睛,微笑着说:"外科病人很多,每天都有很多输液操作,好多患者的血管条件比大爷的还差,基本上都是'一针见血'的。"	• 利用患者心理,运用语言沟通技巧
	带教老师	微笑着对着患者:"大爷您看,她(护生)已经早就会做输液操作了,而且学生在学校时就互相在自己身上练习过静脉穿刺,更何况她已经在外科实习三个月了,相信她能做好的,今天您也让她输液,我就在这旁边指导她,您看行吗?"	• 告知患者护生自身练习和外科实习情况,表明学生具有独立操作能力,向患者传递信心 • 换位思考,消除患者的顾虑
	患者	"好,我相信你这带教老师的话。"对着护生:"你就放心地打吧。"	
	护生	微笑着高兴地点头:"谢谢大爷信任我,我一定细心操作。"	表情、语言沟通,礼貌语言、感谢语言
与患者结束沟通	护生	输液成功。安置患者手臂,整理床单位,用眼睛注视着患者,微笑着说:"好了,您看不疼吧?谢谢您给我操作的机会,您先好好休息,我一会儿再来看你,如果有什么不舒服,可以按呼叫器。"	• 恰当应用礼貌的结束语 • 交代、安慰,关怀语言
	患者	微笑,点头,"好的。"	
	护生带教教师	携用物离开病房,轻轻关上房门。	符合操作"四轻"原则

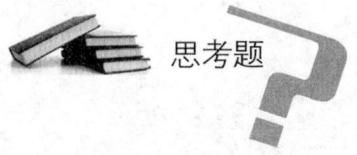 思考题

1. 护生与医务人员沟通的影响因素有哪些?要处理好护士与医务人员之间的关系应遵循哪些原则?

2. 护生与患者沟通时,应注意哪些影响因素和原则?

3. 患者,廖某,男,30岁,胃溃疡入院,医生决定行胃大部切除术,术前准备留置导尿管。护生小严按医嘱准备为其插尿管,可是被患者拒绝了。患者点名要主治医生插尿管。

(1) 作为护生,应如何与患者沟通?

(2) 如果你是护生,你将如何与医生沟通?

(李丽娟)

下篇

单元三

护理人际沟通中的礼仪

项目八 认识礼仪与护理礼仪

学习目标

知识目标
1. 解释礼仪、护理礼仪、护理礼仪修养的概念。
2. 说出礼仪的基本原则和特点。
3. 叙述护理礼仪的内容和特征。
4. 阐述护理工作中需要注意哪些礼仪和护理礼仪。

任务目标
1. 能恰当运用礼仪和护理礼仪,迅速建立护患信任和沟通。
2. 培养良好的护理礼仪修养,为患者提供优质护理服务。

案例

小李和小陈都是科室新来的护士,护士长在对她们的考察中发现,许多患者都表示更愿意让小李为自己护理,而不愿意让小陈为自己服务,就连新来的患者也会选择护士小李。难道是小陈技术不好?通过了解患者的回答是:"你看那个小陈,头发散乱,护士服又黄又脏,说话语气生硬,我们不喜欢她。小李就不同了,小姑娘穿着打扮干净清爽,见到我们总是微笑点头,态度和言语都很温和,我们很喜欢她,我们相信她的技术和服务会更好些,我们更愿意她来照顾我们。"

在日常的护理工作中,护士的知识、能力、技术固然重要,但人际交往的个人一般礼仪和护士礼仪却也至关重要,它反映了一个护士的综合素质和修养,是取得良好护患印象和护患关系的关键因素。因此,需完成学习任务:

任务一 认知礼仪
任务二 认知护理礼仪与修养

中华文化源远流长，中国是具有五千年文明史的泱泱大国，素有"礼仪之邦"之称。学好礼仪对于提高个人素质、协调人际关系、塑造文明的社会风气，发展社会主义精神文明具有现实价值和积极意义。护理礼仪作为一种职业乃至精神文化需求，应当得到更为广泛和具体的传承和发展，也将成为护理人员一生必修的课程。

任务一 认知礼仪

知识平台

"中国有礼仪之大，故称夏；有服章之美，谓之华"。礼仪文明内容丰富多彩，历史久远，对整个社会和历史的发展起广泛而深远的影响。如今，护理服务对象对护理人员和护理质量的要求越来越高，不少医院已经把礼仪培训作为护士职业上岗的必备条件。对护理人员进行必要的礼仪教育和礼仪塑造已刻不容缓。

一、礼仪的概念、内容及特点

（一）礼仪的概念

礼仪是人际交往中约定俗成的行为规范与准则，是对礼貌、礼节、仪表、仪式等具体形式的统称。它也是人们在人际交往中，以一定的、约定俗成的程序方式来表现的律己敬人的手段和过程，是人们在社会交往活动中应当共同遵守的行为规范和准则。例如，正式场合，在接待外宾时鸣放礼炮表示欢迎；贵宾到达时，迎宾小姐在门前列队站立、微笑、鼓掌欢迎等。

（二）礼仪的内容

礼仪涵盖着社会生活的各个方面，礼仪按照行业可分为行业礼仪和交往礼仪两大类。按应用范围一般又分为政务礼仪、商务礼仪、服务礼仪、社交礼仪、涉外礼仪五大分支。

1. 政务礼仪　又称公务员礼仪，是国家公务员在行使国家权力和管理职能所必须遵循的礼仪规范。政务礼仪属于社会礼仪，适用于从事公务活动、执行国家公务的公务员。政务礼仪的核心是要求公务员真正自觉地忠于国家，廉洁奉公，恪守职责，勤于政务，忠于人民，严于律己，规范自己在公务活动中的行为。

2. 商务礼仪　商务礼仪是人们在商务活动中体现相互尊重的行为准则。商务礼仪的核心是一种用来约束我们日常商务活动中方方面面的行为准则，它在商务活动中，可以体现相互尊重，这其中包括了仪表礼仪、言谈举止、商务书信来往、电话沟通等技巧。从商务活动的场合来看，又可以分为办公礼仪、宴会礼仪、迎宾礼仪等。

3. 服务礼仪　服务礼仪是指服务行业的从业人员应具备的基本素质和应遵守的行为规范。服务礼仪普遍适用于服务行业的人员、经营管理人员、职场人士、企业白领、商界人士等从事服务工作的人士。例如，对客人热情服务，要求服务者发自内心地、热忱地向被服务者提供主动、周到的服务，从而表现出服务者的良好风度与素养。

4. 社交礼仪　社交礼仪是指在人际交往、社会交往和国际交往活动中，用于表示尊重、亲善和友好的行为规范和惯用形式，是指人们在人际交往过程中所具备的基本素质和交际能力等。社交礼仪的直接目的也是表示对他人的尊重。尊重是社交礼仪的本质。

5. 涉外礼仪　是涉外交际礼仪的简称，也称国际礼仪。涉外礼仪是指在长期的国际往来中，逐步形成的外事礼仪规范，也就是人们参与国际交往所要遵守的惯例，是约定俗成的做法。社交礼仪要求人们在对外交际中，要注意维护自身形象与国家形象、要与交往对象表示尊敬与友好，了解各国社交文化和习俗，避免不必要的误解。

知识链接

礼仪中的交际用语

初次见面应说：	幸会	看望别人应说：	拜访
等候别人应说：	恭候	请人勿送应用：	留步
对方来信应称：	惠书	麻烦别人应说：	打扰
请人帮忙应说：	烦请	求给方便应说：	借光
托人办事应说：	拜托	请人指教应说：	请教
他人指点应称：	赐教	请人解答应用：	请问
赞人见解应用：	高见	归还原物应说：	奉还
求人原谅应说：	包涵	欢迎顾客应叫：	光顾
老人年龄应叫：	高寿	好久不见应说：	久违
客人来到应用：	光临	中途先走应说：	失陪
与人分别应说：	告辞	赠送作品应用：	雅赠

（三）礼仪的特点

1. **共同性和普遍性** 礼仪的共同性和普遍性，体现在礼仪是一种文化现象为全人类所共有。现代社交礼仪的内容已渗透到社会的方方面面，从政治、经济、文化领域，到人们的日常生活方面，大到一个国家的国庆庆典，小到一个企业公司的开张志禧，再到人们日常生活中的接待、见面谈话、宴请等，均需要讲究礼仪规范和礼仪准则。比如最简单的问候语："您好""再见"等，这几乎是全世界通用的一种问候礼节，具有绝对的普遍性。

2. **差异性** 礼仪的差异性，是说不同的国家、地区和民族，礼仪的内容和形式有所不同。人们常说"百里不同风，千里不同俗"，意思是不同的文化背景，可能产生不同的礼仪文化，不同的地域文化也决定着礼仪的内容和形式的多样性。我国疆土辽阔，是一个多民族的大家庭，不同的民族，在风俗习惯、礼仪文化上各有千秋。例如，见面问候致意的形式就很多种，有的脱帽点头致意，有的见面拥抱，有的双手合十，有的手抚胸口，有的口碰脸颊，还有握手致意等。

3. **继承性** 在中华文化发展的源流中，礼仪文化的发展是一个取其精华、弃其糟粕的过程。那些反映劳动人民的精神风貌、健康高尚的礼仪被传承下来，得到肯定和发扬；而那些代表剥削阶级、封建迷信的繁文缛节则得以根除和摒弃。例如，古代朝见天子所需的三跪九叩，随着封建帝制的消亡，已被摒弃，取而代之的是现代的握手敬礼的礼仪。而那些历经岁月考验和洗礼，如"温良谦恭""尊老爱幼"等顺应时代发展的礼仪必将随着人类历史的不断进步而继承和发展下去。

4. **时代性和发展性** 礼仪的时代性和发展性即任何礼貌、礼节、礼仪都是随时代的发展而发展，随时代的进步而革新。礼仪作为一种文化范畴，必然具有浓厚的时代特色。时代总在不断地前进，礼仪文化也随着社会的进步而不断发展。例如现代人所发的祝福短信、微信、微博、邮件，手机或电视点歌祝贺等礼仪形式就是随时代进步而产生的新生事物。此外，随着国家对外交往的不断扩大，我国的传统礼仪自然也被赋予了许多新鲜的内容。礼仪规范更加国际化，礼仪变革向符合国际惯例的方面发展。

5. 统一性　礼仪的统一性体现在虽然礼仪存在差异性，但是礼仪又是和谐统一的整体，指引着人民进步，国家强盛。例如社会主义核心价值观，追求中国梦的信念，是"国家、社会、个人"三德的统一，是礼仪的统一。爱国的礼仪体现为：经常读报看新闻，时时关心时政动态，忠于国家，报效祖国等。敬业的礼仪体现为：遵守工作规程，爱岗敬业，乐于奉献等。诚信的礼仪体现为：真诚待人，说到做到，一诺千金等。总之，只有方方面面和谐统一，才能使礼仪无处不在，文明处处彰显。

6. 阶级性　礼仪的阶级性表现在对不同身份、地位的人士礼宾待遇的不同。在社会生活中，人们往往用长幼之分、男女之别、官方礼宾次序来规范每个人的受尊重程度。这种礼宾次序虽然带有某种强制性，不同的人因此而得到不同的礼宾待遇，但这并不意味着尊卑贵贱，而是现代社会正常交往秩序的表现，反映了各级公务人员的社会身份和角色规范。例如，一国使臣来访时，接待国也应派出地位或身份相当的官吏来接待，以表示双方的交往是基于一种相互尊重、互动情感的过程，在礼节上就表现为相互对等、有来有往。

二、礼仪的基本原则

1. 遵守的原则　遵守是依照规定行动而不违背的意思。遵守的原则就是对行为主体提出的基本要求，是人格素质的基本体现。在社会交际应酬中，每一位参与者不论身份高低、职务大小、财务多寡，都必须自觉、自愿地遵守礼仪，用礼仪去规范自己在交往活动中的一言一行，遵守礼仪规范，才能融入人际交往活动中去，才能赢得大众的尊重和信任，确保人际交往达到预期的目的。否则就会失礼于人前，甚至受到公众的指责和鄙视。

2. 自律的原则　自律的原则，就是在交往过程中要克己、慎重、积极主动、自觉自愿、礼貌待人、表里如一；就是要自我要求、自我对照、自我反省、自我检点、自我约束、自我控制；就是不能妄自尊大，口是心非。礼仪规范既包括对待个人的要求，也包括对待他人的要求。严格要求自己的人，懂得约束管理自己的人，将受到他人的尊重和赞赏，并取得成功。

3. 敬人的原则　即人们在社会交往中，要常存敬人之心，不可失敬于人，不可伤害他人的尊严，更不能侮辱他人的人格。这是礼仪的重点与核心，也是礼仪的灵魂。"君子所以异于人者，以其存心也。君子以人存心，以礼存心。仁者爱人，有礼者敬人。爱人者，人恒爱之。敬人者，人恒敬之"。所以，只有尊敬别人的人才能赢得他人的尊敬。

4. 宽容的原则　宽容即体谅他人、宽以待人。宽容是一门学问，也是一门艺术，更是一种美德。既要严于律己，更要宽以待人，多容忍他人、多体谅他人、多理解他人，不要太过求全责备、斤斤计较，不要过分苛责、咄咄逼人。古语云："水至清则无鱼，人至察则无徒""金无足赤，人无完人"。对人对己都不要要求太过严格、太过苛刻。"海纳百川，有容乃大；壁立千仞，无欲则刚""宽容他人，悦纳自己"。要有宽广的胸襟和大度的气量。

5. 平等的原则　这是礼仪的核心，即尊重交往对象、以礼相待，对任何交往对象都必须平等对待、一视同仁，给予同等程度的礼遇，不因为交往对象的年龄、性别、种族、文化、职业、身份、地位、财富、亲疏远近的关系等方面的不同而厚此薄彼，区别对待。但是允许根据交往对象的不同而采取不同的具体方法。

6. **从俗的原则** 《庄子·山木》:"入其俗,从其令"。意思是到一个地方,就要顺从当地的习俗。由于国情、民族、文化背景的不同,必须坚持入乡随俗,与绝大多数人的习惯做法保持一致,切勿目中无人、自以为是。从俗,一则有利了解当地的民风民俗,达到远行的意图;二则表示对异乡人民生活习惯的尊重,表示自己的随和,容易与人打成一片;三则不要为别人造成太多的麻烦,利己利人,何乐而不为。

7. **真诚的原则** 真诚就是真实诚恳,真心实意,坦诚相待,诚实守信,以诚待人,不逢场作戏,言行一致。运用礼仪时,务必诚信无欺,言行一致,表里如一。在运用礼仪时,表现出对交往对象的尊重与友好,真心实意与其沟通,才能更好地被对方理解并接受。"真实之中有伟大,伟大之中有真实""真诚是通向荣誉之路"以从心底感动他人而最终获得他人的信任。

8. **适度的原则** 就是要得体、中庸适度、掌握分寸、扮好角色。应用礼仪时要注意做到把握分寸、注重技巧、遵循规范、认真得体。如在与人交往时要彬彬有礼,但不低声下气;要热情大方,但不矫揉造作;要真挚友善,但不虚伪客套;要实事求是,但不虚假夸张;要优雅得体,但不粗俗无礼。在人际交往中,凡事不可过,又不可不及,也就是要恰到好处。在实际交往中,只有勤学多练,积极实践,才能练就恰如其分,恰到好处。

三、学习礼仪的意义

"做事先做人,做人先学礼,以礼行天下""国尚礼则国昌,家尚礼则家大,身尚礼则身正,心有礼则心泰"。讲究礼仪是一个国家社会风气现实的反映,是一个民族精神文明和进步的重要标志。"礼仪"是我们人生的第一课,"礼仪"的根本就是尊重人。

1. **有助于提高自身修养** 在人际交往中,礼仪往往是衡量一个人文明程度的准绳。它不仅反映着一个人的交际技巧与应变能力,而且还反映着一个人的气质风度、阅历见识、道德情操、精神风貌。通过一个人对礼仪运用的程度,可以察知其教养的高低、文明的程度和道德的水准。一个懂得使用礼仪的人,必然有着优雅得体、自然大方的举止,一定能给人留下美好的印象,获得同仁的信任与好感。

2. **有助于美化生活** 学习礼仪,运用礼仪,有益于人们更好地、更规范地设计和维护个人形象,更好地、更充分地展示个人的良好教养与优雅的风度。当个人重视美化自身,个个以礼待人时,人际关系将会更和睦,社会秩序就会更加规范,人们的生活将变得更加温馨,这时,美化自身便会发展为美化生活、美化社会。

3. **有助于改善人际关系** 古人云:"世事洞明皆学问,人情练达即文章"可见交际礼仪的重要性。古人云:"举止庄重,进退有礼,执事谨敬,文质彬彬""相逢一笑泯恩仇""化干戈为玉帛",用好礼仪,可以让敌人变成朋友;相反,可能让朋友变成敌人。学好并用好礼仪规范不仅能帮助我们赢得他人的尊重,还能帮助我们取得更大的进步。长此以往,必将帮助人们造就和谐融洽的人际关系。

4. **有助于净化社会风气** 古人云:"礼义廉耻,国之四维"。荀子也曾说过:"人无礼则不立,事无礼则不成,国无礼则不宁"将礼仪列为立国的精神要素之本。而在日常交往中,诚如英国大哲学家约翰·洛克所言:"没有良好的礼仪,其余的一切成就都会被人看成骄傲、自负、无用和愚蠢"。所以,遵守礼仪,善用礼仪,将有助于净化社会的风气,提升个人乃至全社会的精神和品位。

任务二　认知护理礼仪与修养

知识平台

护理是救死扶伤的神圣职业,护士是人们心目中的"白衣天使",是爱心、细心、耐心、责任心的代名词。护理礼仪与修养,直接影响着护士的职业形象和护理职业的发展,影响着护理质量的提高和护理专业的发展。护理礼仪文化与礼仪美育应当也必须渗透入课堂教育与工作生活中,使整个护士队伍群体素质更为优质和强大,更受社会的尊重和信赖。

一、护理礼仪的含义、内容与特征

(一)护理礼仪的含义

护理礼仪属于职业礼仪的范畴,是护士职业形象的重要组成部分。是指护士在本职工作岗位上向患者提供护理服务时,被大家公认和自觉严格遵守的行为规范和准则。具体来说,它是护理人员在整个护理过程中,为了塑造个人和组织的良好形象,所应当遵循的尊重患者、尊重患者家属、尊重其他工作人员的礼节,并注重自身仪表、仪态、仪容等方面的规范和程序。护理礼仪是一般礼仪在护理工作中具体的运用和体现,是护士素质、修养、行为、气质等各方面的综合反映,学好护理礼仪对护理整体综合素质的提高有着深远的影响。

(二)护理礼仪的内容

1. 护士的体态礼仪　体态实际上是一种体态语。体态是展示自己才华和修养的重要外在形态,训练有素的护士体态有良好的站姿、端庄的坐姿、稳健的行姿、典雅的蹲姿、熟练而有序的操作等。①站立姿势:一个训练有素的护士站立时,必须是落落大方,挺拔稳健。②端坐姿势:俗语说:"站如松,坐如钟,行如风,卧如弓"。端庄优美的坐姿,会给人以文雅、大方、稳重的美感。③行走姿势:行姿是一种动态的姿势,走得正确、优雅、轻捷、有节奏感是行走姿势的基本要求。④下蹲姿势:下蹲拾物时,应自然、得体、大方,不要遮遮掩掩。⑤护士端治疗盘姿势:端治疗盘是护理工作常见的一种姿势,应要求做到平稳、节力、姿势优雅。

2. 护士的仪表仪容礼仪　包括护士的仪表、姿态,泛指护士身体所呈现出的各种姿态,它包括举止动作、神态表情和相对静止的体态。护士的面部表情,体态变化,行、走、站、立、举手投足都可以表达出自己的思想感情,并被患者所感知,进而影响护患沟通。仪态是表现一个人涵养的一面镜子,良好的仪态可以显示出护士饱满的精神状态和优良的文化教养,可以传递出不同的能量信息,并增进护患之间的关系。

3. 护士的举止礼仪　护士的举止包括护士的仪表、仪态、神色、表情和动作。护士举止端庄可获得患者的信任和尊重,态度热情可以使患者产生亲切感和温暖感,操作动作轻巧规范可以使患者产生信任感和依赖感。护理人员的举止要做到:端庄、得体、文雅、适度、符合身份与场合。护士通过礼貌得体的举止待人,可使患者在与护士的沟通交往中,心理上呈现快乐、期望、羡慕、信赖等情绪反应,从而对身体康复起到积极的作用。

4. 护士的言谈礼仪　语言是护士与患者进行沟通的重要工具,言谈礼仪是护患交往的重要桥梁。护士与患者交谈时,应多使用敬语、谦语、雅语、安慰语,语气应和蔼亲切,多采用商量的口气引起共鸣和配合，不要用命令式的语气，因会引起患者的不满和抵触；交谈中要善于耐心开导、安慰与鼓励，使患者从护士话语中感到温馨、体贴、信任。另外，对于患者的称呼要注意尊重患者的文化、职业、职务、习惯等，采用恰当的称谓，不可简单粗鲁以床号代替称呼，或直呼其名。

5. 护士的涉外礼仪　随着护理国际化和多元化的发展，涉外护理的前景广阔，越来越多的护理人员走出国门，开展多元的涉外交流合作。因此，更应该注意职业礼仪的运用，避免使用不当，引发误会和分歧，小则失礼于人前，大则影响整个护理职业的口碑与名誉。

6. 护士的服饰礼仪　在服饰方面，传统燕式帽一直是护士职业的标志。护士必须衣帽整洁，头发不宜过肩，帽檐离前面露发 3～5cm，后面的长发可用发网套住。夏日必须穿长袜，颜色宜为白色或者肉色。鞋子建议穿白色坡跟软底鞋，无论冬夏，都是如此。至于衣服，布料质量要有保证。裙子的长度不宜露出白大褂的下摆。

7. 护士的日常生活礼仪　护士也是社会群体中的一员，理应遵守日常生活中的礼仪规范。如：仪表要大方，服装要整洁；"请""谢"不离口，称呼要得当；态度要和蔼，举止要谦逊；站立要端正，行路说话要轻声；当班不饮酒，葱蒜也要忌；解释应婉言，不亢也不卑；照顾客习惯，接待讲尊卑；宾客谈话时，不靠近打听；插话要禁忌，隐私需保密；凡事要有礼，件件要入微。

（三）护理礼仪的特征

1. 规范性　由于护理服务本身工作的性质和服务对象的特殊性，决定了护理礼仪具有很强的规范要求。护理礼仪主要包括护理人员的仪表礼仪、仪态礼仪、服饰礼仪、言语礼仪、日常交往礼仪等内容，它不但详细而又具体地规范了护理人员在护理活动中的着装、发饰、站、坐、行走和下蹲等各种要求，同时对护理人员的语言也有相应的规范。长久以来，形成了一系列规范化的礼仪要求，所以对于护理人员，规范的岗前礼仪培训和系统的礼仪培养是非常必要的。

2. 操作性　护理的礼仪原则都相当具体、切实可行、操作性强、易学易掌握，可以广泛地应用于日常护理活动中。除此之外，护理礼仪还具有强制性、综合性、适应性、可行性、传统性等特性。总之，养成护士礼仪，道德修养是基础；文化修养是必须；真诚友好是关键；美化形象是目标；严于律己是核心。礼仪的养成需要时间的积累和沉淀，需要护理人员的用心和耐心。

二、护理礼仪修养

（一）护理礼仪修养含义

1. 修养　是指人的综合素质。指人们在思想、道德、学术、技巧等方面经过长期勤奋学习，刻苦努力所达到的一种品质和能力。修养就是在自我认识、自我要求的基础上的一种自我教育、自我充实、自我提高的活动及其结果。

2. 护理礼仪修养　是指护理人员为了给人们提供高效优质的护理服务，按照护理礼仪原则和规范的要求，结合自身的实际情况，在礼仪意识以及礼仪品质等方面所进行的长期、自觉的自我锻炼和自我改造。

> **知识链接**
>
> ### 礼仪小故事——程门立雪
>
> "程门立雪"这个故事说的是宋代学者杨时和游酢向程颢、程颐拜师求教的事。二程是洛阳伊川人,同是宋代著名儒学家。"二程学说"后来为朱熹继承和发展,世称"程朱学派"。杨时、游酢向二程求学,非常恭敬。杨、游二人,原先以程颢为师,程颢去世后,他们都已四十岁,而且已考上了进士,然而他们还要去找程颐继续求学。故事就发生在他们初次到嵩阳书院,登门拜见程颐的那天。杨时、游酢来到嵩阳书院拜见程颐,正遇上这位老先生闭目养神,坐着假睡。程颐明知有两个客人来了,他亦不言不动,不予理睬。杨、游二人怕打扰先生休息,只好恭恭敬敬,肃然待立,一声不吭等候他睁开眼来。如此等了好半天,程颐才如梦初醒,见了杨、游二人,装作一惊说道:"啊!啊!贤辈早在此乎!"意思是说你们两个还在这儿没走啊。那天正是冬季很冷的一天,不知什么时候,开始下起雪来。门外积雪,有一尺多深。这个故事,就叫"程门立雪"。在宋代读书人中流传很广,后来,人们就往往引用这个典故和这句成语形容尊敬老师,诚恳求教,此为中华民族尊师重教之美德礼仪的佳话。

(二)护理礼仪修养的重要性

1. 礼仪修养是护士必备的基本素质　护士的礼仪不仅反映从事护理工作人员的外在的精神状态,更是内在思想素质、道德品质、敬业精神和自身修养等深层次的体现。护理工作的服务对象是一个特殊的群体(老、弱、病、伤、残等),他们比正常人更加需要尊重、安慰、关心和理解,恰当的仪表、仪态、言行举止不仅能密切医患关系,而且对患者的康复又起着重要的作用。因此,礼仪修养是护士必备的基本素质。

2. 礼仪修养体现以患者为中心的理念　作为一名合格的护士,应提高护理礼仪修养,只有具备全心全意为患者服务的高度责任感和事业心,时时、事事、处处为患者着想、以患者为重,才能对护理工作有饱满的工作热情、高度负责的责任心,才能在工作中自然流露出真情实感,给患者带来舒适感和安全感,才能增进护患双方之间的协调配合,达到事半功倍的治疗效果。

3. 礼仪修养是医院综合水平的体现　良好的护士礼仪能使护理人员在护理实践中充满自信心、自尊心、责任心;优美的仪表、端正的态度、亲切的语言、优雅的举止,使患者在心理上得以舒适、温馨、平衡和稳定,融洽护患关系,有效地消除由于陌生环境给患者带来的紧张焦虑心理。良好的护士礼仪相当于无声地营造着完美的医疗环境,热忱的态度、优质的护理,饱满的精神面貌直接显示医院的管理水平。

(三)提高护理礼仪修养的基本方法

加强护士礼仪修养的培养,是提高护士综合素质的一个重要方面。学习护理礼仪是现代医学和社会进步的必然,是培养护士良好素质修养和树立良好专业形象的重要手段之一。

1. 充分发挥个人的主观能动性。
2. 使用多种途径进行礼仪规范的学习。
3. 注重理论联系实际,努力提高自身修养。

4. 崇尚道德，夯实护理礼仪修养基础。
5. 内外兼修，努力提高自身文化素质。
6. 自我监督，加强护理礼仪的训练和实践途径。
7. 向书本学习、向实践学习、向榜样学习。

总之，护士的修养要从内外两个层面进行全面的提升。"内"是指内在的道德修养、文化内涵，"外"是指人表现出的行为举止、言语表情。"内外兼修"最终达到"表里如一"，完成自身修养的全面提升，做一名合格的、乃至优秀的护理人员。

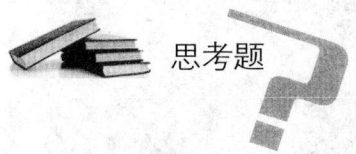思考题

1. 什么是礼仪？礼仪的内容有哪些？
2. 礼仪的基本原则有哪些？你将如何坚持和养成？
3. 什么是护理礼仪？具备哪些特征？说出你所知道的护士礼仪。
4. 通过学习礼仪及护理礼仪相关知识，对比自身，你已具备了哪些礼仪？还欠缺哪些方面？请您谈谈今后将如何提升自己的礼仪修养？

（黄琛琛）

项目九　仪表礼仪在职业生涯中的应用

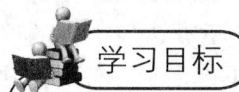学习目标

知识目标
1. 说出护士的发型发饰要求、护士的化妆原则和礼节、护士服着装原则及要求、护士的职业基本仪态。
2. 列出着装的基本原则、不同场所的行走礼仪；入座离座礼仪；禁忌的几种姿态。
3. 叙述面部仪容、头饰礼仪的礼仪要求；站姿、走姿、坐姿、蹲姿的规范要求。

任务目标
1. 能为自己化简易工作妆。
2. 能将护士的职业基本仪态、行为举止、礼仪规范应用到护理工作中。
3. 养成良好的职业基本仪态，增强职业综合素质。

> **案例**
>
> 　　护士小王提早来到科室，在更衣室里迅速更衣、盘发，戴上护士帽，换上护士鞋，着装整齐即刻投入到交接班和护理工作中。而护士小白由于迟到，匆匆忙忙冲进科室，工作服、帽子没穿戴整齐，就冲入小组的工作中。当小白用涂满鲜红色指甲油的双手准备为患者蓝某输液时，被蓝某拒绝了，蓝某要求同在病室里的护士小王为他输液。究其原因，看见小白鲜红色指甲、工作服上缺损的纽扣用胶布粘着，邋遢、不端庄的仪表、着装和打扮，使患者蓝某不信任小白能胜任这项工作，因此，拒绝小白为其服务。而蓝某所看到的小王却是面带微笑、着装整洁、仪态优雅、行姿轻盈、形象端庄，因此，要求小王为其提供服务。
>
> 　　可见，修饰规范的仪容仪态有利于建立良好的护患关系，并取得患者的信任。要为患者提供优质护理服务，护士应遵循哪些仪容礼仪？护士应具有哪些职业仪态？如何应用仪表礼仪和职业仪态来提高护理质量？要掌握这些基本知识和能力，需要完成以下学习任务：
>
> 　　任务一　学会仪容仪表礼仪
> 　　任务二　养成良好的职业基本仪态

任务一　学会仪容仪表礼仪

知识平台

　　仪容一般指人的外貌或容貌。在人际交往中，注意仪容礼仪至关重要，每个人的仪表都会引起交往对象的特别关注。护士的工作仪容有特殊的职业要求，不但受到服务对象的关注，而且直接影响服务对象的身心感受。护士整洁简约、形象端庄、修饰规范的仪容会赢得良好的首因效应，会给患者留下较深的第一印象，有利于建立良好的护患关系，会得到患者更多的尊重、支持与配合。因此，护士必须具有现代护理职业要求的仪容和礼仪。

一、护士仪容礼仪

（一）面部仪容礼仪

　　在人际交往中，面部是最容易引人注意的地方。面部修饰首先应做到面部清洁、自然，使之干净清爽，无汗渍、油污、泪痕和其他任何不洁之物。洁面时要做到"面面俱到"，切勿有忽略之处。面容整洁是不可缺少的礼貌，它显示出一个人的自尊自爱，也包含了对他人的尊重。

　　1. 眼部　眼睛是人际交往中交流和注视最多的部位，也是修饰面容时的重要部位。眼部修饰的要点：①保持眼睛清洁，及时清除眼睛内的分泌物。若眼睛患有传染病时，应自觉回避社交场合。②修饰眉毛，若感到自己的眉形刻板或不雅观，可进行必要的修饰，使之适合自己的面容。③正确佩戴眼镜，戴眼镜不仅要美观、舒适、方便、安全，而且还应经常进行揩拭和清洗。护士在工作时不宜佩戴墨镜和有色眼镜。

2. 耳部　耳朵也是面容修饰中应该注意的部位，因耳朵易藏污纳垢，因此，①保持卫生，在洗澡、洗头、洗脸的同时要清洗耳朵，必要时还要清除耳垢。②修饰耳毛，有些人耳毛长得较快，或长出耳朵之外，应注意及时修剪，以免影响美观。

3. 鼻部　鼻子对整个面容起着重要的作用，修饰鼻子要注意：①鼻腔清洁，不可随处吸鼻子、擤鼻涕或在他人面前掏挖鼻孔。②及时修剪鼻毛，不应露出鼻孔，也不应当众剪拔。

4. 口部　保持口腔清洁无异味是讲究礼仪的先决条件。口部修饰要点：①定时刷牙，每日晨起、睡前、饭后漱口刷牙，养成良好的卫生习惯，以保持口腔卫生。②保护牙齿，经常用漱口液、牙线、洗牙等方式保护牙齿的清洁卫生和健康，但不应当众清洁牙齿。③注意饮食，在上班或应酬之前忌食气味刺鼻的东西，如烟、酒、葱、蒜、韭菜、腐乳等。④去除异味，若口腔有异味时，与人交往要保持一定距离。注意闭口呼吸，可用口香糖或口腔清新剂减少口腔异味。必要时应查明原因，及时治疗。⑤避免异响。在公众场合，人体发出的特殊声响，如咳嗽、哈欠、喷嚏、吐痰、清嗓、吸鼻、打嗝等都是不雅之声，统称为异响，在正式场合的礼仪中应严防出现。男护士若无特殊宗教信仰和民族习惯，不应蓄须。

5. 颈部　颈部与头部相连，是面容的自然延伸，修饰时，首先要防止颈部皮肤过早老化与面容产生较大反差；其次应保持颈部的清洁卫生。

（二）头饰礼仪

干净整洁的头发和得体的发型是社交礼仪中交往者最基本的形象。护士对头发进行清洁、修剪、保养和美化的修饰是展现优雅气质，突出职业魅力的形式之一。

1. 头发的清洁与养护　定期清洗头发，避免异味、头屑等。洗发时应根据自己头发性质选择合适的洗发剂，头发尽量避免电吹风吹干，自然晾干为佳。梳发时，用力不可过重过猛。头发需要经常补充营养，才能保持秀美，平时应多食绿色蔬菜、薯类、豆类及海藻类等食物，减少日光曝晒、化学物质、环境潮湿等不利因素对头发的影响，使自己保持健美的秀发，即头发有自然的光泽、柔顺、易于梳理、不分叉、不打结、轻抚时有润滑感、梳理时无静电、有弹性和韧性、不易折断和脱落。

2. 发型的选择　发型在一定程度上可表现出一个人的道德修养、审美情趣、气质魅力、精神状态、知识结构及行为规范。不同的发型能带给他人不同的感觉，无论选择何种发型，均应针对自身的情况做到扬长避短，和谐统一。

（1）发型与脸型：①圆形脸，圆形脸的女孩可选择短发。应将头顶部的头发梳高，避免前面头发遮住额头，这样会使脸部显得长些；利用头发遮住两颊，可使脸颊宽度减小；采用中分法比较合适，可分散圆脸的直觉，使脸型看上去显得更协调。②方形脸，方形脸在选择发型时应注意掩盖突出的棱角，使脸部看上去协调些，以增加柔和感。③长形脸，长脸形的女性可选择蓬松、柔软的发型。用"刘海"遮住额头，使脸部显得丰满些；两侧的头发要蓬松，以缩短脸的长度；采用侧分法比较合适，可减少直长的印象。④三角形脸，三角形脸较适合上部小波浪或发髻梳理很高的人字形发式。

（2）发型与发质：自然卷发者留长发才会显出自然卷曲的美；稀少的头发缺少弹性，但比较服帖，适合留长发、梳成发髻或做成轻柔、娇媚的发型；直硬的头发宜梳直发，显得朴素、清纯，发型设计尽量避免复杂的花样；柔软的头发比较容易整理，不论做哪一种发型，都非常方便。由于柔软的头发比较服帖，因此，俏丽的短发比较适合，能充分显示个性美。

（3）发型与体型：不同的体型应该选择与之相适合的发型。体型瘦高者适合留长发、卷曲的波浪式发型，避免将头发梳得紧贴头皮、盘高发髻或将头发削剪得太短；身材高大者选择发型以大方、简洁、明快、线条流畅为原则；体型矮胖的人可选择运动式短发，亮出颈部以增加一定身高；体型矮小者发型应突出秀气、精致，选择精巧别致的短发型，或将头发盘高，使身材有拔高感。

（4）其他因素：选择发型时还要考虑年龄因素、职业因素、服饰因素等，总之，要遵循自然得体、和谐美观、符合日常审美习惯的原则。

3. 护士的发型、发饰　护士在修饰头部仪容时，要遵照整洁简约、得体大方的基本原则。男护士应前发不附额、侧发不掩耳、后发不及领，不剃光头，不留大鬓角。女护士在工作时发型要求庄重典雅，不过分追求时尚。短发长度以前发齐眉且不过眉、后发不过肩、两侧齐耳垂为好，最长不应超过耳下3cm，工作时头发自然后梳，两鬓头发放于耳后，不可披散于面颊，需要时可用小发卡固定。长发者，工作时应将头发暂时盘成发髻，盘起后头发不过后衣领，盘发时可先将头发梳成马尾或拧成麻花状，用发卡或头花固定，也可直接戴网套。工作时发饰主要为有效固定头发的发卡、头花、网套等，应采用与头发同色系，以素雅、大方为主色调，避免鲜艳、夸张的发饰给患者带来不良的刺激。

> **知识链接**
>
> ### 一帽不平　何以平天下
>
> 　　传说元朝初期，元世祖忽必烈欲广纳天下贤才，听闻一个叫胡石塘的书生饱读诗书，才华盖世，便召见胡生。胡生喜出望外，赶忙进京面君。但胡生一向不拘小节，不修边幅，连面君时都忘记整理衣冠，歪戴着帽子就去见皇帝。元世祖见状心里就不高兴，再问胡有什么本事，胡答："修身齐家治国平天下"。元世祖听后冷笑道："你一帽不平，何以平天下！"便把胡生轰出了大堂。而胡生也因"一帽不平"失去了"修身齐家治国平天下"的机会。

（三）妆容礼仪

化妆是一门综合艺术，要讲究有关原则和礼节，要做到"浓妆淡抹总相宜"。化妆是利用化妆品按照一定技巧和方法对自己或他人进行修饰，突出个人容貌上的优点，掩盖缺陷，使个人风采更加出众的方法。适度得体的化妆可体现女性端庄、美丽、温柔、大方的独特气质，在人际交往中，修饰仪容体现了一个人自尊、自爱和对他人、对社会的尊重。

1. 化妆的礼节　①勿当众化妆，化妆属个人隐私行为，应事先化好或在专用的化妆间进行。在公共场合当众化妆，是失礼的行为。②勿化浓妆，过浓、过重、香气四溢的妆容，与工作环境不协调，会让人产生过分招摇、举止轻浮、工作不认真的误解。③勿使妆面残缺，若妆面出现残缺，应及时避人补妆，若置之不理，会让人觉得低俗、懒惰。④勿评论他人妆容，对他人化妆的评论或非议是涉及个人的隐私行为。⑤勿借用他人化妆品，借用他人化妆品不仅不卫生，也容易造成交叉感染，同时也是失礼行为，故应尽量避免。

2. 化妆的方法

（1）物品准备：化妆品（爽肤水、护肤液或面霜、粉底、眼线笔、眼影膏或眼影粉、眉笔、唇线笔、口红或唇膏、胭脂）、化妆工具（化妆棉、眼影刷、面巾纸、粉扑）等。

（2）洁面护肤：用温水洗净脸部及颈部并擦干，用化妆棉蘸爽肤水，轻轻拍打脸部及颈，再轻抹一层护肤液或面霜。

（3）上粉底：粉底可以遮盖瑕疵、调和肤色、改善面部皮肤质地，使面部皮肤显得健康、光洁和细腻。通常选用与自己肤色接近的粉底霜（液）或粉饼，用点、按、压、揉的手法，均匀地涂在面部和颈部。

（4）描眉：眉毛化妆的关键是要选好眉头、眉峰和眉梢。一般描眉要做到两头淡、中间浓，过渡自然具有立体感，最后用眉刷轻刷双眉，使眉毛显得自然。

（5）画眼线：眼线应紧贴睫毛而画，画上眼线时，应从内眼角向外眼角方向画；而下眼线应从外眼角向内眼角画，并只画外 2/3，重点晕染眼尾。这样会使双眼显得大而充满活力。

（6）涂眼影：用眼影棒或眼影刷蘸眼影色，沿着睫毛边缘，于眼尾向眼内角方向 1/4 处涂抹，注意靠近外眼角要涂得浓些，到眉端要逐渐涂得淡些，显现出眼影的层次感。

（7）上腮红：晕染腮红应根据个人脸型来确定，胭脂颜色应与眼影、口红颜色同一色系，以体现妆面的和谐之美。擦腮红的部位以颧骨下方为中心，长脸要横着擦，圆脸竖着擦，以使腮红向脸原有面色自然过渡。

（8）画唇线、涂口红：唇是面部最灵活的部分，其有表现个性魅力和风采的突出特征。可根据个人的五官比例，用唇线笔勾画出理想的唇形轮廓，然后涂上与服装、妆面颜色协调的口红。涂完口红后，用纸巾吸去多余的口红，并检查牙齿上有无口红痕迹。

（9）定妆：用粉扑取少量定妆粉，均匀地轻扑到妆面上及颈部。

（10）检查修补：化好妆后，要看左右面部妆容是否对称、过渡是否自然、整体与局部是否协调。

3. 护士职业妆容　护士作为职业女性，自然、清雅的化妆是自尊自爱、热爱生活的直接体现，能够展示自身魅力，反映出积极追求健康的人生态度。在工作中，运用化妆技巧为自己塑造美的形象，体现自然柔和、得体大方的职业风貌，不但能够展示对工作的认真负责和爱岗敬业的精神，更能激发患者对美好生活的追求和恢复健康的强烈愿望。

护理工作环境应以朴素典雅的淡妆为宜。①粉底要轻薄不可厚重。②眉毛以浅咖啡或咖啡色为主，切忌粗重的黑色或蓝色。③眼线宜纤细，忌粗、黑。④眼影以浅色为主，如浅粉色，切忌带荧光的或过重的金属色。⑤腮红以浅粉色、桃红、浅桃红色为主，忌深色。⑥唇膏以接近肉色为主或透明唇膏，忌鲜艳大红或突出的唇线。⑦如有因睡眠不足或内分泌失调造成的黑眼圈或色斑，可用遮瑕笔适当遮盖。如是晚上，灯光照射下的肤色看上去较苍白，上妆时粉底应选暖色系，如偏粉色，但切忌选偏黄色。

二、护士服饰礼仪

（一）着装的基本原则

随着现代社会的不断发展，服装已成为人们区别职业、身份、地位的一个重要标志。每个人的着装，应根据自身的职业、气质、体型、情趣等选择适合自己的服饰，选择服饰时应遵循着装的基本原则。

1. TPO原则　当今世界流行着一个着装协调的国际标准，简称TPO原则。T指时间（time）；P指地点（place）；O指目的（object）。人际交往中着装要符合自己所处的时间、地点和目的这三个要素，才能合乎和谐、统一、得体的礼仪规范，为人际交往奠定基础。

（1）T原则：Time（时间）指着装要符合时间的变化，即时代、季节、早晚的变化。①符合时间的差异，日间是工作、学习时间，应选合身而庄重的职业装；晚间是休息、会友的时间，如会友应根据场合选择西装、礼服、套裙，以表示对他人的敬重及对自身的认可；居家休息时宜穿宽松、舒适的家居服。②合乎季节时令，夏天服饰应以透气、吸汗、清爽、轻快为原则；冬季服饰应以保暖、御寒为原则。③富有时代特征，着装应顺应时代发展的主流和节奏，既不可太超前，也不能太滞后。

(2) P原则：Place（地点、场合）指着装者人际交往的空间环境。要求着装、服饰尽量做到与交往地点、场合和环境相协调。不同国家、地区因其地理位置、自然条件、文化信仰、风俗习惯、开放程度等不同，着装有所不同。而置身不同的环境，如室内与室外、闹市与农村、国内与国外、单位与家庭等地点则选择的服饰也应不同。①公务场合，置身工作环境的服装应庄重、保守、传统。适宜着制服、套装、套裙、工作服等；不宜着牛仔装、运动装、家居装等。②社交场合，置身于公共社交场合，如拜访、聚会、宴请、舞会、音乐会等，应着典雅、个性、时尚装饰，如时装、礼服或民族服装、个性化服装等；不宜着工作服、制服、牛仔装、运动装、家居装。③休闲场合，置身于公务、社交之外的闲暇之地，如健身、旅游、娱乐、逛街等，可着运动装、沙滩装、家居装、牛仔装等；不宜着礼服、时装、套裙、套装或制服等。

(3) O原则：Object（目的）代表目的、目标和对象。每个人应根据不同的社会角色、交往对象选择得体的服饰，并与自身的社会角色相协调。如应聘或洽谈生意场合，一个人身着款式庄重合体的服装，前去应聘新职、洽谈生意，表明他对此事很重视、积极主动、严肃认真，并渴望成功；而若衣冠不整、不修边幅，说明对此事漫不经心、无足轻重，持无所谓的态度或自高自大，易使人产生对招聘单位或别人不重视、不尊重的误解，难以给招聘单位留下好印象，更难获得成功。

2. 适体性原则　着装的选择应充分考虑年龄、职业、肤色和体型等因素，使人与服装达到和谐、统一，做到扬长避短的最佳效果。

(1) 与体型相适应：理想的体型是躯干挺直、身体修长、骨骼匀称。男性肌肉发达、骨骼健壮，体型呈"T"形，显示健美和力量的和谐；女士肌肉平滑，身体柔韧，体型呈"X"形，体现健康与柔美的统一。由于个体差异和缺陷的存在，要求人们在着装时特别注意服装色彩、线条、款式和体型的协调，达到锦上添花、扬长避短、隐丑显美的良好社交效果。①身材偏高，高挑匀称的身材是比较理想的体型，对服装款式的选择性较大。主要考虑服装色彩与自身气质、肤色、身份以及所处环境的协调一致。若身材高瘦，应选择横条纹或斜条纹面料，以增加视觉的宽度。避免窄小、紧身服装，不宜穿黑色、深藏色等暗色服装。若身材高胖者，女士宜穿长裙，裤子不宜太长，服装面料不要太挺，厚薄适中。②身材偏矮，可用垂直线条来增加身材高度，选用单色组合，要求裤（裙）、鞋、袜为同一颜色，增加视觉上的高度。切忌选用水平线条、突出的宽腰带设计、宽折边、方肩线、肥大宽松悬垂的款式在视觉上会使本已偏矮的身材更显矮小。③瘦型，宜选质地挺括、大格、大花、浅色的面料，采用局部点缀或多褶皱的设计，以增加形体的饱满感，不宜选择过薄的面料。太窄太紧和过于宽松的服装均不宜选用。双臂过细的不宜穿无袖上衣，避免穿衣领宽大的衣服。④胖型，应选择色彩强度较低，深色调的服装；以规则小花纹、收缩感强、厚度适宜的面料为佳，可掩饰体型的缺陷；黑色、藏青色可使人显得苗条、匀称，若纯色或小花图案的服装与肤色能相配，也可使人增加视觉高度并展现出人的精干；偏胖的人不宜穿色彩鲜艳、大花图案、大方格、布料厚重的服装，应尽量选单色，不太亮的调和色，以免使人感到更加粗短。

(2) 与职业身份相称：着装应与所从事的职业、身份、社会角色相称，体现自己的职业特点。应充分利用职业服装的实用性、象征性和审美性，突出职业人员的责任感、精神面貌、可信任程度及对他人的尊重。如：①护士的工作服应突出朴素、典雅、严谨、稳重，以获得患者的信赖和尊重。②其他职业女装一般应以灰色、蓝色或其他色彩庄重的套装、套裙为首选，给人以干练、智慧、诚信的印象，有助于提高个人威信。③办公室的着装应整洁、合体、大方、高雅，不应"引人注目"，不宜穿性感、怪异、反主流文化的服装，例如：无袖衫、吊带装及过短的衣裙，也不宜穿过于休闲的运动装、牛仔裤和所谓的"乞丐服"。

（3）与年龄相适应：服装风格和款式的选择往往受到年龄大小的影响，尽管服装可淡化人的年龄，但仍存在年龄段的区分。因此，每个人应根据自身年龄特征选择适宜服装，以符合礼仪要求。①青少年，着装应自然、质朴。以款式简洁、大方、线条流畅为特点，展现自然、健康、纯朴的青春美。活泼好动的年轻人可选择色彩鲜艳、线条多变的服装，体现青春和朝气。如牛仔装、太阳裙、短裤等。②中年人，着装应体现成熟、高雅、冷静的气质。着正式的西装、套装及质地精良的休闲装，使女性透出成熟、优雅的风韵；男性则有阳刚、成熟、干练的性格特征。③老年人，服饰应体现稳重、雅致。老年人的服装款式力求整体美观、舒适、简洁，三围松紧适度，不过分束腰紧身。可选用明亮度稍暗的砖红色、驼色、海蓝色、墨绿色等色彩，显现雍容、华贵、雅致的气质。

（4）与肤色相适应：服装色彩会映衬和影响人的气色，因此，应注意服装的色彩与肤色相协调，能起到相得益彰的效果。肤色偏黄者，宜穿蓝色或浅蓝色上装，以衬托肤色娇美洁白，应避免黄色、紫色、朱红色、青黑色等服装以免使肤色更黄；肤色偏黑应选择浅色调、较明亮的服装，如浅黄、淡粉、奶白等色彩，可衬托出肤色的明亮感；面色苍白、发青者，不宜穿粉红、浅绿、嫩黄等色彩的服装，以免显得气色不佳。

3. **个体性原则**　服装作为一种文化符号，向外界传递着人们的各种信息，并与人的艺术修养、兴趣爱好、文化品位相关，因此，着装既要认同共性，又要体现自己的个性，穿出自己的特色和风格。统一的工作制服，并不限制个性的体现，每个人都可以挖掘自己的审美能力，从细节着手，体现自己的个性美。应兼顾自身的特点，做到"量体裁衣"，扬长避短，在人际交往中给人留下深刻美好的印象。

4. **整体性原则**　正确的着装应精心选择、合理搭配，使每个部分不仅"自成一体"，而且要相互呼应、衬托、配合，在整体上更显完美与和谐。①恪守搭配原则，应注意服装款式的协调搭配，例如：穿深色西装时，需穿硬领衬衫、系领带，穿深色职业装皮鞋、深色袜，所配皮包应是夹包而不是运动包或拎包；穿运动装时穿旅游鞋或运动鞋，并配上纯棉线运动袜，背轻便的运动包更能显出活动的动态和健康美。②和谐统一原则，服装的各个部分应相互衬托，局部应服从整体，体现整体美、全局美的原则。如装饰物的选择应选与着装主色相近或相对的色彩，以获得和谐呼应的效果。又如男士西装与鞋同色，白色护士服内应穿浅色衬衣等。

5. **适度性原则**　着装修饰，必须讲究适度、把握分寸才能达到自然而然、雕而无痕的一种境界。①修饰程度适当，服装修饰要有分寸、该简不繁、该繁不简，恰如其分，以自然美姿态出现。不可盲目崇拜、模仿，弄巧成拙、丧失美的魅力。②修饰数量适度，装饰品意在点缀，使装饰的个体生动、活泼、具有生命力。恰当的装饰可起到画龙点睛、锦上添花的作用，使人更具风采和魅力。但装饰过多或过于繁杂，会显得纷繁复杂，给人以混乱、轻浮、浅薄的感觉，破坏个人的整体形象。因此，装饰要适度，宁少勿多、宁简勿繁。③修饰技巧适宜：修饰不仅要求美化、生动、更具有生命力，而且要求真实、自然、天衣无缝，做到既雕琢，又没有人工美化的痕迹，恰似自然天成。

6. 技巧性原则　　不同的服装，有不同的搭配原则和穿戴方法，利用着装的技巧扬长避短，是护士必须掌握的着装艺术。

(1) 色彩搭配技巧：色彩作为着装三大要素之一，对人的感官刺激最敏感、最强烈。色彩搭配协调、自然能产生强烈的美感，给人留下深刻印象。①主辅色搭配，是以一种色彩为整体或整套服装的主基调，再辅之以其他色彩进行搭配。首先分清主、辅色调关系，防止"喧宾夺主"；其次，确定主、辅色调的对比效果，既要自然、鲜明，又不可刺眼；再次，要充分考虑自身的优势和劣势，以达到扬长避短、画龙点睛的妙用。②同色系搭配，把同一种色彩按深浅不同进行搭配的方法，可形成统一、和谐的审美效果。同色搭配时要注意同色间的过渡平稳、自然，不可过于生硬，瞬间差异太大给人以断裂、失衡的感觉，若明度差异较大可在中间选择一种明度适中的色彩进行传递、过渡。③相似色搭配，用色谱上相邻色彩进行搭配的方法，如：蓝配绿、白配灰等。此种搭配方法富于变化，色彩差异较大，服装更显活泼与动感，但搭配难度大，要求高，细节多，需谨慎选择。

(2) 穿西装的技巧：西装是目前世界各地最常见、最标准、男女均适合穿着的礼服。国际上所穿的西装一般是指西服套装，包括两件套（上下装）、三件套（上下装和马夹）和不配套三种。穿着方法也按所处场合的不同而分为正式、半正式和非正式三类场合。①正式场合，主要指宴会、招待会、高级会议、酒会、各种仪式、会见、婚丧活动等社交活动场所，应着西服套装，搭配衬衣、领带、皮鞋及深色袜子。②半正式场合，主要指上班、午宴、一般性访问、会见等活动场合，一般不宜穿过于时尚的服装，选用中等色、浅色或较明亮的两件套、三件套西服套装较为适宜。办公时穿单色、暗格条纹和小花纹的套装，可以给人以稳重感。③非正式场合，可穿着不配套西装，即上下装用不同颜色和面料制作的一种较为随意的套装或休闲西服，穿起来轻松、自在、明朗、活泼、潇洒，如探亲访友、游览参观或到商店购物时穿着。

为达到穿着西装的理想效果，穿着时应注意以下几点：①西装合体，西装上衣的长短与下垂手腕的虎口平行即可，领子应紧贴衬衫并低于衬衫领口约1cm。袖子的长度以达到手腕为宜。衣袋不可装物品只作装饰用。西裤裤长以裤脚接触脚背为妥，裤线笔直成一条线，不可出现双重裤线。如有西装马夹，必须合体、贴身，在办公室里工作时，可以脱去上衣，穿着马夹。②配好衬衣，在社交场合中，最受欢迎、效果最好的衬衣是白色和纯色。衬衫颜色的深浅，应与西装的颜色形成对比色，显示出穿着的层次。衬衫领口应比西装领口高出1cm左右，袖长应比西装袖长出1～2cm。与西装上衣配穿的衬衣必须将袖口、领口扣好。③系好领带，领带是西装重要的配件之一，在西装中作点睛之笔，因此，系结领带时，应注意领带不可太细，过细显小气。领带的长度一般为130～150cm，系好后大箭头垂到腰带扣处为最标准。如有穿马夹或羊毛衫等，注意领带一定要放在这些衣服的里面。领带与西装衬衫可采用相近的协调色或相反的对比色。有图案的领带应避免与花衬衫配在一起。④搭配鞋袜，穿西装一定要穿皮鞋，不能穿布鞋、旅游鞋或雨鞋。皮鞋的颜色应与西装的颜色相配套，一般都应深于或近于西装的颜色，凡穿着深色或中性色西装，宜与黑色或深棕色皮鞋搭配。穿皮鞋应配合适的西装袜，男士的西装袜颜色要比西装深一些，使它在西装与皮鞋之间显现出一种过渡，袜筒宜长，使男士在坐下谈话时不会露出皮肤或腿上较重的腿毛。女士穿裙装时，不可露出袜口，以穿连裤袜为宜，女士穿套装应避免穿露脚趾和脚跟的凉鞋。⑤配好腰带，腰带的颜色与鞋的颜色一致为最好，腰带系好后以剩下12cm左右的皮带头为宜，腰带宽度应在 2.5～3cm 为宜。

（二）护士服着装原则

护士的外在美表现在仪表美与服饰美两方面，通过规范的着装能充分显示出护士饱满的精神面貌和积极向上的职业素养。由此可增进护患关系，利于患者对护士产生信任感，主动配合护理工作，进而促进疾病的康复。因此，护士应以端庄的仪表，整洁的服饰，给患者留下良好的第一印象，在护理工作中，护士应严格按着装原则穿护士服，以利于护理工作的顺利开展。

1. 着工作装，爱岗敬业　护士服不仅是专业的象征，更体现护士职业群体的精神风貌。醒目的护士服是患者识别医务工作者的主要标志。护士服能使护士产生一种职业自豪感、责任感和崇敬感，是对自己职业热爱、对患者尊重的具体表现。护士服的美观、大方、清洁、合体，能充分展示出护士沉稳、平和、干练、敬业的职业风采，诠释着护士形象的美好与护理职业的崇高、圣洁和荣誉。

2. 佩戴胸牌，严谨认真　穿护士服必须佩戴工作牌，工作牌上应附有本人照片，标明护士的姓名、职称、职务及所在科室，便于患者辨认、问讯和监督护士。同时可督促护士工作认真、负责，并鼓励护士为患者提供高质量的服务。护士在工作岗位时禁止佩戴戒指、手镯、手链、脚链、耳环等（可戴简单的耳钉），为了方便工作，可佩戴手表。

3. 清洁整齐，简约端庄　规范、统一、清洁和整齐的护士服体现着护理职业的严谨性、科学性和艺术性，体现着护士的尊严和责任。为了便于进行各项护理技能操作，为了适应护理工作的特殊性，护士服应简洁、大方、合体，给人以端庄、朴素、整洁、干净、利落、明亮的整体美，有利于维护护士形象，可增加患者对护理人员的信任感，缩短护患之间的距离，树立医院的威信。

（三）护士服着装要求

1. 护士帽端正，发饰素雅　护士帽是护士的职业象征，它无声地表达着护士的神圣使命。护士帽有两种：燕帽和圆筒帽。①戴燕帽要注意燕帽洁白、平整无皱，保持挺立，距离前发际 4～5cm 处戴正戴稳，并用白色发卡固定于两翼后。②戴圆筒帽时，头发应全部放在圆帽内，帽子接缝置于脑后正中，边缘要平整，帽檐前不遮眉，后遮发际，将头发全部遮住。所用发饰要素雅、端庄、大方。但随着社会发展，取消护士帽正式成为护士服发展的一种趋势。

2. 着装适体，符合要求　护士服是神圣的职业象征，是艺术的创造，具有很强的感染力。原卫生部设计的护士服多为连衣裙式，主要以白色为主基调，给人以纯洁、轻盈、活泼的感觉。在白色的基础上根据患者的心理、年龄特点增加了淡蓝色、淡粉色、淡绿色、橄榄绿色等，款式也在经典样式的基础上根据护理工作性质、特点的不同有所区别。种类有连体护士服与分体护士服两种，又有冬、夏之分。儿科护士常穿粉色护士服，增添温馨、平和的气氛，以防患儿产生紧张心理；急诊室护士服多为橄榄绿色或淡蓝色，并配有急救标志，款式上以上衣和长裤为主，便于急救操作；手术室工作服通常也是橄榄绿色，上装为短袖，以方便消毒双手。男护士服为白色大衣或分体式工作服。

长袖护士服要求衣长过膝，袖长至腕为宜，腰部可用腰带调整，宽松适度。内衣不可外露，颜色以浅色调为佳，领口、袖口要扣好，缺损时不可用胶布或别针代替衣扣，应及时钉好。护士服应勤洗、勤换，避免衣兜过满，以显出邋遢不整，破坏护士形象。冬季穿配套白色长裤，长裤可与裙式护士服或中长护士服搭配；夏季护士服不能穿长袖衬衫套短袖护士服，裙摆不可露于护士服外面，穿浅色长筒袜和浅色调的文胸。如选用其他颜色的护士服，裤子的颜色最好与护士服的颜色一致，并应使之保持清洁、合体，切不可为追求时髦随意修改护士服。

3. 口罩适中，遮住口鼻　佩戴口罩要遮住口鼻。具体要求：首先将口罩端正地罩于鼻上，系带绕过两耳后系于颌下，或将口罩两耳带挂于两耳后，不可露出口鼻。位置高低适宜，既不可太高影响视线，又不可太低露出鼻孔。使用时应注意保持口罩清洁，一次性口罩不可反复使用，注意及时更换；口罩不使用时可将其装入干净的袋中备用，不可挂于耳上、胸前或放入不洁净的口袋中。

4. 统一规范，严谨作风　护士服应统一规范，体现护士严格的纪律和严谨的工作作风。工作中不佩戴首饰、留长指甲、涂指甲油（但可用无色透明护指甲油护甲）、戴墨镜，以免使患者产生不良印象，从而影响工作。

5. 鞋袜协调，轻便无声　护士鞋分为冬款及夏款。一般以白色或乳白色为主要颜色，鞋底以牛筋制成的平跟或小坡跟为宜，质地柔软，弹性好，穿着舒适，走路无声，防滑且不容易破损。可减轻护士工作时的疲劳感。

知识链接

护士服发展趋势——取消护士帽

近年来，佩戴护士帽是否具有实质意义已成为护理界讨论的热门话题之一。据了解，世界很多地区早已不再强制佩戴护士帽，如欧美及我国港台等地区，我国也有部分医院做出摘帽的尝试。主要原因是因为长期以来护士帽存在清洗困难、不卫生、易脱落，致护士职业病——脱发及在无菌操作中不能有效发挥避免污染作用等问题，导致取消佩戴护士帽逐渐成为国内外护士服发展的一个趋势。

任务实施

实训12　化妆基本技巧训练

【目的】

1. 熟练掌握快速工作妆化妆步骤、方法和技巧。
2. 能结合自身特点，恰当地为自己设计工作妆。

【评估】

1. 环境　配套有化妆镜的化妆实训室。
2. 化妆者（护生）　化妆者的脸型、面部等基本情况；所处环境或场所。

【计划】

1. 操作示范　教师演示化妆步骤或播放录像。
2. 同学练习　根据教师的示范或录像，同学按照化妆步骤自己化妆。
3. 器材物品　①化妆品：爽肤水、护肤液或面霜、粉底、眼线笔、眼影膏或粉、眉笔、唇线笔、口红或唇膏、胭脂；②化妆工具：化妆棉、眼影刷（或眼影棒）、面巾纸、粉扑等。

【实施】见表 3-9-1。

表 3-9-1　化妆基本技巧任务实施及评价

任务工作过程	要点说明
实施　1．洁面护肤　温水洗净脸部及颈部，擦干；用化妆棉蘸爽肤水，轻轻拍打脸部及颈部；再轻抹一层护肤液或面霜	清洁和护肤
2．上粉底　选用与肤色接近的粉底霜（液）或粉饼，用点、按、压、揉的手法，均匀地涂在面部和颈部	粉底要轻薄、均匀，不可厚重
3．描眉　选好眉头、眉峰和眉梢，一般是两头淡、中间浓；最后用眉刷轻刷双眉，使眉毛显得自然	眉毛以浅咖啡或咖啡色为主，切忌粗重的黑色或蓝色
4．画眼线　眼线应紧贴眼睫毛画，画上眼线时，应从内眼角向外眼角方向画；而下眼线应从外眼角向内眼角画，并只画外 2/3，重点晕染眼尾	眼线宜纤细，忌粗、黑
5．涂眼影　用眼影棒或眼影刷蘸眼影色，沿着睫毛边缘，于眼尾向眼内方向 1/4 处涂抹，注意靠近外眼角可涂得稍浓些	眼影以浅色为主，如浅粉色，切忌带荧光的或过重的金属色
6．画唇线、涂口红　根据个人的五官比例，唇线笔勾画理想的唇形轮廓，涂口红，纸巾除去多余口红；检查牙齿上有无口红痕迹	唇膏以接近肉色为主或透明唇膏，忌鲜艳的、大红的或突出的唇线
7．上腮红　根据个人脸型确定晕染腮红，胭脂颜色应与眼影、口红颜色同一色系；以颧骨下方为中心擦腮红，长脸者横着擦，圆脸者竖着擦，使腮红向脸原有面色自然过渡	腮红以浅粉色、桃红、浅桃红色为主，忌深色
8．定妆　粉扑取少量定妆粉，均匀轻扑到妆面上及颈部	如有因睡眠不足或内分泌失调造成的黑眼圈或色斑，可用遮瑕笔适当遮盖
9．检查修补　化好妆后要看看左右面部妆容是否对称，过渡是否自然，整体与局部是否协调，对不完善之处要进行修补	灯光照射下的肤色看上去较苍白，上妆时粉底应选暖色系，如偏粉色，但切忌选偏黄色
效果评价　1．态度严谨认真，积极参与 2．能理论与实践有机结合，独立完成整个化妆过程 3．练习过程中能相互指导，团结互助	自然、清淡、柔和、朴素、典雅、得体、大方 塑造职业形象、体现职业风貌

【实训考核】

1．目标　初步学会为自己化工作妆。

2．方法及要求

（1）分组方法：自由组合或教师分配分组。

（2）实施：模拟化妆、评议、小组讨论。

3．评价（表 3-9-2）

（1）教师评价：教师根据化妆具体技能与技巧应用情况，对学生进行个体和总体评价。

（2）学生反思：针对模拟化妆训练交流感想。

表 3-9-2 化妆技巧运用能力评价表

班级_____ 座号_____ 姓名_____ 成绩_____ 年 月 日

项目	评价内容		分值	得分
实施前准备（20分）	评估主题明确；内容充实、客观		5	
	计划过程条理清楚、完整、合理		5	
	物品齐全		10	
实施化妆（65分）	洁面护肤	温水洁净脸部及颈部，擦干	2	
		化妆棉蘸爽肤水，轻轻拍打脸部及颈部	2	
		轻抹一层护肤液或面霜	2	
	上粉底	用点、按、压、揉手法，在面部和颈部均匀涂上粉底	5	
		粉底轻薄均匀，厚重适宜，自然	5	
	描眉	选好眉头、眉峰和眉梢，两头淡、中间浓，浓淡适宜	6	
		眉刷轻刷双眉，使眉毛显得自然	2	
	画眼线	眼线紧贴眼睫毛，上眼线从内眼角向外眼角方向描画	5	
		下眼线从外眼角向内眼角描画，只描外 2/3，重点晕染眼尾	5	
	涂眼影	刷蘸眼影色，沿睫毛边缘，于眼尾向眼内方向 1/4 处涂抹，近外眼角涂得稍浓些	6	
	画唇线	根据五官比例勾画理想唇形轮廓	2	
	涂口红	沿唇形轮廓涂口红，唇膏厚薄均匀，牙齿清洁无口红痕迹	5	
	上腮红	根据个人脸型确定晕染腮红	2	
		胭脂颜色与眼影、口红颜色同一色系	2	
		腮红着色恰当，横、竖适宜，过渡自然	6	
	定妆	定妆粉运用均匀，面上及颈部照顾周到	2	
	检查修补	左右面部妆容对称、过渡自然，整体与局部协调、均称	4	
		不完善之处用遮瑕笔适当遮盖、修补	2	
综合评价（15分）	1.态度	积极、热情、严谨、认真、敬业、一丝不苟	5	
	2.技能	独立完成整个过程，步骤清楚，手法正确，运用能力强	5	
	3.效果	自然、柔和、朴素、大方；妆容符合职业形象，体现职业风貌，展示职业魅力	5	
合计			100	

任务二 养成良好的职业基本仪态

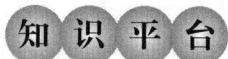

一、站姿

站姿，又叫立姿，站相，指的是人在站立时所呈现的姿态，是人的最基本姿势，优美的姿态是以正确的站姿为基础的。人们常说"站有站相",并以"站如松"形容男子站姿的阳刚之气,"亭亭玉立"形容女子的站姿柔和秀美。正确的站姿能给人以庄重大方、精力充沛、蓬勃向上的印象,是个人良好举止的基本要求。

（一）规范站姿

在护理工作中护士应始终保持规范而不呆板、稳重而不失活泼、健康而富于礼貌、充满朝气而又诚恳谦逊的体态。基本站姿要求：头正肩平,挺胸收腹,身正腿直,一丝不苟。男士的要求是稳健,女士的要求是优美。

1. 男士站姿　男士站立一般应双腿平行,双脚微分开,与肩同宽,间距不超过一脚之宽。身体正直,头部抬起,双眼平视,双肩稍向后展并放松。双臂的放置有三种方式,一是自然下垂伸直,双手贴放于大腿两侧;二是双臂自然下垂,将右手握住左手腕部上方自然贴于腹部;三是双手相握背在身后贴于臀部。

2. 女士站姿　站立时头正颈直,双目平视,表情自然,面带微笑;挺胸收腹,立腰提臀,两肩外展放松,下颌内收;两臂自然下垂,双手自然垂于身体两侧,或双手叠放或相握于腹部,双腿并拢,双脚脚跟并拢,脚尖分开,呈"V"字形,重心落在两脚间。也可采用"丁"字形站姿。全身既挺拔向上,又随和自然（图3-9-1）。

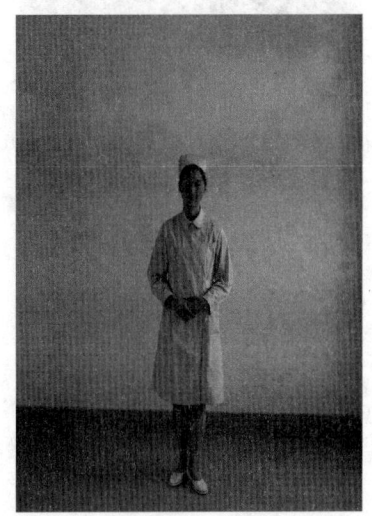

图3-9-1　基本站姿

（1）正脚位小八字步：在基本站姿的基础上,双脚呈"V"字形,两脚尖张开的距离约为一拳,脚后跟和膝部靠紧,脚尖向外。

（2）侧脚位丁字步：在正脚位小八字步基础上移动右脚（或左脚）跟至另一脚内侧凹部,两脚互相垂直呈"丁"字步,身体各部位要求同正脚位小八字步。

（3）正脚位丁字步：一脚呈水平位,另一脚与之垂直（脚尖向正前方）,其余要求与侧脚位丁字步同。

（二）禁忌站姿

1. 全身不够端正　站立时头歪、斜肩、含胸、挺腹、背弓、臂曲、臀撅、膝屈,或双手放在口袋里,懒洋洋地依靠在物体上等不端正的站姿都是禁忌的姿态。

2. 双腿叉开过大　尤其要注意在他人面前双腿勿叉开过大,既不美观又不文明。如果站立过久需要调整站姿时,可采用稍息的姿势,双腿可以略为适当叉开,但一定不能过大。

3. 手脚随意活动　站立时脚乱点乱划、踢来踢去、用脚勾东西、蹭痒痒,脱下鞋子或是半脱不脱,脚后跟踩在鞋帮上。双手随意地玩弄衣服、手中器物,咬手指甲等都是有失庄重的不雅之举,应当加以禁止。

二、行姿

行姿,亦称走姿,是指人在行走的过程中所形成的动态姿势。走姿体现着人的动态美和精神风貌。从总体上讲,走姿属于人的全身性活动,但其重点在行进的脚步上,即步态。通常对走姿的总体要求是：矫健、优美、轻松、匀速、不慌不忙、稳重大方（图3-9-2）。

（一）端庄轻盈行姿

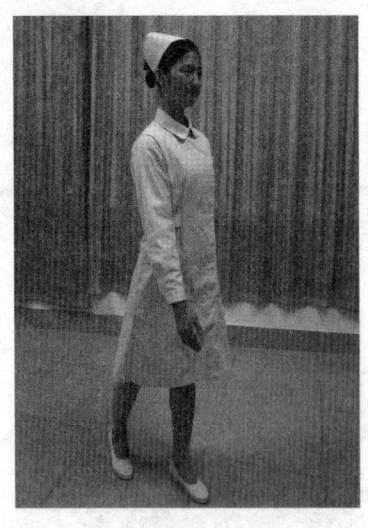

图 3-9-2　行姿

护士在工作岗位上的行姿应该是轻盈、灵敏、如春风吹过，给人以轻巧、美观、柔和之感，显示出护士的端庄优雅、健美与朝气。护士行走要精神饱满，头正肩平，脚尖向前，收腹挺胸，两眼平视，两臂自然摆动或持物在胸前，步履轻捷，弹足有力，柔步无声，充满活力。行走轨迹应呈直线形，不拖脚发出声音。

通常护士在抢救患者、处理急诊、应答患者呼唤时，为赶速度、抢时间而表现出短暂的快步。行快步时，注意保持上身平稳，步态自然，肌肉放松，舒展自如，步履轻快有序，步幅小快而稳健，忙而不乱，给人一种矫健、轻快、从容不迫的动态美。从而使患者及家属感到安全而由衷地信赖。

1. 昂首挺胸，全身伸直　行走时面朝前方，双眼平视，头部端正，胸部挺起，背部、腰部、腿部都要避免弯曲，使全身看上去成一条直线。

2. 起步前倾，重心在前　行走时，身体应稍向前倾，身体的重心应落在反复交替移动的前脚的脚掌之上，这样身体就会随之向前移动。应当注意当前脚落地、后脚离地时，膝盖一定要伸直，踏下脚时再稍微松弛，并立即使重心前移，这样行走时步态才能优美。

3. 脚尖前伸，步幅适中　应保持行走时的伸脚（即向前伸出的那只脚）脚尖向前，不要向内或向外（即外八字或内八字步）；步幅均匀，使前脚脚跟与后脚脚尖相距一脚长。

4. 自始至终，直线行进　在行走过程中，双脚两侧行走的轨迹大体上应呈现为一条直线。与此同时，要克服身体在行进中的左右摇摆，始终都保持以直线的形状进行移动。

5. 双肩平稳，两臂摆动　行走时双肩、双臂都不可过于僵硬呆板，双肩应当平稳，两臂则有节奏地前后摆动。在摆动时，手要协调配合，掌心向内，手指自然弯曲，摆动的幅度约30°，双手不要横摆或同向摆动。

6. 全身协调，匀速行进　在行走时，大体上在某一阶段中速度要均匀，有节奏感，全身各个部位的举止要相互协调配合，表现得自然轻松、和谐优美。

（二）不同场所行走的礼仪

人们在步行时，往往会置身于不同的场所，在这种情况下，既要遵守坚持自律，严格约束个人行为，相互礼让，体谅他人，保持距离，尊重隐私的基本要求，又要具体情况具体对待。

1. 漫步　漫步又称散步，是指以随意行走为表现形式的一种休息方式，一般不受时间、地点、速度等方面的限制。但应当避免在人多拥挤的道路上漫步，以免造成对他人的妨碍而失礼。

2. 上下楼梯　上下楼梯尤其应当注意礼让：①一要单人行走，不宜多人并排而行。②二要靠右侧行走，以方便有紧急事务者快速通过。③若为人带路，应走在前，而不应位居被引导者之后。④是上下楼梯时不做交谈，留心脚下，注意安全，站在楼梯上或在楼梯转角处交谈会有碍他人通过。⑤与尊者、异性一起下楼梯时，应主动行走在前，以防身后之人有闪失。⑥注意与身前、身后之人保持一定距离，以防碰撞。⑦不管自己需办的事多么急，都不应在上下楼梯时推挤他人。

3. 通过走廊　过走廊应单排行进，主动行于右侧，为他人留出通道；若是在仅容一人通过的走廊上与对面来人相遇，则应面向墙壁、侧身相让，请对方先通过。若对方先这样做了，则勿忘道谢；过走廊要缓步轻行，悄然无声；通过走廊时，不要为了走捷径，图省事，而去跨越某些室外走廊的栏杆或行走在其上。

4. 进出电梯　进出电梯讲究安全，当电梯门关闭时，不要扒门，或是强行挤入；电梯超载时，应主动退让，更不要心存侥幸，硬挤进去；出入有序，进入时按先来后到，出来时则应由外而里依次而出；与尊长、女士、客人同乘有人管理的电梯，应主动后进先出，进入无人管理的电梯时，为了主动控制电梯为他人服务，则应先进后出；在乘坐扶梯时，按照国际惯例，应立于右侧，留出左侧作为紧急通道。

（三）禁忌行姿

1. 瞻前顾后　在行走时不应左顾右盼，反复回头注视身后。
2. 声响过大　行走时应步态轻稳，如用力过猛，声响过大不仅会妨碍或惊吓他人，还常给人留下粗鲁、没教养的感觉。
3. 八字步态　在行走时若双脚脚尖向内侧伸构成内八字步，或向外侧伸构成外八字步都是不雅观的步态。
4. 身体不正　在行走时应当避免歪头斜肩，腆腹含胸，甩动手腕，扭腰翘臀，身体晃动等。

三、坐姿

坐姿是指人在就座后所呈现出的一种静态姿势，也是人们在社交应酬中采用最多的姿势。坐姿一定要端正安稳，表现出"坐如钟"的安详、庄重、优雅风度。坐姿要兼顾到角度、深浅、舒展等三个方面。角度，即坐定后上身与大腿、大腿与小腿所形成的角度。深浅，即坐下时臀部与座位所接触面积的多少。舒展，即入座后手、脚的舒张、活动程度。在护理工作中护士要落座有姿，要注意表现出服务意识，护士在病房不应随意就座，不能流露出倦怠、疲劳和懒散。

（一）落座大方有姿

取站立姿态，右脚后移半步，单手或双手捋平衣裙，轻稳落座在椅面的前1/2～2/3处，上身挺直，抬头挺胸，两眼平视，下颌微收，肩平放松，上身与大腿，大腿与小腿之间均呈直角。女士双膝并拢，脚跟靠紧，小腿可略后收或略前伸或略侧置，双脚平放在地面上，足尖向前，也可双腿叠放或斜放，双手应掌心向下，叠放于大腿之上（图3-9-3）；男士双脚分开与肩等宽，双手掌心向下分别置于两腿近膝部位，也可一左一右扶住座位两侧扶手。落座或调整坐姿应悄无声息。

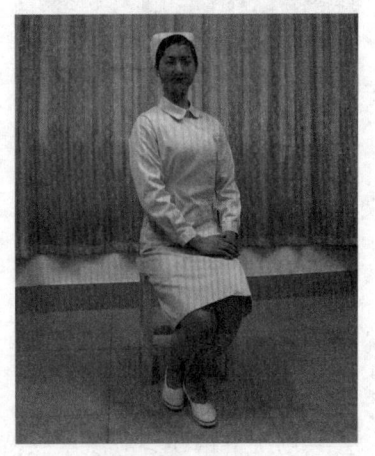

图3-9-3　坐姿

（二）入座与离座礼仪

入座与离座是坐姿的重要组成部分，很多失礼失态行为常发生于入座与离座之时，在社交礼仪中对入座与离座的各个环节都有相应的礼仪规范。

1. 入座有序　若与他人一起入座，则入座时一定要分清先后顺序，礼让尊长。原则上是优先尊长,即请尊长首先入座,若是与平辈及亲友同事之间可同时就座,切忌抢先就座,这是失礼失态的表现。

2. 讲究方位　不论是从正面、侧面还是背面走向座位,都应讲究从左侧走向或离开自己的座位,简称为"左进左出",在正式场合一定要遵守。

3. 入座得法　就座时应转身背对座位,如距其较远,可以右脚后移半步,待腿部接触座位边缘后,再轻轻坐下。着裙装的女士应先用双手拢平裙摆,然后才坐下。

4. 落座无声　在就座过程中,不管是移动座位、下落身体,还是调整坐姿,都不应发出嘈杂的声音,悄无声息、不慌不忙地就座是一种礼仪教养的体现。

5. 离座谨慎　离座亦应注意礼仪顺序,悄然起身,由左侧谨慎离席。不可突然跳起,惊吓他人,把身边东西碰翻掉地,或弄出声响。

(三)禁忌坐姿

在工作或社交场合中,不可避免地有时要调整坐姿,为体现出良好的礼仪修养,在坐姿中应注意以下禁忌行为。

1. 头部不恰当行为　避免坐定之后仰头靠在座位背上或是低头注视地面,左顾右盼,闭目养神,摇头晃脑等这些不符合礼仪要求的行为。

2. 身体不恰当行为　坐定之后上身不应前倾、后仰、侧趴,不要以双手端臂、抱于脑后或抱住膝盖,不应以手抚腿、摸脚等。

3. 腿脚的不恰当行为　坐下后双腿切勿分开过大;不要高跷"4"字形腿,即将一条小腿交叉叠放在一条大腿上;不要将两腿毫无顾忌地伸直开来;勿将脚抬得过高,以脚尖指向他人,或使对方看到鞋底;不要坐下后脱鞋子、袜子;不要以脚踩踏其他物体;不要把双脚抖动不止。

四、蹲姿

蹲姿即下蹲的姿势。多用于捡拾物品、帮助别人或照顾自己时。护理工作中常需用到这一姿势,如整理下层放物柜,为患者整理床头柜等都会用到蹲姿。护士做操作或拾物下蹲时,应注意蹲姿要领,要显示出文雅和对患者的尊重。

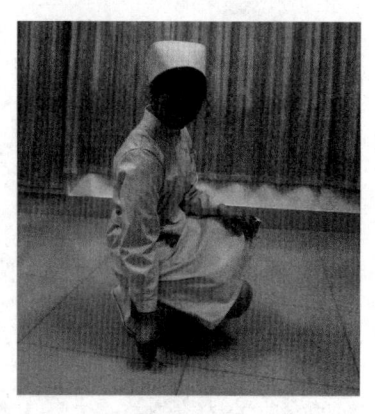

图 3-9-4　蹲姿

1. 优美文雅蹲姿　蹲姿的总体要求要表现得优美雅观。下蹲的方法应是一脚在前,一脚在后,两脚前后分开约半步,两腿靠紧,单手或双手抚平裙摆,屈膝下蹲,前脚全脚掌着地,小腿基本与地面垂直,后脚脚跟抬起,脚掌前部着地,臀部向下,身体不要过度前倾,尽量保持挺直,下颌微收,面带微笑,目光收拢指向所要取、拾目标。左手扶住衣裙下摆,右手拾物,或双手从正面或侧面做拾取物品或提供服务等动作(图3-9-4)。

2. 禁忌蹲姿　俯身拾物时,应走近物体,再下蹲。在公共场所下蹲姿势应注意保持美观省力,切不可低头弯背或弯腰撅臀朝向他人,或下蹲时双脚平行分开如蹲厕姿势。①忌正面对着他人下蹲,这样会使他人不便。②忌背对着他人下蹲,这样对他人不尊重。③忌下蹲时低头弯腰,臀部翘起,此种姿势对穿短裙的女性尤其不雅观,极易暴露隐私部位。④忌下蹲时双腿平行叉开,这种"洗手间姿势"显得极不文雅。

五、持物及推车姿态

护理工作中优雅、规范的持物姿态不但体现出护士优良的职业素质，还能给人以美的感受，优雅得体的持物姿态可愉悦患者的身心，促进疾病的康复。

1. 持病历夹　病历是记录病情的重要文件，通常用一专用文件夹保存。正确的姿势是：在站姿或走姿的基础上，用手握病历夹边缘的中部，放在前臂内侧，持物的手贴近腰部，病历夹的上边缘略为内收；或左手握病历夹右缘上段，夹在肘关节与腰部之间，病历前缘略上翘，右手自然下垂或摆动（图3-9-5）。

2．端治疗盘　治疗盘是护理工作中常用的设备之一，端治疗盘的正确姿势应是：在站姿或走姿的基础上，双手端托盘底两侧边缘的中部（注意勿让拇指触及或超过治疗盘边缘上缘），双肘贴于腰部，前臂与上臂呈90°，治疗盘不触及护士服，取放和行进中保持平稳，开门时不能用脚踢门，应用肩部轻轻将门推开，显出端庄大方的体态（图3-9-6）。

3．推治疗车　治疗车也是护理工作中常用的设备，正确的推车姿势：护士位于车后，双手扶于两侧护栏近身体端，把稳方向，双臂均匀用力，重心集中于前臂，行走中抬头挺胸直背，上身略向前倾，行进、停放平稳，勿使物品跌落。入室前需停车，用手轻推开门后，方能推车入室，不可用车将门撞开，入室后应先关上门，再推车至病床旁（图3-9-7）。

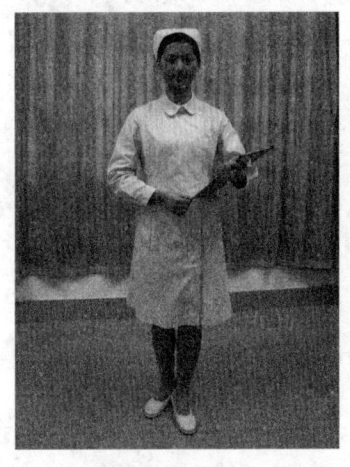 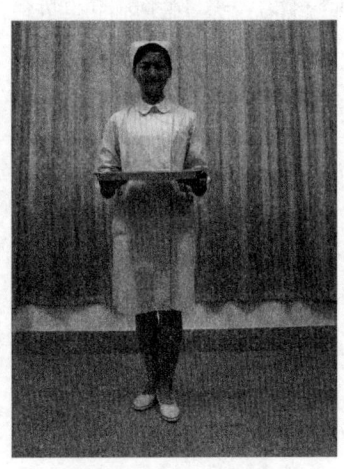 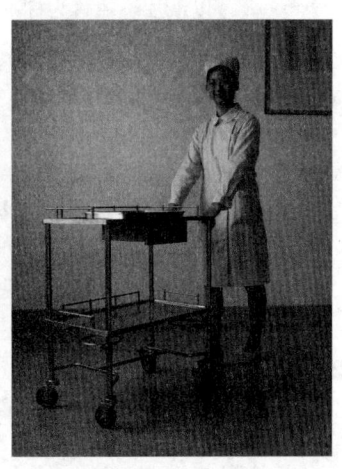

图 3-9-5　持病历夹　　　　图 3-9-6　端治疗盘　　　　图 3-9-7　推治疗车

任 务 实 施

实训13　护士基本仪态礼仪训练

【目的】　学会护理人员的基本仪态和礼仪规范。

【评估】

1. 环境　具有整面墙镜子的形体练功房（或实验室）、环境清洁、安静、宽敞、明亮，温湿度适宜。

2. 护生　按护士仪表、服装、服饰装备完毕。

【计划】
1. 训练内容　站姿、坐姿、行姿、蹲姿、持病历夹、端治疗盘、推治疗车。
2. 行为规范示范或播放录像　观看护理礼仪行为规范视频或教师演示。
3. 训练指导　教师讲解、分析和示范，提出要求，分组训练或个别指导。
4. 物品　电脑、投影仪、护理礼仪视频、音响设备、音乐；椅子、书本、纸板、笔、推车、病历夹等。

【实施】见表 3-9-3。

表 3-9-3　基本仪态礼仪任务实施及评价

任务工作过程	要点说明
实施　1. 站立 ▲ 背贴墙站立，枕部、肩部、臀部、小腿及足跟与墙壁紧密接触，头正肩平，挺胸收腹，立腰提臀，身正腿直，目视前方，面带微笑，保持 5 ~ 10min ▲ 平衡感实训：身高相近者两人一组，背靠背紧密相贴，按上述站姿要求进行站姿训练。在两者背紧贴点各点夹上纸板，以纸片不掉落为标准进行练习，练习平衡感和挺拔感 ▲ 顶书实训：头顶中央放上一些书，保持头和躯干的自然平衡，使头上的书不掉下	☆ 结合播放音乐 ☆ 服装服饰符合仪表规范要求 ☆ 体现"站如松"的自然挺拔，精神饱满，优雅庄重 ☆ 双手自然垂于身体两侧，或双手叠放或相握于腹部，双腿并拢，双脚脚跟并拢，脚尖分开 ☆ 注意：全身要端正、双腿不开叉、手脚不乱动
2. 坐姿 ①取站立姿态，右脚后移半步，单手或双手捋平衣裙，轻稳落座在椅面的前 1/2 ~ 2/3 处 ②上身挺直，抬头挺胸，两眼平视，下颌微收，肩平放松 ③上身与大腿，大腿与小腿之间均呈直角 ▲ 女士双膝并拢，脚跟靠紧，小腿可略后收或略前伸或略侧置，双脚平放在地面上，足尖向前，也可双腿叠放或斜放。双手应掌心向下，叠放于大腿之上 ▲ 男士双脚分开与肩等宽，双手掌心向下分别置于两腿近膝部位，也可一左一右扶住座位两侧扶手	☆ 体现"坐如钟"的安详、庄重、优雅风度 ☆ 坐姿要兼顾到角度、深浅、舒展等三个方面 ☆ 落座或调整坐姿悄无声息 ☆ 入座有序、"左进左出" ☆ 落座后注意：头部、身体、腿脚的不恰当行为
3. 行走 ▲ 颈背挺直训练：头顶书本，目视前方，以标准行姿前进，开始时可稍慢，逐渐加快步伐 ▲ 两臂摆动训练：身体直立。两臂以肩关节为轴，前后自然摆动 ▲ 步位、步幅练习：地面画一直线，行走时双脚内侧落在直线上（男性脚尖可略向外展，以脚跟落线）。两脚前后距离为一个空格，避免步幅过大或过小	☆ 保持步伐正直，做到轻快稳健，自然大方 ☆ 摆动幅度约 30° ☆ 全身协调，匀速行进，有节奏感 ☆ 前脚落地、后脚离地时膝盖要伸直 ☆ 重心略向前移

续表

任务工作过程	要点说明
4．蹲姿 ①一脚在前，一脚在后，两脚前后分开约半步，两腿靠紧 ②单手或双手抚平裙摆，屈膝下蹲，前脚全脚掌着地，小腿基本与地面垂直，后脚脚跟抬起，脚掌前部着地 ③臀部向下，身体不要过度前倾，尽量保持挺直，下颌微收，面带微笑，目光收拢指向所要取、拾目标 ④左手扶住衣裙下摆，右手拾物，或双手从正面或侧面做拾取物品或提供服务等动作	☆ 表现得优美雅观 ☆ 忌正面对着他人下蹲、背对着他人下蹲、下蹲时低头弯腰翘臀、下蹲时双腿平行叉开 ☆ 俯身拾物时，应走近物体，再下蹲
5．持病历夹 左手握病历夹边缘的中部（或握病历夹右缘上段），放在前臂内侧，持物的手臂贴近腰部，病历夹上边缘略为内收，或夹在肘关节与腰部之间，病历前缘略上翘	☆ 在站姿或走姿的基础上，右手自然下垂或摆动 ☆ 行走过程中不要甩动病历夹
6．端治疗盘 ①双手托盘底两侧边缘中部，双肘贴于腰部，前臂与上臂呈90°，治疗盘不触及护士服，取放和行进中保持平稳 ②开门时不能用脚踢门，而应用肩部轻轻将门推开	☆ 在站姿或走姿的基础上，显出端庄大方的体态 ☆ 注意勿让拇指触及治疗盘的无菌区 ☆ 操作规范、稳妥
7．推治疗车 ①护士位于车后，双手扶于两侧护栏近身体端，把稳方向，双臂均匀用力，重心集中于前臂 ②行走中抬头挺胸直背，上身略向前倾，行进、停放平稳，勿使物品跌落	☆ 入室前需停车，用手轻推开门后，方能推车入室，不可用车将门撞开 ☆ 入室后先关门，再推车至病床旁 ☆ 举止自然，车辆控制平稳，车上物品安放稳当
效果评价　1．态度严谨、认真，取、放物品轻稳 　　　　　2．姿态按规范训练完成 　　　　　3．表情自然大方，表现优雅得体，举止文明规范	☆ 自然、朴素、优雅、得体、大方 ☆ 符合职业仪表姿态规范 ☆ 体现职业形象和风貌

【实训考核】
1．目标　衡量、评价是否符合护理人员基本仪态和礼仪规范的要求。
2．方法及要求
（1）展示设计：学生自行设计或教师设定姿态礼仪情景展示。
（2）分组方法：个人或自由组合或教师分配分组，根据成员情况分成若干组。
（3）实施：个人展示或竞赛；小组展示或竞赛；评议、讨论。
3．评价（表3-9-4）
（1）教师评价：根据能力应用、竞赛展示和熟练程度情况，教师给予个体或群体的评价。
（2）学生反思：针对实施结果互相交流感想。

表 3-9-4 护士基本仪态礼仪运用能力评价表

班级_____ 座号_____ 姓名_____ 成绩_____ 年 月 日

项目		评价内容	分值	得分
实施前准备（25分）		评估主题突出、明确；内容充实、客观、实效	10	
		计划内容完整；过程条理清楚、合理	5	
		物品齐全，准备充分	10	
姿态礼仪展示（60分）	站立	自然挺拔，精神饱满，优雅庄重	2	
		面带微笑，头、眼、颈、肩、胸、腹、臀、腿、脚符合要求	10	
	坐姿	站立，右脚后移半步，单手或双手捋平衣裙	3	
		落座在椅面的前 1/2～2/3 处	2	
		上身挺直与大腿、大腿与小腿放置符合要求	2	
		双手放置规范	2	
	行走	颈背挺直，目视前方	2	
		步伐正直，轻快稳健，自然大方	3	
		身体立直，两臂摆动，以肩关节为轴，前后自然摆动，幅度不＞30°	3	
		前脚落地、后脚离地时膝盖伸直，匀速行进，有节奏感	3	
		两脚前后距离为一个空格，避免步幅过大或过小	2	
	蹲姿	两脚前后分开距离恰当，两腿靠紧	2	
		单手或双手抚平裙摆，屈膝下蹲，前脚全脚掌着地，后脚掌前部着地、脚跟抬起	3	
		臀部向下，身体保持挺直，下颌微收，面带微笑	2	
		目光收聚所取目标，左手扶衣裙下摆，右手拾物	2	
	持病历夹	左手握病历夹边缘中部，放在前臂内侧，持物的手臂贴近腰部	2	
		左手握病历夹右缘上段，夹在肘关节与腰部之间，病历前缘略上翘	2	
		右手自然下垂或摆动，行走过程中不要甩动病历夹	2	
	端治疗盘	双手托盘底两侧边缘中部，双肘贴于腰部，前臂与上臂呈 90°	3	
		治疗盘不触及护士服，取放和行进中保持平稳	2	
	推治疗车	双手扶于推车两侧护栏近身体端，双臂均匀用力，重心集中于前臂	3	
		行走中抬头挺胸直背，上身略向前倾，把稳方向，行进、停放平稳	3	
综合评价（15分）	态度	严谨、认真、敬业、一丝不苟	5	
	技能	姿态礼仪规范正确；动作、举止规范、正确	5	
	效果	自然大方，优雅得体；仪表姿态符合职业形象和职业风貌，展示职业魅力	5	
合计			100	

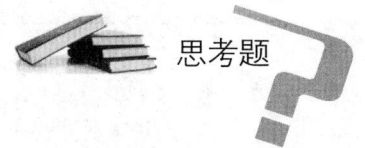

思考题

1. 在护理工作中护士的仪容礼仪有哪些要求？
2. 着装的"TPO"原则是什么？如何根据体型、年龄、肤色选择合适的服装？
3. 护士在工作时应如何化妆？怎样着装？为什么？
4. 护士职业基本仪态中对站姿、行姿、坐姿、蹲姿、持物姿态的规范要求是什么？它们各有哪些禁忌？

（杨兰丽　李丽娟）

项目十　交往礼仪在职业生涯中的应用

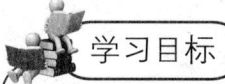

知识目标
1. 列出日常社交礼仪的种类、公共场所的特点。
2. 叙述称谓礼仪的禁忌、介绍礼仪和握手礼仪的顺序、位次礼仪应遵循的原则。
3. 说出电话礼仪、餐饮礼仪、乘车礼仪以及会议礼仪的内容。
4. 阐述特定公共场所礼仪规范、乘坐交通工具的注意事项。

任务目标
1. 在工作中灵活自如运用称谓礼仪与患者沟通。
2. 能运用社交礼仪知识进行社交活动。
3. 能够自觉约束自己，自觉遵守社会公德，养成良好习惯，塑造完美职业形象。

案例

某医院内科一病房共有3位病人，分别是1床，王××，男，42岁，教师；2床，赵××，男，28岁，高中生；3床，邢××（新入院患者），60岁，退休工人。面对三位患者，护士小李该如何称呼他们？对新入院患者邢××，小李应该如何进行自我介绍，并将3床介绍给同室的其他病人？

周末，护士小李夫妇一起去听交响乐。由于对音乐厅位置不熟悉再加上路上堵车，他们到达音乐厅时，已经开场15min了。黑暗中，他们穿过整个

案例

剧场，才找到自己的位置。刚坐下，小张的朋友打来电话，说明天要一起郊游，他们在电话里探讨了郊游的细节后，开始把零食拿出来吃。您认为护士小李的行为符合礼仪规范吗？公共场所有哪些注意事项？他们的行为有何不妥之处？要在人际社会交往中做个文明礼仪之士，需完成以下学习任务：

任务一　学会日常交往礼仪
任务二　学会公共场所礼仪

任务一　学会日常交往礼仪

知识平台

一、见面礼仪

日常生活中的社会交往，多由见面开始。见面的第一步是相互致意，致意主要表现在人的体态语言上。礼貌的致意不仅是人们见面时约定俗成的礼节，也是良好人际关系的开始。人们在日常交往中常用的见面礼仪有微笑礼、注目礼、点头礼、鞠躬礼、拥抱礼、接吻礼、鼓掌礼、挥手礼、脱帽礼等。

（一）微笑礼仪

微笑是人类最美好的语言，是自信的象征，是一种良好的个人与职业修养，也是最好的社交工具，可以起到传递情感、沟通心灵、征服对方的积极心理效应。微笑可给人带来诸多的益处，如可以让人产生放松的感觉，消除误会和隔阂，有时还具有治疗心理疾病的功能等。微笑被称为"社交的通行证"。

知识链接

只要面带微笑

装潢富丽的巴黎科尼克亚购物中心即将开业之际，导购小姐的工作装的款式迟迟未定。参与竞标的七家服装公司的样式总是让人感觉不尽如人意。在巴黎商界，服务小姐富有特色的着装是非常重要的。为了有一个完美的结果，总经理西奥多向世界著名时装大师诺·布鲁尔求助，83岁的时装大师说："其实穿什么并不重要，只要面带笑容。"西奥多茅塞顿开，退掉了所有的样品。

现在，科尼克亚已经发展为巴黎十大购物中心之一，是巴黎少有的几家没有统一着装的购物中心，在这儿你既可以看到身着芭蕾舞裙的导购小姐，也可以看到脚蹬溜冰鞋的售货员，然而她们的服务和微笑却被公认为是世界一流的。

（二）致意礼仪

致意是人们在社交场合表达敬意和问候的一种方式。常用方式有以下几种：①点头致意，注视对方的面部或眼睛，露出笑容，轻轻点头，点头幅度不要太大。②挥手致意，伸出右臂，屈肘，指尖向上，掌心朝向对方，轻轻摆动一下即可，高度在肩部左右为宜，不宜太低。③欠身致意，面向对方，全身或身体的上部稍微向前倾斜。

二、称谓礼仪

称谓是指人们在日常社会交往中彼此之间的称呼语。在人际交往中，选择正确、适当的称呼，反映对交往对象的尊重程度，也反映自身的素质，甚至还体现着双方关系发展已经达到的程度。护理人员无论在日常生活中还是临床工作中，恰当礼貌地使用称呼用语是十分必要的。

（一）常用称谓

日常交往中，常用称谓有四类，即一般性称谓、职衔及职业称谓、他人及家人的称谓、姓氏称谓等（表3-10-1）。

表3-10-1 常用称谓及举例

种类	称谓	对象	举例
一般性称谓	先生	成年男士	唐先生
		身份较高的知识女性	宋庆龄先生
	夫人	已婚女性	徐夫人
	小姐	未婚女性	李小姐
	女士	所有女性，特别适用于不清楚对方是否已婚时	王女士
职衔及职业称谓	职衔+阁下	部级以上的官员或女性高级官员	部长阁下
	军（警）衔+先生	军人、警察	警官先生
	陛下	君主制国家的君主	国王陛下
	姓名+头衔	国王、王后、王子等	查尔斯王子
	爵士、阁下、勋爵	公、候、伯、子等爵位	汤姆爵士
	姓氏+职务	一般各级企事业单位	王局长、李总编
	姓名+神职	宗教界人士	亚当神父
他人及家人	您、尊、贵、令等	他人或家人	令尊、令爱
	舍、犬、小等	比自己辈分低、年龄小	犬子、舍弟
	卑职、家等	比自己辈分高、年龄大	家父、家姐
	奶奶、表兄、阿姨	亲属或非亲属	陈阿姨、岳父
姓氏称谓	老（小）+姓	对方与自己比较熟悉	老王、小刘
	姓+老	德高望重的老年男性	王老

（二）称谓禁忌

1. **使用绰号或小名** 绰号又称外号，是人们在本名以外就其某个特征或缺陷起的名字。大都含有嘲讽、调戏之意，还有一些对交往对象具有侮辱性质的绰号，例如，四眼儿、肥肥、恐龙、大象腿、瘦猴儿、呆子等。小名也叫乳名，通常是自家长辈对小辈的爱称，小名和绰号在公共场合交往时应避讳使用。

2. **错误的称呼** 错误的称呼通常由粗心大意引起，通常有两种：①误会：主要指对被称呼者婚否、辈分、年纪的判断错误。如：将未婚的称为"夫人"。②误读：表现为念错被称呼者的姓名。例如，"单"（shàn）、"查"（zhā）、"盖"（gě）、"仇"（qiú）、"折"（shé）、"万俟"（mò qí）等这些姓氏极易念错。

3. **庸俗低级的称呼** 在人际交往过程中，有些称呼避免在正式场合使用。例如："姐们儿""兄弟""铁杆儿""死党"等，这些称呼档次不高，较为庸俗低级。

三、介绍礼仪

介绍是人与人相互沟通的出发点，是与他人进行沟通、建立联系、增进了解最常规最基本的方式。常用的介绍分为自我介绍、他人介绍。

（一）自我介绍

自我介绍是将自己介绍给他人。自我介绍时需要注意以下几点。

1. **自我介绍的时机** 在社交场合，如本人希望结识他人或是认为有必要让他人了解自己，可主动进行自我介绍。护理人员在接触新的护理对象时，应首先进行自我介绍。

2. **自我介绍的内容** 根据交往的目的和对象不同，自我介绍的内容也应侧重不同，应兼顾实际需要、所处场景，切不可一概而论。①一般性的自我介绍，也叫应酬式的自我介绍，主要目的是为了确认身份，介绍内容宜少而精，只包括姓名即可。例如，"您好！我叫陈曦。"②工作中的自我介绍，亦称为公务式的自我介绍，应该以工作内容为中心，包括本人的姓名、工作单位、职务或所从事的具体工作，如："您好，我是××市人民医院外科护士林×，是您的责任护士。""您好，我叫陈×，现在在医大基础医学院教授解剖课程。"③相关内容的自我介绍，也叫交流式自我介绍，适用于社交场合。介绍内容可以宽泛一些，包括自己的姓名、工作、籍贯、兴趣爱好、与交往对象的某个共同之处等。如"您好，我叫张亮，在××市人民医院工作，毕业于中国医科大学，和您是校友。"

（二）他人介绍

1. 他人介绍的内容

（1）简介式：适用于一般社交场合，例如："我来介绍一下，这位是老于，这位小关，你们彼此认识一下吧。"

（2）标准式：具体内容以双方姓名、单位、职务为主，适用于正式场合。如："我来给两位介绍一下，这位是丰茂药业王××先生，这位是安港医疗器械公司张×先生。"

（3）推荐式：适用于比较正规的场合，大多情况下是介绍者有意要将一方举荐给另一方。因此，介绍内容通常会对前者的优点加以重点介绍。例如："这位是郑××先生，这位是我们公司的罗××董事。郑先生是一位管理方面的专业人士，是北京大学的高材生。罗总，我想您一定乐于认识他吧？！"

（4）礼仪式：适用于正式场合，是一种最正规的他人介绍。内容和标准式相仿，但语气、称呼、表达上都更为谦恭礼貌。例如："李先生，您好！请允许我把远东公司的销售部经理郝××先生介绍给您。郝先生,这位就是鹏程集团的总经理李×先生。"

2. 介绍的顺序　介绍的顺序是一个比较敏感的问题,准确地把握交际场合中的介绍顺序是十分必要的。必须遵循的原则是"尊者优先了解情况"这一公认的国际惯例,介绍的主要顺序为:①先将男士介绍给女士。②先将年幼者介绍给年长者。③先将职务低者介绍给职务高者。④先将未婚者介绍给已婚者。⑤先将晚到者介绍给早到者。⑥先将家人介绍给同事、朋友。

(三)名片介绍礼仪

在现代社会中,名片是一种经过精心设计、用以证明自己身份、便于人际交往的特殊卡片。是当代社会私人交往和公务交往中一种最为经济实用的介绍性媒介。

1. 递交名片　递交名片时,应郑重其事,最好是起身站立,走上前去,双手持名片,名片正面面向对方,上身呈15°鞠躬状态将名片递交给对方。切不可将名片背面面对对方或者是颠倒着面对对方,也不可单手递交名片或用手指夹住名片递给对方。将名片递给他人时,口头上最好还要配合一些话语,比如"很高兴认识你""今后保持联系""请多指教"等谦词、敬语。递交的顺序,一般由近而远,先尊后卑。

2. 接受名片　当接受他人的名片或需要交换名片时,应立即停止手中所做一切事情,起身站立,面带微笑,目视对方,礼貌地用双手或右手接过名片,表示感谢。接过名片,要认真地将对方名片仔细看一遍或阅读一遍,再慎重地收藏到位。若有疑问,则应当场向对方请教,表示重视对方,切不可接到名片后连看也不看一眼就丢弃在桌面或者是随手装入衣裤口袋内。

3. 索取名片　如果没有必要,最好不要强索他人名片,需要索取时可根据具体情况委婉提出要求,如:①向对方口头上提议交换名片。"您好,我们认识一下吧,这是我的名片"然后主动递上自己的名片等待对方交换。②面对尊者、长者可礼貌地询问"您好,很荣幸认识您。今后如何向您请教呢?"③直接询问"您好,以后怎样与您联系呢?"此种方法适用于向平辈或者晚辈索要名片。

四、握手礼仪

握手礼仪是当前世界各国最通用的社交礼节。握手礼仪可以贯穿人际交往的各个环节和阶段。握手的动作及基本礼节如下。

1. 握手的一般规则　应遵循国际上通用的"尊者决定"的基本原则。具体情况为:①上级先伸手;②长辈先伸手;③女士先伸手;④先到者先伸手;⑤接待来访者时主人先伸手,客人告辞时客人先伸手。

礼仪的核心内容之一就是律己敬人,上述握手的规则是用来律己,而不是处处苛求他人。当出现后者先伸手的情况时,我们最得体的做法是,给予回应与之配合,立即伸出自己的手,不应该对对方置之不理,会使人进退两难,当众出丑,这也是失礼的行为。

2. 握手的标准方式　握手前,行至距握手对象约1m处,双腿立正,上身略向前倾,伸出右手,四指并拢,拇指张开与对方相握。神态要专注、热情、自然,应面含笑意,目视对方双眼,并致以问候。

3. 握手的时间和力度　握手的时间和力度应符合礼仪的要求,从握手的力度和时间中,可以揣测出一个人的情绪和意向、感情的浓烈程度等。

(1)时间:握手的时间长短以适中为好,应控制在3s以内。太少显得敷衍了事,太久则在感情上会显得过于亲密。

（2）力度：太轻有轻视敷衍之嫌，太重会显得有较强的控制欲。在隆重场合或者关系亲密者，所用的力度还可稍许再大一些，并上下轻摇几下，但时间不宜过长。尤其是在与异性及初次相识者握手时，用力不可过猛。

4. 握手的其他注意事项　①人际距离。握手时彼此之间的最佳距离为1m左右，距离太近手臂难以伸直，太远显得一方有意在冷落另一方。②右手相握。如果右手有特殊情况必须换左手，则应道歉声明，以免产生误会。③站立相握。行握手礼时应站立，只有长辈可以坐着与人握手。④平等握手。一般情况下应该脱掉手套或墨镜握手，严禁握手后擦拭手掌。⑤医护人员握手。医护工作人员在工作中严禁与他人握手，但与患者做身体语言沟通时可谨慎使用。

五、迎送礼仪

在社会交往中，迎来送往是非常重要的人际交往环节，迎送规格，一般应遵循对等或对应原则，即主要的迎送人员应与来宾的身份相当或相应。也可以对口为原则，由职务相宜人员迎送。在迎送礼仪中还应注意"迎三送七"的原则即送的礼仪应该要重于迎的礼仪，也就是通常所说的"迎三分送七分"。

1. 了解来宾抵离的准确时间　接待人员应当准确了解来宾所乘交通工具的航班号、车次以及抵离时间。接、送站前，应保持与机场（或车站、码头）的联系，随时掌握来宾所乘航班（或车次）的变化情况。如有晚点，应及时做出相应安排。接站时，应提前到达机场（码头或车站），以免因迟到而失礼。

2. 安排车辆和住宿　公务性的迎送，应事先排定车辆和住宿。在来宾抵达后，应将行程安排以书面或者口头介绍的方式，告知客人，使之明确自己的行程安排，主动配合。客人抵达住处后，一般不要马上安排活动，请来宾稍作休息，至少给对方留下更衣时间。

3. 护理人员的迎送礼仪　门诊迎送中护理人员应站立迎接，礼貌地自我介绍，认真仔细、不厌其烦地回答病人及其家属的问题，特别是在向患者及其家属指明方位或告知流程时，要等对方明白后才能回到自己的工作地点，必要时将病人送达目的地或交接给另一位工作人员。对危重病人，护理人员要反应迅速并镇静地将病人推入抢救室，果断地采取抢救措施，尽快向家属或知情人询问有关情况，同时做好对亲属的解释安慰工作。

对住院患者也要站立相迎，一边亲切地问候并做自我介绍，一边尽快安排病人进入病房并通知其主管医生。护理人员在得知病人痊愈出院后，应该给予真诚的祝贺，送病人到病区门口或是电梯口并再次叮嘱"请慢走""请多多保重"等，挥手与病人告别。

六、位次礼仪

位次礼仪是体现一定场合参与人或当事人身份、性别、年龄等差异的礼仪规范。位次礼仪包括行走礼仪、主席台礼仪、会客礼仪、乘车位次礼仪等。应遵循的原则见表3-10-2。

表 3-10-2　位次礼仪应遵循的原则

分类	位次	原则	应用及注意事项
行走	单人行	尊者在前	--------------
	二人平行	以右为尊	如男、女同行，男士应走左边靠行车道的位置（左侧通行的国家，则相反）
	三人平行	中间为尊，右边次之，左边为末	接待客人时，陪同人员应走在客人的右前方两三步为宜
	上下楼梯	一般而言，上下楼梯宜单行靠右行进，以前方位上	男、女同行时，上下楼梯女士居后
	出入电梯	出入无人值守的电梯，一般宜请客人后进、先出	主人应控制好电梯门的开关及楼层设置
	出入房门	若无特殊原因，位尊者先出入	如室内昏暗，陪同者宜先入
主席台	前后排座	前排为尊，二排次之，以此类推	--------------
	同排座	居中为尊，两侧次之，以此类推	--------------
	同位者	右为尊，左次之	--------------
会客	宾主对面而坐	面门为上	--------------
	宾主并排而坐	以右为上	--------------
	难以排列时	尊者自由择座	--------------
乘车	小轿车	公务用车，后排右坐为尊，主人同行开车，副驾为尊	--------------
	巴士车	司机座后第一排为尊，后排依次为小，同排座位依右侧往左侧递减	接待重要客人，司机后面的座为尊

七、电话礼仪

电话已成为人们日常工作、学习、生活中不可缺少的交际工具之一，电话礼仪包括使用电话时的态度、表情、语言、内容及时间观等各方面的综合内容。

（一）基本礼仪

1. 拨打时间适宜　按照国际惯例，工作日最佳的通话时间是 7：00～22：00，节假日打电话的最佳时间为 9：00～22：00，应避开用餐及午休时间通话，通话长度以短为佳，宁短勿长。每次通话不宜超过 3min，这是世界上许多国家对公务员规定的一项制度。

上班时间尽量公事公办，原则上不要为了私事而打扰对方的工作，避免节假日因为工作问题而打扰对方，除非有十分必要或者事先约定，如果确实因为急事需要打电话通知他人，一定要在通话谈事前先表示抱歉。不同时区的人通话，应准确计算两地间的时间差，尽量顾及对方的时间。

2. 表现文明礼貌　接打电话时，不管是发话人还是受话人，要态度和蔼，语调亲切，用语规范。

（1）语言文明：通话过程中，要注意问候语、介绍语、道别语的使用。主动通报自己相关信息,比如姓名、单位等,终止通话前,在预备放话筒时,应先说"再见",做到待人有礼,有始有终。通话过程中,提倡使用普通话,语气平和,声音清晰,吐字准确,特别是医护人员在病区,要注意调节音量大小,使音量适宜。

(2)态度文明:拨打电话要暂时放弃自己手头的一切工作,集中精力,不能显出心不在焉的态度。对问话人,不要厉声呵斥,粗暴无礼。如果对方要找的人不在,态度同样要文明有礼,需问对方是否需要帮忙代找或代为转告、留言等,并将对方信息记录和转达给相关人员。

(3)举止文明:接听电话时,最好上身坐直,嘴离话筒约一小手指的距离,可以保持比较理想的音质,尤其是带着微笑通话,声音听起来完全不一样。切忌把话筒夹在脖子下面、趴着、仰着、高架双腿或者坐在桌子上与人通话。结束通话时,应该由身份尊、地位高、年龄长的人先挂断电话。

3. 遵守社会公德　①拨打号码尽量少出错,看清楚,记准确,拨正确。②接听电话,宜在电话铃响三声内接听,不可有意拖延时间。③拿放话筒时应轻拿轻放,以免造成摔话筒的误会。④公共场合严禁大声通电话,以免影响他人。

(二)其他注意事项

1. 驾驶车辆、在加油站时严禁使用手机,乘坐飞机时必须自觉关机,以免手机电子信号干扰,影响飞机安全。

2. 在会议期间、图书馆等需要肃静的场合,应关掉手机或将铃声改为振动或静音状态,如需在公共场合使用手机,应侧身轻声讲话。

3. 不随便借用别人的手机,尊重个人隐私。

4. 别人向你询问他人手机号码时,需征得主人同意方可告之。

八、餐饮礼仪

(一)赴宴礼仪

1. 中餐礼仪　赴中餐宴席时应注意:①座次礼仪。中餐特别讲究座次的排列,一般的就座礼仪里,正对门的位次为上座,右高左低依次两边分开入座。即面门而上,右高左低。②进食。不论何类宴请,入座后要等主人招呼后方可开始进餐。③敬酒。当主人起身祝酒时,应暂停就餐注意倾听。碰杯时,主人和主宾先碰,人多时可同时举杯示意,不一定要碰杯。④餐桌五不准。席间不整仪;让菜不夹菜;敬酒不劝酒;吃饮不出声;吃饱不浪费。

2. 自助餐礼仪　自助餐是依自身需要和爱好自由取食进餐,因而对个人的礼仪修养要求更高。自助餐礼仪需要注意以下四个方面:礼让优先、取食适宜、珍惜粮食、文明进餐。

(二)敬茶礼仪

1. 上茶顺序　先客人,后主人;先主宾,后次宾;先女士,后男士;先长辈,后晚辈。奉茶时应注意:茶不要太满,斟到杯深的2/3处即可。如有茶点心,应放在客人的右前方,茶杯应摆在点心的右边。上茶时应以右手端茶,从客人的右方奉上,并面带微笑,眼睛注视对方。

2. 宾客礼仪　客人也要文明礼貌,当主人上茶之前向自己征求意见"想喝什么"的时候,如果没有特别的禁忌,可以在对方推荐的几种选择中任选一种或告知"随便"。如果自己不习惯饮茶,应及时向主人说明。当主人或者长辈为自己上茶时,要立即起身站立,双手接过,点头致谢。品茶时,讲究小口品饮,另外,可适当称赞主人茶好。壶中茶叶可反复浸泡3～4次，客人杯中茶饮尽，主人可为其续茶，客人散去后，方可收茶。

3. 咖啡或红茶待客礼仪　以咖啡或红茶待客时杯耳和茶匙的握柄要朝着客人的右边，此外要替每位客人准备一包砂糖和奶精将其放在杯子旁边或小碟上，方便客人自行取用。饮用红茶或奶茶时，不要用茶匙舀茶，也不要将其插放在茶杯中。不用时，将其放在杯托上即可。

九、乘车礼仪

1. 乘坐公交车

（1）候车上车礼仪：候车要先看清站牌和行车方向，上车依次排队，不要"夹塞"，有老人、小孩、病人上下车，要尽力扶助，主动让座。

（2）乘车礼仪：乘车过程中应注意：①站立车厢时要站稳、扶好，以免刹车时挤撞、踩踏到别人，碰了别人要道歉。②物品要安放到位，不要让随身物品占座位、挡路或有碍他人安全。③乘车时不要吸烟，不吃带皮、带核的东西（即使有，应自带垃圾袋），不要把头或手伸到车外，不在车内大声交谈，更不应嬉笑打闹。④到站前，提前向车门移动，下车时要按次序下车，注意扶老携幼。⑤下雨天乘车应自带塑料袋，以便于存放折拢的雨伞和雨衣，以免弄湿车厢和别人的衣服。

2. 乘坐小轿车

（1）司机驾驶时：小轿车的座位由尊而卑为：后排右座，后排左座，后排中座，副驾驶座。

（2）主人亲自驾驶：乘坐小轿车应注意礼仪，①如果由主人亲自驾驶，副驾驶为上座，后排右侧次之，左侧再次之，而后排中间座位末席。②主人夫妇中一方驾车时，可由其伴侣坐在副驾驶，客人夫妇坐后座，男士要服务于自己的夫人，宜开车门让夫人先上车，然后自己再上车。③如果主人夫妇搭载友人夫妇的车，可由同驾驶相同性别的友人坐前座，双方伴侣坐后座。④主人亲自驾车，坐客只有一人，应坐在主人旁边。若同坐多人，中途坐前座的客人下车后，在后面坐的客人应改坐前座，此项礼节最易疏忽。

（3）女士登车：女士登车时不要一只腿先踏入车内，也不要爬进车里。需先站在座位边上，把身体降低，让臀部坐到位子上，再将双腿一起收进车里，双膝一定保持合并的姿势。

3. 乘坐吉普车　吉普车无论是主人驾驶还是司机驾驶，都应以副驾驶为尊，后排右侧次之，后排左侧为末席。上车时，后排位低者先上车，前排尊者后上。下车时前排客人先下，后排客人再下车。

4. 乘坐旅行车　旅行车以司机座后第一排即前排为尊，后排依次为小。其座位的尊卑依每排右侧往左侧递减。

十、会议礼仪

1. 会议准备　会议前需要准备的大致物品主要有讲台、会徽、会标、旗帜、桌椅、姓名牌、茶水、签到簿、名册、会议议程、各种视听器材、多媒体设备等。

2. 会议座次排定

（1）环绕式：就是不设立主席台，把座椅、沙发、茶几摆放在会场的四周，不明确座次的具体尊卑，与会者在入场后自由就座。这一安排座次的方式，与茶话会的主题最相符，也最流行。

(2) 散座式：它的座椅、沙发、茶几四处自由地组合，甚至可由与会者根据个人要求而随意安置。这样就容易创造出一种宽松、惬意的社交环境，常见于在室外举行的茶话会。

(3) 圆桌式：指的是在会场上摆放圆桌，请与会者在周围自由就座。圆桌式排位又分下面两种形式：一是适合人数较少的，仅在会场中央安放一张大型的椭圆形会议桌，而请全体与会者在周围就座。二是在会场上安放数张圆桌，请与会者自由组合。

(4) 主席式：这种排位是指在会场上，主持人、主人和主宾被有意识地安排在一起就座。

3. 会议发言人的礼仪　会议发言有正式发言和自由发言两种，前者一般是领导报告，后者一般是讨论发言。

(1) 正式发言者：应衣冠整齐，走上主席台应步态自然，刚劲稳健，体现一种自信自强的风度与气质。发言时要控制好时间，口齿清晰，讲究逻辑，突出重点，简明扼要。如果是书面发言，要时常抬头扫视一下会场，不能低头读稿。发言完毕，应对听众的倾听表示谢意。

(2) 自由发言者：则较随意，但要注意，发言应简短，观点应明确。发言应讲究顺序和秩序，不能争抢发言；与他人有分歧，应以理服人，态度平和，听从主持人的指挥，不能只顾自己，以自我为中心。

如果有会议参加者对发言人提问，应礼貌作答，对不能回答的问题，应机智而礼貌地说明理由，对提问人的批评和意见应认真听取，即使提问者的批评是错误的，也不应失态。

4. 会议参加者礼仪　会议参加者应衣着整洁，举止端庄，准时入场，进出有序，依会议安排落座，开会时应认真听讲，不要私下小声说话或交头接耳，所有电话调成无声或震动状态。发言人发言结束时，应鼓掌致意，中途退场应轻手轻脚，不影响他人。

任务二　学会公共场所礼仪

知识平台

公共场所礼仪，又叫公共礼仪，指人置身于公共场合时所应遵守的行为规范。是人们在交际应酬之中所应具备的基本素养，也是社交礼仪的重要组成部分之一。

一、公共场所特性

1. **区域共享性**　"公共"两个字说明了公共场所的共享性，指可供各种社会成员享用的公共活动空间，是为全体社会成员服务的。资源理应由大家共享，不能独占。如公园的长椅、住宅小区健身器材等。

2. **资源的他有性**　公共场所为人们提供着各式各样的服务、便利，如高档场所公共卫生间里的纸巾、洗手液；休息室里的一次性纸杯等，在享受这些便利条件的同时，应意识到这些资源不是自己的，不能浪费，更不能将免费提供的资源占为己有。

3. **人际平等性**　在公共场所里，人的地位是平等的，没有等级之分，应树立人人平等的观念，尊重自己也尊重他人。应本着人人平等的原则，彼此礼让、包容、理解和互助。

4. **人际陌生性**　在公共场所中，人和人相遇都是萍水相逢，存在偶然性，应该保持常态去面对周围的环境，不能因为素不相识而过于害羞、腼腆，也不能因为大家都不认识自己而放肆大胆地做不讲道德的事情，应该端庄大方，谦和有礼。

5. 秩序性　公共场所中，通常有明文规定或是潜在的行为规范来约束和调节人们的行动。如电影院排队入场、图书馆不能大声喧哗、加油站严禁拨打手机等，在公共场所中，应该遵守该场所的行为规范，不应无视秩序，行动随意。要保证自己可以和他人的行为和谐高效进行。

6. 限制性　公共场所为人们提供的资源是有限的，可是希望享有的公众是无限的。如何保证公共场所的有限资源为必须者优先提供，避免争夺和被滥用，一般都采取收费制度加以限制，通过收费既可以提供维护保养经费又可以抵消成本，避免造成资源的浪费。如，公共汽车收费，公园收取门票等。

二、公共场所礼仪概述

（一）遵守秩序、共同爱护

"遵守秩序"是人们社交活动中非常实用的行为指南，如果自己不熟悉不了解置身的公共场所，可以遵守秩序与他人保持一致。如第一次乘坐轻轨、第一次吃自助餐等，不了解规矩可以先观察别人再效仿，这样不仅可以消除内心的紧张，减少出错的可能，使自己举止得体。公共秩序还包括：自觉排队、遵守交通规则、不大声喧哗打闹等。

另外，公共场所是由大家共同享有的，我们要自觉爱护他，不随地丢果皮纸屑；不随地吐痰、擤鼻涕；爱护各种公共设施、物品，不在墙壁上乱涂、乱画、乱刻；不攀折花木、树枝等不文明行为。

（二）和睦相处、律己慎独

公共场所是可供全体社会成员进行各种活动的、公用的、公共活动空间。因此，言行举止都要考虑到他人的存在，应该注意以下几点：

1. 不干扰他人　主要指避免对他人"声音侵犯"和"空间侵犯"。

（1）声音侵犯：是指在公共场所，尽量轻声，让每个人都享有安静的权利，尽量不打扰到别人。避免以下这些举止：在公共场合大声说笑、对服务人员大声召唤、遇见熟人大声打招呼、在饭店酒店划拳猜令高声叫喊、对服务不周大声批评、接打电话大声对话、自带播放设备如MP3\MP4等声音过大、在走廊上奔跑或者鞋跟踩地声音太响、看电影音乐会等手机没有调成震动状态、站起或坐下时碰响桌子或椅子等。

（2）空间侵犯：是指靠近别人已经占据的位置就座"进入亲密距离"。如在人员较多的公园、候车室、交通工具上、图书馆、饭店等公共场所，想占据他人旁边的位置，就应先礼貌地征得对方的同意；人多的地方站立时也应和他人保持一定距离，不得已靠得太近时应道歉，说"对不起"。

2. 尽量为别人提供方便　使用完公共卫生间应该及时冲水，以利于下一位使用者使用；在路上行走，不要多人并行影响交通；在较窄的道路、走廊，应靠右侧以利于他人通过；骑车或驾驶车辆时，遵守交通规则，走指定车道，留出左边的道方便后面的超车；乘扶手电梯时，应站在右侧，将左侧留给有急事的人通过；走旋转门时，如果有人同行，动作应稍慢并向内靠，为别人让出空间，避免给他人带来不便等。

（三）保证安全、保证需要

1. 保证安全　保证安全不仅是个人人身安全，还包括他人的安全和公共场所的安全。比如：乘车时不将头、手伸出窗外；抽完的烟头应及时熄灭置于烟灰缸中，以免发生火灾；不随意燃放烟花爆竹；不带有毒有害易燃易爆物品到公共场所中；公共汽车上主动给老、幼、病、残、孕妇让座,以免其颠簸或站立不稳摔伤碰伤。

2. **保证需要** 保证需要是指公共场所的资源通常是有限的,是由公共场所的所有者支付提供的。我们要在满足自己使用的同时,尽量保证他人使用,不随意浪费或破坏,致使他人无法使用,损害他人及公共场所拥有者的利益。

(四)助人为乐、礼貌待人

有人求助问路,应尽力帮助;向人问路时,要使用礼貌用语;老弱病残、妇女儿童有困难的情况下应主动提供帮助;发现街头发生交通事故或是冲突时,应及时报警,切莫围观起哄;不小心碰到别人,应主动道歉;由于自身不慎对他人造成了伤害,应主动送对方去医院并支付医药费等。

三、部分公共场所的礼仪

(一)在宾馆的礼仪规范

无论是出行、还是出差,宾馆经常成为人们的下榻之处,甚至还会成为一些公司、企业的办公地点。无论是去宾馆访友、娱乐、用餐,还是去办公、住宿都必须遵守宾馆通行的特殊礼仪。

1. **遵守规章** 入住宾馆后,一定要首先了解宾馆的规章制度,并认真自觉地加以遵守。比如,在宾馆客房内赌博、吸毒、嫖娼都是被严禁的。客房内的客人须知和业务介绍等资料,要详细阅读,避免使自己举步维艰。特别是出国办公或旅游,更要遵循当地的习俗以及规章制度,以免发生不愉快的事情。

2. **注意安全** 每间宾馆正门背后,都张贴着内部构造示意图。入住室内时最先应先对此有所了解,熟记应急通道的具体位置,以供紧急情况时逃生之用。

3. **爱护设备** 对宾馆提供的各种设备,都要爱护,不要有意加以损坏。不要让香烟烧坏地毯等物品,不要用宾馆的床单、窗帘或毛巾等擦鞋或当抹布。若无意中损坏了,要主动声明,并进行赔偿。对宾馆提供给客人使用的物品,要节约,同时节约用水用电,离开宾馆时不要带走宾馆不准带走的物品。

4. **谦恭有礼** 礼貌对待宾馆服务员,对服务员的服务应表示感谢。出入宾馆经常会碰上总台服务员、门童、保安人员、电梯服务员、客房服务员等服务人员,对对方提供给自己的服务,要表示感谢或予以回应。保安因职责所在,往往对每位进出的人员加倍关注,要进行合作。

5. **管好孩子** 带小孩一起住宿时,要管好孩子,不要让其自由行走,免得损坏宾馆设施或者造成自己不必要的伤害,要让孩子保持安静,以免打扰别人休息。

(二)剧院和音乐厅的礼仪规范

剧院和音乐厅作为艺术的殿堂对于人们的仪表举止的要求比较高。前往正规的剧院观看演出,通常有一些比较特殊的规定,必须遵守。观看歌舞剧、音乐会时,往往要求观众衣着正规,有时还会要求观众穿着礼服。

1. **入出场礼仪** 应提前入场,开演后,立即禁止观众入场;迟到者在中场休息时方可入内。演出过程中,应保持安静,不要吃喝、讲话或起哄。出于版权等方面的考虑,一般的商业性演出不允许观众拍照、摄像或录音。演出过程中,如果没有十分特殊的原因,观众不准随意自由走动。观看现场演出时,宜在演员谢幕后退场。

2. **鼓掌礼仪** ①开幕和落幕时可以鼓掌以表示对演员的鼓励和支持,落幕时可以长时间鼓掌并要求演员加演。②男女主角上场，或指挥登上指挥台时应鼓掌。③声乐演唱会上一首歌演唱结束，可以鼓掌。④钢琴家在一曲弹完后，迟迟不起立致谢，不要鼓掌。⑤当指挥在一个乐章终了，没有转身，只是静立，不要鼓掌。

（三）在公园的礼仪规范

休闲之时，人们大都喜欢前往公园休闲聚会，公园是公共场所，每一个人在其中活动都要有意识地遵守以下礼仪规范：

1. 着装舒适　游园时的着装不同于上班，应以简单、轻便、舒适为主。通常不要选择过分正式的套装或者招摇的礼服、时装。睡衣、背心等过于随便的衣服也不适宜在众目睽睽之下曝光。也不要穿奇装异服引人眼球，哗众取宠。

2. 爱护环境　不乱扔垃圾废物，应将产生的各种垃圾自觉投入垃圾桶或者随身带走，不应随意乱丢；不损害公物，对于公园里的一山一水、一草一木以及游乐设施，都应该自觉爱护；不盗窃公物，公园内的任何公共物品，都不应该擅自取用或者私自带走。

3. 重视安全　一定要树立"安全第一"的意识。切莫闯入禁区，凡是禁止游人前往的地区、水域，都不要冒险进入；切莫冒险运动，不要擅自从事跳水、攀岩、滑翔等危险运动，特别是身体状况不好的游人，一定要量力而行；切勿随便烧烤、野炊，春秋气候干燥，室外明火容易引发火灾，一旦发生，后果严重。

（四）在游乐场的礼仪规范

在游人如织的现代化大型游乐场内，各种游乐项目让人目不暇接，人们在游乐场内，应该遵循如下礼仪规范：①排队活动，在参加任何游乐项目时，都不允许人们不排队或者乱插队。②掌握规则，参加未尝试过的游乐项目前，要耐心细致地了解相关的活动规则，既能更好地享受活动所能带来的快乐，也能保障自身安全。③服从管理，游乐场内会有专业的工作人员对游客和设备进行管理、提供服务，或者进行技术指导，游客一定要给予应有的尊重和配合。④爱惜设备，游乐场里的设备不仅科技含量高，并且价格昂贵。一定要对他们加倍爱惜，不能有意进行毁坏。⑤与人合作，对于游乐场里需要与人合作的项目，要表现得积极主动，寻找合作对象时，态度要热情友善。

（五）在体育场的礼仪规范

体育场中观众人数多，为了保证赛事的顺利进行，也为了使自己能够更好地欣赏比赛，作为一个合格的观众应遵守以下礼仪规范：①持票进场，自觉排队，文明观看。②不乱丢垃圾，离开时将垃圾带走。③不要将自己偶像的对手或裁判视为仇敌，不以极端的方式表述情感，如辱骂、殴打等。④不得举止粗鲁、大声喊叫、脏话连篇、举止失态。⑤不因偏袒己方参赛者而起哄闹事、制造混乱的局面，扰乱赛场秩序、妨碍赛事进行。⑥观看需要安静的比赛，如国际象棋、围棋等应保持安静。

（六）在博物馆、美术馆和画廊的礼仪

在这些场所中，每个人都有责任保持艺术氛围和高雅安静的环境，因此，要注意：①遵守规章制度，不随便触摸或拍摄展品。②服装要整洁，端庄。③不要在参观过程中吃东西。④保持场馆安静，说话要小声，以免打扰别人。⑤参观时，不宜从参观者与作品之间穿过。

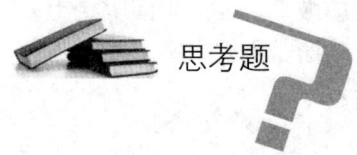 思考题

1．在全班同学面前介绍自己，或者将自己的同桌介绍给大家。常用称谓有哪些？称谓有哪些禁忌？

2．会议座次排定有哪几种形式？乘坐双排轿车哪一个座位是上座？

3．通话最佳时间是几点？通话最佳时长为多久？握手的顺序及注意事项有哪些？

4．公共场合为什么提倡"勿碍他人"？在宾馆内部活动时，应当注意哪些具体问题？

5．公共场所具有哪些特性？公共场所应该遵循哪些礼仪规范？

（康齐力）

单元四

涉外交往礼仪

项目十一　涉外礼仪

学习目标

知识目标
1. 说出涉外交往的基本原则。
2. 叙述信守约定、不卑不亢、尊重隐私原则的内涵。
3. 阐述迎送外宾的规格、时间、陪车与座次、国旗悬挂的具体要求。
4. 描述接待外宾的具体安排和相关礼仪。

任务目标
1. 能遵照涉外礼仪的原则，运用正确的沟通方法和技巧接待外国来访客人。
2. 在与外宾交往中，能遵照涉外礼仪规范要求，合理安排迎送工作。
3. 提升个人修养与素质，具有较高水平的社交与会谈礼仪素养，为涉外护理工作提供优质服务。

案例

李小姐是威胜公司新聘用的公关部经理，她上任的第一个任务是负责宴请公司的俄罗斯客人。李小姐虽然从未接手过此种事务，但她细心地考察了来客的习俗，首先了解到俄罗斯人的饮食禁忌和喜好，最后确定了在本地的丽歆酒店设宴款待。她选择了当地有名的菜肴，并且以俄罗斯的伏特加酒点缀其间，受到了客人和上司的夸奖。

王小姐，经理助理，在陪同客人聊天过程中唠起家常，询问客人的家庭情况，这位外国客人保持沉默。请问：为什么李小姐能得到客人和上司的夸奖？王小姐和外国朋友交流障碍的原因是什么？在国际交往中应该遵循哪些原则才能和外国友人友好相处？我们在迎送与礼宾接待时应注意哪些细节表示对客人的尊敬和友好？要获得上述知识和能力，需完成以下学习任务：

　　任务一　涉外礼仪原则
　　任务二　迎送与礼宾接待

任务一　涉外礼仪原则

知识平台

中华民族自古以来就有"礼仪之邦"的美誉，讲"礼"重"仪"是我们中华民族世代相传的优良传统。在今天礼仪既是个人修养的至高境界，也是一个国家和一个民族进步与文明的标志。良好的礼仪修养能体现个人修养、国家魅力和民族气质。

随着我国改革开放的进一步深入，国际交往日渐频繁，涉外礼仪已成为我们走向世界与国际的必备素质。涉外礼仪不仅关乎个人形象、个人素质，更关乎国家尊严、民族利益，是衡量一个国家、一个民族国民素养与文明水平的重要标准。因此，我们应努力学习涉外礼仪知识，遵守涉外礼仪规范，自觉养成涉外交往中的文明行为习惯，提升涉外交往中的文明素养。

一、信守约定原则

涉外交往应做到言必行、行必果，积极兑现承诺。对于难以抗拒的因素所导致的无法履行的承诺，应尽早向有关各方通报，如实解释，郑重致歉，主动承担损失。参加各种涉外活动，应按约定时间到达。因故迟到，向主人和其他客人表示歉意。因故不能应邀赴约，要有礼貌地尽早通知主人，并以适当方式表示歉意。

知识链接

信守约定

信守约定是国际交往中的重要礼节，与人相约不仅要遵守时间，而且要兑现诺言。因此，应特别注意：

1. 对自己已经认可的约定务必认真加以实施，树立中国人诚实守信，说话算数，讲究信誉的良好形象。

2. 尽可能避免失信，更不能随心所欲地对已有的约定进行修改变动，如果由于难以抗拒的因素致使自己难以履约或单方面失约，应事先通知或事后向外方如实解释、郑重致谦，并对由此给对方造成的某些损失主动承担责任。

3. 在对外交往中，许诺必须谨慎，不管是答应对方所提的要求，还是自己主动向对方提出建议或许诺，都要深思熟虑，量力而行，切勿草率从事，甚至信口开河。

二、不卑不亢原则

涉外交往中待人接物，应弘扬中华民族"礼仪之邦"的优良传统，热情坦诚、以礼相待，既不自吹自擂、自我标榜，也不妄自菲薄、自我贬低、过度谦虚客套，要堂堂正正、坦诚乐观、豁达开朗、从容不迫、落落大方、一视同仁，在友善待人的同时赢得外国朋友的尊重。

三、热情有度、不过谦原则

我们在涉外交往中要遵守好"热情有度"这一基本原则，待人接物、热情友好要注意分寸，过犹不及，关键是要掌握好下列四个方面具体的"度"。

1．要做到"关心有度" 对外宾的关心照料以不使他们觉得受到限制，甚至影响私事和自由为度。在陪同外宾参观游览、逛街购物时，不要紧紧跟随，形影不离，使得外宾没有一点私密的空间而感到尴尬和不便。

2．要做到"批评有度" 中国人讲究直言不讳，推心置腹，认为对别人提出意见和批评是关心。而在西方这一做法是很不受欢迎的，外国人讲究独善其身，反对别人多管闲事，所以批评一定要看对象，还要注意批评的内容与方式。

3．要做到"距离有度" 在涉外交往中，人与人之间的正常距离大致可以划分为以下四种，它们各自适用不同的情况。注意私人距离、社交距离、礼仪距离和公共距离的恰当运用。

4．要做到"举止有度" 要在涉外交往中真正作做"举止有度"，要注意以下两个方面。①不要随便采用某些意在显示热情的动作。②不要采用不文明、不礼貌的动作。与外国人相处时，动作切勿过分随意而引起他人误会或者失敬于人。诸如朋友相见时，彼此拍拍肩膀；长者遇见孩子，抚摸一下他的头和脸；两名同性在街上携手而行……这些在国内常见的亲热之举，外国人接受不了。

知识链接

周总理的外交风度和魅力

纵观人民的好总理周恩来一生，他不仅为新民主主义革命及中国的解放事业做出了重要贡献，而且在建国后为新中国的外交事业建立了不可磨灭的功勋。新中国的脚步能够迈向世界，与周恩来的个人魅力和他在国际舞台上所表现出的沉稳、睿智是密不可分的。周恩来总理身上洋溢出的东方人所具有的特有气质风度征服了世界，同时让新中国走向了世界！这一点，可以从新中国的外交事业经历的风雨历程中找到答案。如周恩来总理在日内瓦会议上，其非凡的领袖风范折服了在场的外国人，他那充满东方魅力的身影成为会议期间各国媒体聚焦的焦点中的焦点。看这张照片，他的自信、他的风度，通过外国人的眼神就能看出来。可以说，照片中周总理迈出的那一步，亦是新中国正式迈向世界的那一步（图4-11-1）！

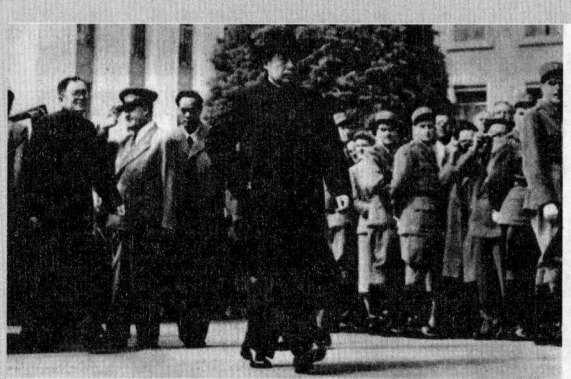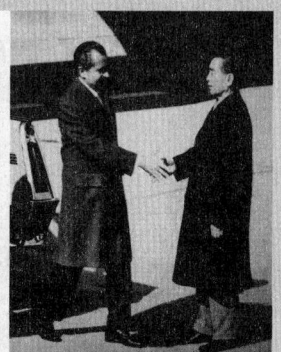

图4-11-1 周总理的外交风度和魅力

四、女士优先原则

"女士优先"原则是国际社会公认的"第一礼俗"。在一切社交场合,每一名成年男子,都有义务主动自觉地以自己的实际行动去尊重女士、关心女士、保护女士、照顾女士,并且还要为女士排忧解难。国际社会公认,唯有这样的男子才具有绅士风度。

"女士优先"原则具体体现:①进出门的时候,男士要为女士开关门。②在女士面前,男士不可以吸烟。③当女士落座或起立时,男士要主动为女士移动座椅。④当女士更换外衣外套时,男士可提供必要协助。⑤当女士在室外行走时,如果手提重物,男士应主动上前帮忙。⑥当女士遭遇尴尬或难堪时,男士要主动出面,为女士排忧解难。

五、尊重隐私原则

恪守"尊重隐私"的原则,对个人私密问题做到"八不问":不问履历出身,不问收入支出,不问家庭财产,不问年龄婚否,不问健康问题,不问家庭住址,不问政见信仰,不问私人情感。同时应注意,涉外交往时既要回避涉及他人隐私的话题,也要避免与人谈及自己的隐私话题。涉及隐私问题有:

1. 收入支出　在国外,个人的收入与支出是最不宜直接打探的。因为人们的普遍看法是:收入与支出通常与其个人能力、社会地位存在着一定的因果关系,就如同人的脸面一般,忌讳别人的关注。

2. 年纪大小　外国友人普遍忌讳"老"。他们的愿望是自己应当永远年轻。尤其是"白领丽人"和老年人,尤其忌讳被人问及年纪,或被人尊为"长者"。

3. 恋爱婚姻　外国友人的见解是:家家有本难念的经,随意向外人打探此类家庭问题,极有可能触动对方的伤心之处,伤害其自尊、自信之心,令对方感到难堪。

4. 健康状态　在国外,由于市场经济的影响,人们普遍将个人的健康状态看作是自己的重要"资本"。如果身体欠佳,则意味着自己"日薄西山",前途渺茫,失去个人发展的许多机会,因此,与外国友人交谈时,要"讳疾忌医",不可与之交流"求医问药"的心得体会。

5. 个人经历　"英雄莫问出处"一说,在国外普遍流行。若是对经历再三刨根问底,往往给人居心叵测之感。特别是籍贯、学历、学术学位、技术职称或行政职务以及职业经历,更不宜打听。

6. 政见信仰　国家之间的合作,讲究的是求同存异。有鉴于此,我方人员在与外方人士交谈时,不宜对对方的政治见解、宗教信仰品头论足或是"唯我独尊"。

7. 生活习惯　在外国友人眼里,个人习惯与别人毫不相关,完全没有为外人所了解的必要。

8. 所忙何事　理由同第7条。此外他们还担心此类问题一旦被人深究,可能会泄漏行业秘密,使自己的工作与事业受损。

9. 家庭住址　绝大多数外国友人都将私人居所看作是自己神圣不可侵犯的"个人领地"。一般情况下,若非亲属、至交、知己,外国友人都不可能会邀请外人到自己家中做客。必要时,他们宁肯花钱去饭店、餐馆请客吃饭。

六、入乡随俗原则

"入乡随俗",是涉外礼仪的基本原则之一,它的含意主要是:在涉外交往中,要真正做到尊重交往对象,首先就必须尊重对方所独有的风俗习惯。

1. "入乡随俗"原则　主要是出于以下两方面的原因。①因为世界上各个国家、各个地区、各个民族,在其历史发展的具体进程中,形成各自的宗教、语言、文化、风俗和习惯,并且存在着不同程度的差异。这种"十里不同风,百里不同俗"的局面,是不以人的主观意志为转移的,也是世间任何人都难以强求统一的。②因为在涉外交往中注意尊重外国友人所特有的习俗,容易增进中外双方之间的理解和沟通,有助于更好地、恰如其分地向外国友人表达我方的亲善友好之意。

2. "主客身份"原则　当自己身为东道主时,通常讲究"主随客便";当自己充当客人时,则又讲究"客随主便"。接待人员必须充分地了解交往对象的风俗习惯,无条件地加以尊重,不可少见多怪、妄加非议。

知识链接

礼宾工作三原则

1. 平衡原则　就是在对外交往中,对各国做到一视同仁。这已成为国际交往中一个普遍公认的原则,不遵照此原则,就会被认为是歧视。当然,平衡也不是绝对的,有时出于工作上的需要,考虑到特殊情况,也可以有所区别对待,如接待工作中的破格礼遇等。

2. 对等原则　对等原则是与平等原则相辅相成的一条原则。有时与平衡原则也是矛盾的,在发生矛盾的时候,究竟按哪条原则掌握,要考虑我国的对外政策,两国关系和其他一些因素,要注意请示报告,切不可贸然行事。

3. 惯例原则　就是在对外交往的礼宾工作中,尊重国际交往中的惯例。总的要求应是:熟悉章法,周密安排,随机应变,统一指挥,礼貌周到,不卑不亢。

任务二　迎送与礼宾接待

知识平台

随着国际交往的密切,礼宾活动已经成为是一项很重要的活动。礼宾工作主要是根据本国的对外方针政策,组织安排对外礼仪活动和交际活动。迎来送往是常见的社交礼节,在国际交往中,对外国来访的客人,通常视其身份和访问性质,以及两国关系等因素,安排相应的迎送活动。礼宾接待工作大致可分为迎送、会见和会谈、宴请(酒会、茶会、冷餐会)、签字仪式、文娱活动、参观游览、开幕式、授勋、献花圈、庆典、吊唁等内容。护理人员应了解和掌握有关主要礼宾活动的具体要求、内容和操作要领,在国际护理事业大舞台上为涉外护理、多元文化护理提供优质服务。

一、确定迎送规格

对来宾的迎送规格各国做法不尽一致。确定迎送规格,主要依据来访者的身份和访问目的，适当考虑两国关系，同时要注意国际惯例，综合平衡。主要迎送人通常要同来宾的身份相当，但由于各种原因（例如国家体制不同，当事人年高不便出面，临时身体不适或不在当地等），不可能完全对等。遇此情况，可灵活变通，由职位相当的人士，或由副职出面。总之，主人身份总要与客人相差不大，同客人对口、对等为宜。当事人不能出面时，无论作何种处理，应从礼貌出发，向对方做出解释。其他迎送人员不宜过多。也有从发展两国关系或当前政治需要出发，破格接待，安排较大的迎送场面。然而，为避免造成厚此薄彼的印象，非有特殊需要，一般都按常规办理。

  1. 隆重迎送 这种规格的迎送仪式，一般使用于来访的外国国家元首、政府首脑或重要的官方代表团。举行此举迎送仪式，必须讲究规范性和严肃性，还须遵从一般的国际惯例。活动的每一个步骤、每一个细节都应仔细安排，稍有疏忽，就有可能给国家声誉带来损害。

  2. 一般迎送 一般迎送用于一般人员或代表团，不论是政治性的还是商业性的。这种规格在平时使用较多。对应邀来访的客人，在他们抵达或离开时，均应安排相应身份的人员前来迎接或送别。

  3. 私人性质的迎送 如果来访者是朋友，属私人性质的访问，则迎送要安排得方便、实际、礼貌，而且要视彼此关系，适当加以调整，但这并不意味着可以不讲礼节，随随便便。

二、掌握迎送事务和时间

  1. 准确掌握来宾抵离时间 必须准确掌握来宾乘坐飞机（火车、船舶）抵离时间，及早通知全体迎送人员和有关单位。如有变化，应及时通知。由于天气变化等意外原因，飞机、火车、船舶都可能不准时。一般大城市，机场离市区又较远，因此，既要顺利地接送客人，又不过多耽误迎送人员的时间，就要准确掌握抵离时间。

  2. 迎送人员抵达时间 迎接人员应在飞机（火车、船舶）抵达之前到达机场（车站、码头）。送行则应在客人登机之前抵达（离去时如有欢送仪式，则应在仪式开始之前到达）。如客人乘坐班机离开，应通知其按航空公司规定时间抵达机场办理有关手续（身份高的客人，可由接待人员提前前往代办手续）。

  3. 迎送工作具体事务 ①迎送身份高的客人，事先在机场（车站、码头）安排贵宾休息室。②安排汽车，预定住房。如有条件，在客人到达之前将住房和乘车号码通知客人。如果做不到，可印好住房、乘车表，或打好卡片，在客人刚到达时，及时发到每个人手中，或通过对方的联络秘书转达。这既可避免混乱，又可以使客人心中有数，主动配合。③指派专人协助办理出入境手续及机票（车、船票）和行李提取或托运手续等事宜。重要代表团，人数众多，行李也多，应将主要客人的行李先取出（最好请对方派人配合）及时送往住地以便更衣。④客人抵达住处后，一般不要马上安排活动，应稍作休息，起码给对方留下更衣时间。

三、陪车与座次

  客人抵达后，从机场到住地，以及访问结束，由住地到机场，有的安排主人陪同乘车，也有不陪同乘车的。如果主人陪车，应请客人坐在主人的右侧。如是二排坐，译员坐在司机旁边。如是三排坐轿车，译员坐在主人前面的加坐上；上车时，最好客人从右侧门上车，主人从左侧门上车，避免从客人座前穿过。遇客人先上车，坐到主人的位置上，则不必请客人挪动位置。

1．轿车座次安排情况

（1）双排、三排座的小型轿车：如果由主人亲自驾驶，一般前排为上，后排为下（图4-11-2）。如果由专职司机驾驶，通常后排为上，前排为下；以右为"尊"，以左为"卑"如下图（图4-11-3）。

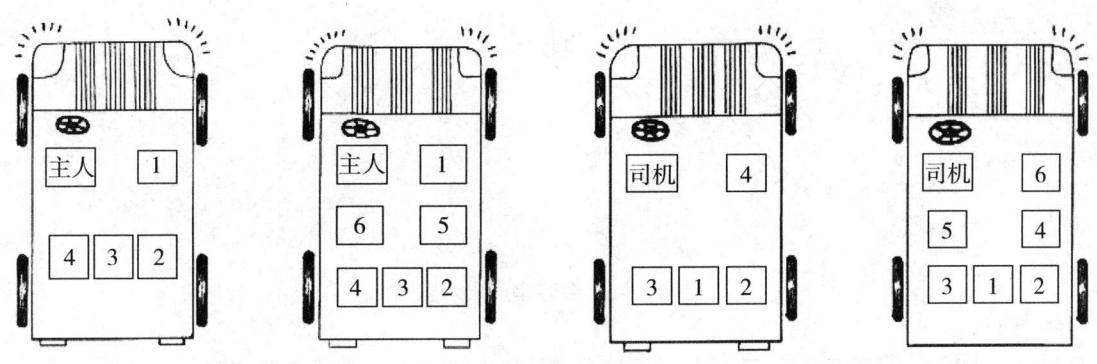

图4-11-2　主人驾驶轿车座次　　　　　　　图4-11-3　专职司机轿车座次

（2）多排座的中型轿车：无论由何人驾驶，均以前排为上，后排为下；右高左低，如图4-11-4所示。

2．上下轿车顺序　上下轿车的先后顺序通常为：尊长、来宾先上后下，秘书或其他陪同人员后上先下。即请尊长、来宾从右侧车门先上，秘书再从车后绕到左侧车门上车。下车时，秘书人员应先下，并协助尊长、来宾开启车门。

四、接待外宾

1．会见　国际上一般称接见或拜会。①凡身份高的人士会见身份低的，或是主人会见客人，这种会见，一般称为接见或召见。②凡身份低的人士会见身份高的，或是客人会见主人，这种会见，一般称为拜会或拜见。③拜见君主，又称谒见、觐见。我国内不作上述区分，一律统称会见。接见和拜会后的回访，称回拜。

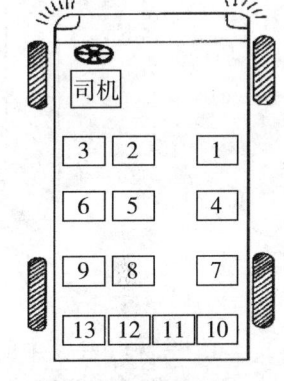

图4-11-4　多排座次

2．会谈　会谈是指双方或多方就某些重大的政治、经济、文化、军事问题，以及其他共同关心的问题交换意见。会谈也可以是指洽谈公务，或就具体业务进行谈判。会谈，一般说来内容较为正式，政治性或专业性较强。东道国对来访者，从礼节及两国关系上考虑，一般均根据对方身份及来访目的，安排相应领导人和部门负责人会见。

3．会见座位的安排　会见通常安排在会客室或办公室。宾主各坐一边。某些国家元首会见还有其独特礼仪程序，如双方简短致辞、赠礼、合影等。我国习惯在会客室会见，客人坐在主人的右边，译员、记录员安排坐在主人和主宾的后面。其他客人按礼宾顺序在主宾一侧就座，主方陪见人在主人一侧就座。座位不够可在后排加座。双边会谈通常用长方形、椭圆形或圆形桌子，宾主相对而坐，以正门为准，主人占背门一侧，客人面向正门，主谈人居中。我国习惯把译员安排在主谈人右侧，但有些国家亦让翻译人员坐在后面，一般应尊重主人的安排。其他人按礼宾顺序左右排列。记录员可安排在后面，如参加会谈人数少，也可安排在会谈桌就座。小范围的会谈，也有不用长桌，只设沙发，双方座位按会见座位安排。

（1）会客室座次安排见图 4-11-5。

（2）会谈座次安排见图 4-11-6。

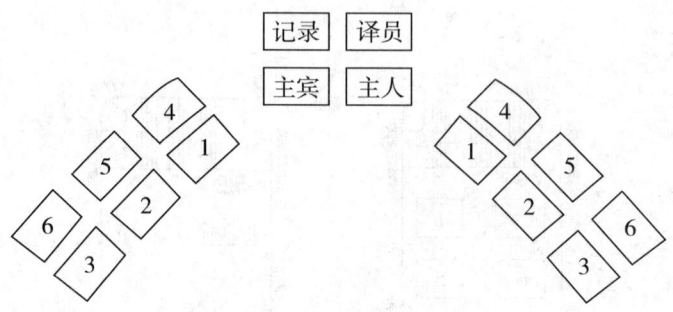

图 4-11-5　会客室座次示意图

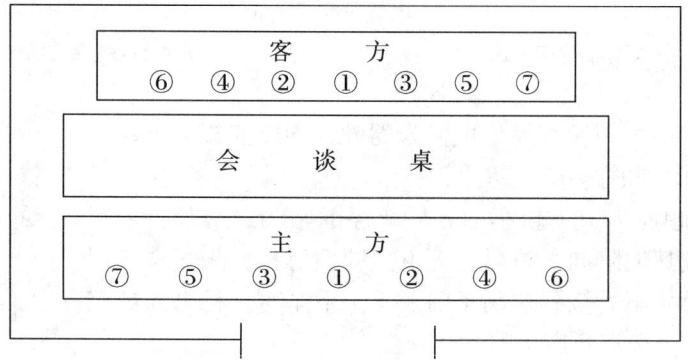

图 4-11-6　会谈座次示意图

4. 会见和会谈中的具体要求

（1）提出会见要求：应将要求会见人的姓名、职务以及会见什么人、会见的目的告知对方。接见一方应尽早给予回复，约妥时间。如因故不能接见，应婉言解释。

（2）接见方安排者：作为接见一方的安排者，应主动将会见（会谈）时间、地点、主方出席人，具体安排及有关注意事项通知对方。作为前往会见一方的安排者，则应主动了解上述情况，并通知有关的出席人员。

（3）准确掌握会见会谈基本信息：准确掌握会见、会谈的时间、地点和双方参加人员的名单，及早通知有关人员和有关单位作好必要安排，主人应提前到达。

（4）场所安排足够座位：会见、会谈场所应安排足够的座位。如双方人数较多，厅室面积大，主谈人说话声音低，宜安装扩音器。会谈如用长桌，事先排好座位图，现场放置中外文座位卡，卡片上的字体应工整清晰。

（5）事先排好合影事宜：如有合影，事先排好合影图，人数众多应提前准备架子。合影图一般由主人居中，按礼宾次序，以主人右手为上，主客双方间隔排列。第一排人员既要考虑人员身份，也要考虑场地大小，即能否都摄入镜头。一般来说，两端均由主方人员把边。

（6）客人到达之迎候：客人到达时主人应在门口迎候。可以在大楼正门迎候，也可以在会客厅门口。如果主人不到大楼门口迎候，则应由工作人员在大楼门口迎接，引入会客厅。如有合影，宜安排在宾主握手之后，合影后再入座。会见结束时，主人应送至车前或门口握别，目送客人离去后再回室内。

（7）领导会见与会谈：除陪见人和必要的翻译人员、记录员外，其他工作人员安排就绪后均应退出。如允许记者采访，也只是在正式谈话开始前采访几分钟，然后统统离开。谈话过程中，旁人不要随意进出。

（8）招待饮料及茶水：会见时招待用的饮料，各国不一。我国一般只备茶水，夏天加冷饮。会谈如时间过长，可适当上咖啡或红茶。

（9）一般官员、民间人士的会见：会见此类人士安排大体上相同，也要事先申明来意，约妥时间、地点，通知来人身份和人数，准时赴约。礼节性的会见，一般不要逗留过久，半小时左右即可告辞，除非主人特意挽留。日常交往，客人来访，相隔一段时间后，应予回访。如果客人为祝贺节日、生日等喜庆日来访，则可不必立即回访，而在对方节日、生日时前往拜望，表示祝贺。

5. 与外宾见面谈话礼仪要点

（1）与外宾见面时，通常应先将我方人员介绍给外宾；会见的座位，一般是外宾坐右边，我方人员坐左边。

（2）如事先不知女宾是否已婚，可称其为女士，年轻的可称小姐，不冒称夫人或太太。

（3）见面介绍时，妇女通常不起立，仅点头致意即可。当女主人介绍时，必须起立。

（4）谈话前应先了解对方情况，并对谈话内容做必要的准备。

（5）谈话要自然大方，热情诚恳，注意不要自吹自擂、强加于人。谦虚要适当，称赞对方不宜过分。

（6）注意内外有别，严守国家机密。自己不清楚的事，或与自己身份不相称的事不要随意表态。外宾提出的各种要求如无确实把握，不要允诺，但要及时研究，向上级反映；已经答应的事情应设法兑现。

（7）谈话内容应根据接待工作的需要确定，一般说，要谈彼此都感兴趣的事情，不谈双方不愉快的事情（对外谈判和交涉不在此列）。

（8）不要随便打听外宾的私事，特别是年龄、收入、衣饰质量和价格、婚姻情况等，对服装奇异、相貌特殊的外宾不可指点议论，不要以某人的生理特点为话题，更不要给外宾起绰号。

（9）谈话不要总是自己讲，或只是我方人员相互交谈，要给外宾充分说话的机会。外宾说话时，不要轻易打断，但我方也应相机主动谈话，不可只是外宾讲，而我一声不吭。

（10）外宾谈话时要注意倾听，不可闭目养神或做看表等动作。

（11）同外宾交谈时，如果没有听清楚，可以再述一遍。如发觉外宾对我方谈话有未领会的神情，应通过译员解释清楚。

（12）外宾之间交谈时，不要随意插话或趋前旁听，如必须和外宾说话，应打招呼。

（13）吸烟要克制，在规定不准吸烟的公共场所，不要吸烟，在女宾旁吸烟要先征得同意，向外宾敬烟时，应拿烟盒，让外宾自取，不能捏着香烟过滤嘴递给外宾，更不要乱扔。

（14）对外宾的反常言行，要做具体分析区别对待。如系我方问题，应向对方表示歉意，并及时纠正；如系对方误解，我方应加以说明；如属政治观点分歧，则应多做工作，求同存异；如对方蓄意挑衅，应据理驳斥，严正表明立场，但不予纠缠，事后要立即上报。

五、国旗的悬挂

1. 悬挂国旗的场合　按照国际关系准则，一国元首、政府首脑到他国领土访问，其住所及主要交通工具上悬挂本国国旗，是一种外交特权。作为一种礼遇，东道国接待来访的外国元首或政府首脑时，可在隆重场合，如在贵宾下榻的宾馆、乘坐的汽车上悬挂对方的国旗。

国际上公认，一个国家的外交代表在接受国境内有权在其办公处和官邸，以及交通工具上悬挂本国国旗。有些展览会、体育比赛等国际性活动，也往往悬挂有关国家的国旗。

2. 悬挂国旗的方法　在建筑物上或室外悬挂国旗，一般应日出升旗，日落降旗。如遇特殊情况，需悬旗致哀时，可先将国旗升至杆顶，然后再下降至离地面约杆长的1/3处。日落降旗时，也应将旗升至杆顶，然后再降下。

按照国际惯例，在悬挂双方国旗时，以右为上，以左为下。两国国旗并排，以旗身面向为准，右挂客方国旗，左挂本国国旗。汽车上挂国旗时，以汽车行进方向为准，驾驶员左手为主方，右手为客方。所谓主客，以举办活动的主人为依据，而不是以举行活动的所在国为依据。国旗的几种悬挂方法如下：

（1）两面国旗并挂：见图4-11-7。

（2）三面以上国旗并挂：见图4-11-8。多面国旗并挂，主方在最后，如属国际会议，无主客之分，则按规定的礼宾顺序排列。

（3）并列悬挂：见图4-11-9。

（4）交叉悬挂：见图4-11-10。

（5）交叉挂：见图4-11-11。

（6）竖挂（客方为反面，主方为正面）：见图4-11-12。

（7）竖挂（双方均为正面）：见图4-11-13。

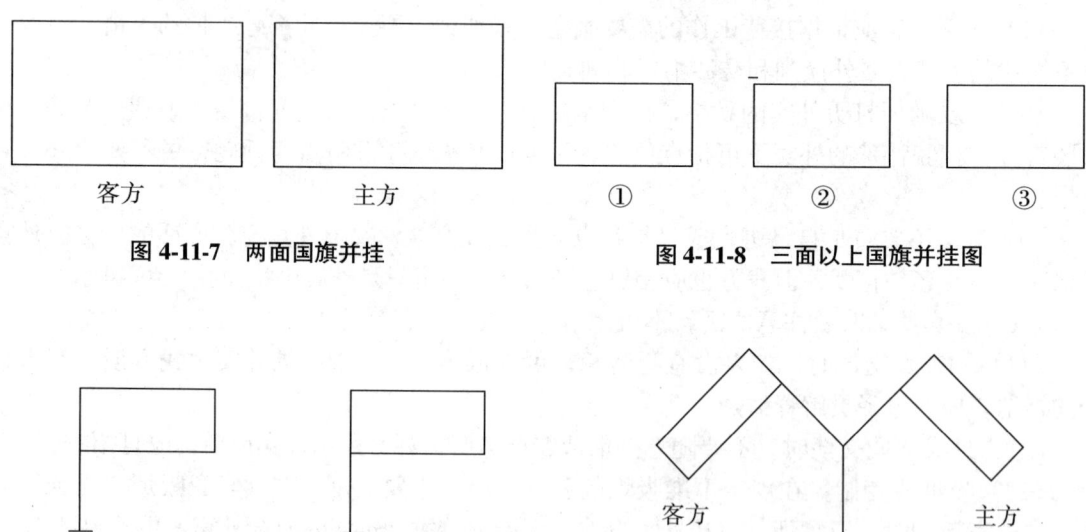

图 4-11-7　两面国旗并挂　　　　图 4-11-8　三面以上国旗并挂图

图 4-11-9　并列悬挂　　　　图 4-11-10　交叉悬挂

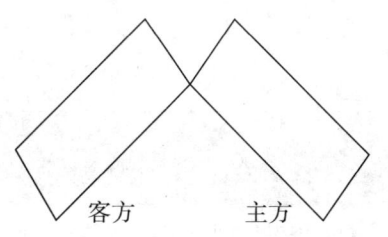

图 4-11-11　交叉挂

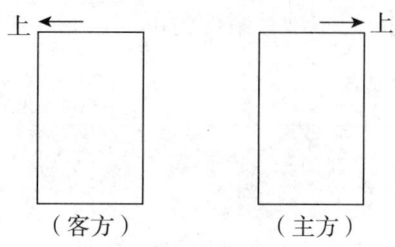

图 4-11-12　竖挂（主客正反面）

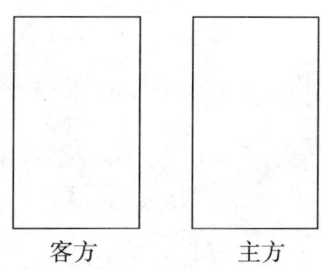

图 4-11-13　竖挂（双面均正）

知识链接

悬挂国旗的注意事项

国旗不能倒挂，一些国家的国旗由于文字和图案的原因，也不能竖挂和反挂。有些国家甚至明文规定，凡竖挂则需另行制作国旗，将图案转正。正式场合悬挂国旗要把正面面对观众，即以旗套的右边为准。如把两面国旗挂在墙上，应避免采用交叉挂法或竖挂法。

各国国旗的式样、图案、颜色、尺寸、比例都是按照本国宪法中的有关规定制作的。由于不同国家的国旗比例不同，两面旗帜悬挂在一起时，一大一小会显得很不协调。因此，在并列悬挂比例不同的国旗时，应注意事先将其中一面适当放大或缩小，以使人们在视觉上感觉对称、相当。

任务实施

实训 14　涉外迎送礼宾礼仪情景训练

【目的】
1．能遵照涉外礼仪的原则接待来访外宾。
2．能遵照涉外礼仪规范要求，进行会谈接待工作。
【方法】　情景模拟，角色扮演。

【实施】 以本项目案例为范例，完成接待任务，见表4-11-1。

表4-11-1 迎送礼宾礼仪任务实施

任务过程	任务情景		要点说明
	角色	任务	
做好接待准备	接待方	确定迎送规格与时间	依据来访者的身份和访问目的确定来访性质，体现对等原则，准确掌握来宾抵达时间，迎接人员提前到达
		确定接待人员、陪车人员与座次	体现对来访者的尊重以及对等原则
		设计活动安排	体现细致周到
迎接来访外宾	接待方	仪表、服饰符合职业、身份要求	体态语言，符合涉外礼仪要求
		微笑、热情、握手	运用表情"微笑"语言及姿态语言，体现热情友好、不卑不亢原则
		自我介绍	运用语言沟通，体现职位相当原则
		交换名片	肢体语言运用
	外方	仪表、服饰符合职业、身份要求	体态语言
		热情、拥抱	肢体接触语言、运用"亲密距离"技巧
		自我介绍	运用语言沟通
会谈准备	接待方	①悬挂国旗	以右为上，左为下。两国国旗并排，以旗身面向为准，右挂客方国旗，左挂本国国旗
		②会场布置	双方人数较多，厅室面积大，宜装扩音器；会谈用长桌，事先排好座位图，现场放置中外文座位卡；放置招待用茶水
		③迎接外宾	客人到达时，主人在门口迎候
		④合影安排	由主人居中，按礼宾次序，以主人右手为上，主客双方间隔排列。第一排人员既要考虑人员身份，也要考虑场地大小，两端均由主方人员把边
		⑤会谈座位安排	客人坐在主人的右边，译员、记录员安排坐在主人和主宾的后面。其他客人按礼宾顺序在主宾一侧就座，主方陪见人在主人一侧就座

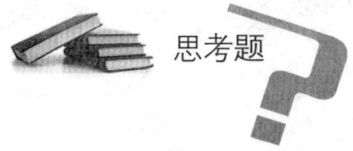 思考题

1. 简述涉外交往的基本原则有哪些。如何做到"尊重隐私""信守约定"？
2. 列举在对外交往中如何体现"女士优先""热情有度、不过谦"原则。

3．迎送来宾的规格有哪几种？分别适应哪些人群？轿车陪车的座次安排通常有哪几种？是如何安排的？

4．接待外宾，会见座位、会谈座位是如何安排的？在与外宾会见和会谈中要做到哪些具体要求？

5．请说明国旗悬挂的场所和方法。

6．下岗女工兰妹通过中介公司找到一份在外国专家家里做保姆的工作。兰妹热情活泼，精明能干，第一天就给对方留下了不错的印象。她的主要工作之一是打扫房间，包括布朗夫人的卧室。细心的布朗夫人特意给兰妹定制了一份时间表，上面规定每天上午8点清理卧室，让兰妹按照上面的计划严格执行。

开始几天，兰妹都干得相当好，很令布朗夫人满意。直到有一天，兰妹照例去清理布朗夫人的卧室，却发现布朗夫人并没有像往常一样不在家，仍在休息。兰妹心想，我还是得按照计划办事，而且我打扫并不会影响她休息。热情的兰妹认真地干起活儿来。这时，布朗夫人突然醒了发现兰妹在她的房间里，很惊讶，马上用不是很流利的汉语叫起来："你来干什么？请出去！"兰妹仍是一片好心，"您接着休息吧，我一会就打扫完了。"布朗夫人提高了嗓门，一字一顿地说："请—你—出—去！"并且用手指着门。兰妹不明白自己哪里惹了布朗夫人，怎么这种态度。她心想，不是你叫我按时打扫的吗？满肚子委屈地走了。

（1）请问兰妹的行为为什么会引起布朗夫人的不快，她违反了涉外交往的哪条原则？

（2）此案例给我们今后的护理工作有哪些启示？

（费　杰）

项目十二　世界各地礼节礼仪

学习目标

知识目标

1．叙述世界各地主要国家和地区的日常基本礼节礼仪。

2．阐述主要国家和地区的日常生活禁忌。

任务目标

1．出国旅游要尊重各国家礼仪文化，讲究礼仪规范，与外国友人友好交往，避免国外出行造成误会与困扰。

2．提升涉外礼仪修养，为涉外交流和多元文化护理提供优质服务。

案例

日本的饭店和旅馆，有一个招待客人的惯例，即待客人办完住宿手续走进房间时，服务员立刻拿来热毛巾、茶和日本点心，以表示旅馆对客人服务的周到热情。这一项特殊的服务长期以来受到了日本顾客的赞赏，但却在美国人处遭了白眼。一次，一对美国夫妇入室后同样享受到了上述服务，他们对此很不喜欢，所上的茶水与点心并非是他们亲自点的，而且茶也不热，点心又"太甜了"。这对美国夫妇认为在他们进晚餐之前上不对口味的点心是"破坏了美味的晚餐"，"这样做好像是在损害自己的生意"。结果旅馆老板的一片好心，不但未被接受，还落得个"不可思议"，费力不讨好的结果。日本饭店和旅馆招待客人的惯例为什么会受到日本顾客的赞赏，而美国人却觉得不可思议、很不喜欢？了解外国的礼仪礼节、风俗习惯，对国际交往和沟通有什么帮助？

随着我国对外交往的不断深入和扩大，护士也有更多机会接触海外人士，为他们提供服务。因此，护士必须掌握一定的涉外礼仪规范，广泛了解世界各国各民族的风俗习惯，为顺利开展多元文化护理打下基础。需完成学习任务：

任务一　美洲主要国家礼节礼仪
任务二　欧洲主要国家礼节礼仪
任务三　大洋洲主要国家礼节礼仪
任务四　亚洲主要国家礼节礼仪
任务五　中国香港、澳门、台湾地区礼节礼仪

随着中国加入 WTO（世界贸易组织），我国加快和开放了改革的脚步，人们在生活和工作中涉外交流日益频繁。由于各国、各地区文化背景、礼仪传统和行为习惯不同，所以形成的礼节礼仪存在很大差异。来自不同文化背景的人们走到一起，交际容易出现障碍。了解世界不同国家的礼节礼仪，以此作为入国问俗、入国随俗的依据，能够避免国外出行和交往造成误会与困扰，促进国际间的友好交往。随着国际护理专业的深入和广泛交往，作为护士将有更多机会接触海外人士，为他们提供服务。因此，广泛了解世界各国各民族的风俗习惯和涉外礼仪规范，为顺利开展多元文化护理铺垫良好的基础。

任务一　美洲主要国家礼节礼仪

知识平台

美洲，位于西半球；东濒大西洋，西临太平洋，北濒北冰洋，以巴拿马运河为界分为北美洲与南美洲。北美洲境内大部分居民是欧洲移民的后裔，语言主要为英语、西班牙语，其次是法语、荷兰语、印第安语等，主要信奉基督教和天主教。近些年来，我国与美国和加拿大在政治、经济、文化等方面的交往增多，了解美洲主要国家的礼节礼仪，有助于开展国际间交往，促进彼此友好关系的发展。

一、美国

1. 社交礼仪　美国人在待人接物方面随和友善，容易接近，热情开朗，不拘小节。①首次见面，经常直呼对方的名字，也不一定握手，往往只是笑一笑，说声"喂"或"哈罗"。②美国商人较少握手，即使是初次见面，也时常是点头微笑致意，礼貌地打招呼。③社交场合散场或业务会议散会时，也只是向大家挥挥手，或说声"好啦，我们再见吧！"④男士握女士的手要斯文，不可用力。若女士无握手之意，男士不要主动伸手。⑤公私单位访问前，必须先订约会，最好在即将抵达时，先通个电话告知。⑥美国人热情好客哪怕仅相识一分钟，就有可能被邀请去看戏、吃饭或出外旅游。但一星期之后，这位朋友很可能把你忘得一干二净。⑦登门拜访事先做好约定，贸然登门是失礼的。如果事先不知道，就是给亲朋好友送礼，也不宜直接敲门，最好把礼物放家门口然后再通知去取。⑧应邀家中作客或参加宴会，最好给主人带上小礼品，如化妆品、儿童玩具、本国特产或烟酒之类。对家中的摆设，主人喜欢听赞赏的语言，而不愿听到询问价格的话。

2. 服饰礼仪　美国人平时穿着打扮不太讲究，他们崇尚自然，偏爱宽松，讲究着装体现个性，但正式场合就比较讲究礼节。①上班、赴宴会很正规，穿衣规矩极多，但以适合时宜为主，如参加婚礼、参加丧事，则应着黑色或素色的衣服。②女士在办公室应着裙装，避免穿牛仔长裤。接见时，要讲究服饰，注意整洁，穿着西装较好，特别是鞋要擦亮，手指甲要清洁。

3. 餐饮礼仪　餐具应先由最外面的一副刀叉开始使用，食物要用叉子压紧，切成小块才放入口中，吃食物及喝汤时不可出声，喝咖啡的小汤勺是用来搅拌奶品及糖的，切不可用汤勺来喝咖啡，并避免在餐厅中喧哗。人们不喜欢在自己的餐碟里剩食物，认为这是不礼貌的。饮食上忌食各种动物的脚爪和内脏；不吃蒜、过辣食品；不喜欢吃肥肉、清蒸和红烧菜肴。用餐的戒条：①不允许进餐时发出声响。②不允许替他人取菜。③不允许吸烟。④不允许向别人劝酒。⑤不允许当众脱衣解带。⑥不允许议论令人作呕之事。

4. 习俗禁忌　国花是玫瑰；最喜欢的颜色是白色；但白色百合花不可作为礼物送人。①美国人大多信奉新教和罗马天主教，其次为犹太教、东正教、伊斯兰教，印度教和佛教只有少量信徒。②美国人忌讳"13""星期五"。认为这些数字和日期，都是厄运和灾难的象征。③美国人最爱狗，认为狗是人类的忠实朋友，对于爱吃狗肉的人，是非常厌恶的。讨厌蝙蝠，认为是吸血鬼和凶神的象征。④喜欢用体态语表达情感，但忌讳盯视别人、冲他伸舌头、用示指指点交往对象等，认为此举止是污辱人的动作。

美国人还有三大忌：一忌问年龄，二忌问物品的价钱，三忌见面时说："你长胖了！"认为这些都属于个人的私事，不喜欢别人过问和干涉。至于"你长胖了！"在美国人看来是贬义的。美国有"瘦富胖穷"概念，因为富人有钱游山玩水，身体锻炼得结实，容貌普遍消瘦；胖人没多少钱，更无闲暇去锻炼了，故穷人偏胖。

二、加拿大

1. 社交礼仪　加拿大是由许多不同族群组成的国家；尽管其习俗在全国大致相同，但仍有某些差别，按常情最好的办法是客随主便。与美国公民相比，加拿大较为保守。①社交场合与客人相见时，一般都惯行握手礼。亲吻和拥抱礼仅适合于熟人、亲友和情人之间。②比较随和友善，易于接近，讲礼貌但不拘于繁琐礼节。③约会时要求遵守时刻，并要事先预约，不速之客是不受欢迎的。④招待会多在饭店或夜总会举行，如果在私人家里受到款待，应给女主人带去鲜花或送去鲜花。

2. 服饰礼仪　在日常生活中，加拿大人着装以欧式为主，不同的场合有不同的装束。上班时一般要穿西服、套裙。参加社交活动时往往要穿礼服或时装。在休闲场合则讲究自由穿着，只要自我感觉良好即可。

3. 餐饮礼仪　由于历史原因和人种构成因素，加拿大人生活习俗及饮食习惯与英、法、美相仿。其独特之处是养成了特别爱吃烤制食品的习惯，这主要是由于地理环境天寒地冻的影响。在餐具使用上一般都习惯用刀叉，极喜欢吃家乡风味烤牛排，尤以半生不熟的嫩牛排为佳。习惯饭后喝咖啡和吃水果。在饮食上忌吃虾酱、鱼露、腐乳和臭豆腐等有怪味、腥味的食物，忌食动物内脏和脚爪，也不爱吃辣味菜肴。

4. 习俗禁忌　加拿大人大多数信奉新教和罗马天主教，少数人信奉犹太教和东正教。在数字方面与美国有着相同的忌讳。忌讳白色的百合花，因为它会给人带来死亡的气氛，人们习惯用它来悼念去世的人。不喜欢外来人将他们与美国进行比较，令人不能接受。加拿大妇女有美容化妆的习惯，因此，他们不欢迎服务员送擦脸香巾。

任务二　欧洲主要国家礼节礼仪

知 识 平 台

欧洲分为东、西、南、北、中5个区域，国家多，民族多，语系分类复杂。欧洲不但自然环境优美、文化古迹多，而且工业发达，国民生活水平高。对于欧洲，每个旅行者都无法停止对他的向往：奢华浪漫的西欧（英国、荷兰、法国等），既童真又深沉的中欧（德国、奥地利、瑞士等），沧桑雍容的东欧（乌克兰、俄罗斯等），热情烂漫的南欧（意大利、西班牙等），自然沉静的北欧（瑞典、芬兰、丹麦、挪威等）……为了帮助大家更多地了解欧洲的礼仪风俗，下面我们就选择几个具有代表性的国家作一介绍。

一、英国

1. 社交礼仪

（1）日常交往礼仪：英国人十分注重礼节。讲文明、讲礼貌、尊重女性是英国世风的重要特点。英国男子提倡"女士第一""女士优先"。女士入室，男子要为她开门，请其先行；女士入座，男子要为其拉椅子；女士进屋或离开，男子要帮其穿鞋、脱穿外衣；外出乘坐车、船，男子要让女士先上，有空座则请女士先坐，并适时给予照顾；男女同路，男子走在道路外侧，以防止女士发生意外。英国人比较冷静，寡言少语，很少发脾气，说话彬彬有礼，把握分寸。初次见面礼节简单，通常握手问好，不行拥抱礼。如果朋友相见，往往只做寒暄，连握手礼也免了。

（2）待客礼仪：英国人一般不邀请人家中做客。登门拜访做客要先敲门，等主人说"请进"方可入内。进门后男子要脱帽以示向主人致意，女士不必如此，但要向主人问好后再就座。一般人们互不过问对方的年龄、工资、婚姻状况等个人问题。

（3）馈赠礼仪：朋友之间讲究送礼，但礼品数量不能过多，档次不能过高，否则对方为避受贿之嫌不敢或不乐于接受。人们习惯晚上赴宴或观看演出，并相互送些高级糖果、巧克力、名酒或者鲜花之类的礼品。

（4）称呼礼仪：口头称呼一般在姓的前面冠以"先生""女士"或"小姐"等通称，如"威尔逊先生""辛普森女士""怀特小姐"，正式场合要用全称。关系十分密切的人可以直呼其名，家人、朋友间除直呼其名外还可以使用昵称。

2. 服饰礼仪　英国人十分注重形象和风度，衣着讲究，出席社交活动服装笔挺、整洁。男子每天都要系上领带或领结，以保持其翩翩风度。尽管英国人讲究衣着，但十分节俭，一套衣服一般要穿十年八年之久。一个英国男子一般有两套深色衣服，两三条灰裤子。人们的衣着已向多样化、舒适化发展，比较流行的有便装夹克、牛仔服。

3. 餐饮礼仪　英国人吃西餐以英、法菜为主，口味讲究清淡，菜肴要求量少质精、花样多变。英国人嗜茶，起床前先喝一杯"被窝茶"，午后喝一杯"过午茶"，下午工休时间也喝茶，甚至在进餐过程中或在深夜里，也离不开喝茶，茶叶品种以红茶为主。

4. 习俗禁忌　同其他西方国家一样，"13"这个数字被认为不吉利。请客时避免13人同席，重要活动不安排在13日，饭店一律没有13号房间。此外，"星期五"也被认为不祥之日。吃饭时忌讳用刀叉磕碰水杯发出声响；忌讳用"厕所"一词，如称女厕所为"女士室"，称男厕所为"男士室"。英国人忌以大象、孔雀作为图案，认为大象愚蠢，孔雀是淫鸟、祸鸟。忌以百合花作为礼物送人，百合花意味死亡。在为多人点烟时，只点到第二个人，为第三人点烟时需重点火。认为一次火点三支烟，对第三个人不吉利。若碰翻食盐，会认为将有口角发生或与朋友绝交。非军人身份的英国人避免佩带条纹领带，因条纹领带为英军制服所用。

二、法国

1. 社交礼仪　对于法国人来说社交是人生的重要内容，没有社交活动的生活是难以想象的。在人际交往中天性浪漫、诙谐幽默、爽朗热情、善于雄辩、高谈阔论、好开玩笑者受人欢迎，讨厌和难以接受不爱讲话、愁眉苦脸者。交谈要回避个人问题、政治和金钱之类的话题。

在社交场合与客人见面一般行握手礼的问候方式，但客人对社会地位较高的人不应主动伸手。少女向妇女常施屈膝礼。男女之间、女子之间的见面，常以亲面颊来代替握手。还有男性互吻的习俗，一般当众在对方的左右脸颊上分别亲一下。一定的社会阶层也流行"吻手礼"，但嘴不应接触到女士的手，也不吻戴手套的手，不在公共场合吻手，更不得吻少女的手。在法国事先约会是惯例，准时赴约是礼貌的标志。被邀请到家里做客是难得的，给女主人送上鲜花（但不要送玫瑰花或菊花）或巧克力之类小礼品是受欢迎的。

2. 服饰礼仪　法国人对于衣饰的讲究在世界上是最为有名的。所谓"巴黎式样"，在世人耳中即与时尚、流行含意相同。①在正式场合：法国人通常要穿西装、套裙或连衣裙，颜色多为蓝色、灰色或黑色，质地则多为纯毛。②出席庆典仪式：穿礼服，男士多为配以蝴蝶结的燕尾服，或是黑色西装套装；女士则多为连衣裙式的单色大礼服或小礼服。法国人穿着打扮重在搭配得法，在选择发型、手袋、帽子、鞋子、手表、眼镜时，都强调与自己着装相协调、相一致。法国人最爱美是举世公认的，尤其妇女，称得上是世界上最爱打扮的人。法国女宾由于有化妆习惯，所以一般都不欢迎服务员为她们递送香巾。

3. 餐饮礼仪　法国人十分讲究饮食，作为举世皆知的世界三大烹饪王国之一，法国菜可以说是最讲究的。法国人爱吃面食，面包种类很多；大都爱吃奶酪；爱吃牛肉、猪肉、鸡肉、鱼子酱、鹅肝，不吃肥肉、宠物、肝之外的动物内脏、无鳞鱼和带刺骨的鱼。法国人特别善饮，几乎餐餐必喝，餐桌上要以不同品种的酒水搭配不同的菜肴；除酒水之外，平时还爱喝生水和咖啡。用餐时两手放在餐桌上，但不许在桌上支起两肘。习惯于将刀叉一半放碟子上，一半放餐桌上。

4. 习俗禁忌　法国的国花是鸢尾花。不宜将菊花、牡丹、玫瑰、杜鹃、水仙、金盏花和纸花随意送给法国人。公鸡是法国的国鸟，是勇敢、顽强的直接化身。法国的国石是珍珠。法国人大多喜爱蓝色、白色与红色，所忌讳的主要色彩是黄色与墨绿色。忌讳的数字是"13"与"星期五"。人际交往十分看重和特别讲究礼物，宜选具有艺术品位和纪念意义的物品，不宜以刀、剑、剪、餐具或是带有明显广告标志的物品。男士向一般关系的女士赠送香水，也是不合适的。在接受礼品时应当着送礼者的面打开包装，否则被认为是无礼的表现。

知识链接

常见的国花

玫瑰是美国的国花；蔷薇是英国的国花；鸢尾花是法国的国花；矢车菊是德国的国花；雏菊、玫瑰是意大利的国花；铃兰是瑞典和芬兰的国花；雁来红是葡萄牙的国花；橄榄是希腊的国花；石榴花是西班牙的国花；康乃馨是土耳其的国花；郁金香是匈牙利的国花；仙人掌是墨西哥的国花；樱花是日本的国花；茉莉花是菲律宾和印度尼西亚的国花；枫叶是加拿大的国花……

三、德国

1. 社交礼仪　德国人比较注重礼节形式。社交场合见面行握手礼，与熟人、朋友和亲人相见行拥抱礼。乐于称呼头衔，但不喜恭维话。德国人的时间观念很强，一旦约定时间，迟到或过早抵达都被视为不懂礼貌。谈判时态度明朗，谈生意时一般使用商业名片。皱眉头等漫不经心的动作被视为对客人的不尊重，是缺乏友情和教养的表现。

2. 服饰礼仪　德国人的衣着较为简朴，总体风格是庄重、朴素、整洁。男士大多爱穿西装、夹克，并喜欢戴呢帽。女性则大多爱穿翻领长衫和色彩、图案淡雅的长裙。正式场合穿戴整整齐齐，衣着一般多为深色。德国妇女的特点是素，这不光体现在穿着打扮上，也体现在言谈举止上。

3. 餐饮礼仪　德国人在宴会上和用餐时，注重"以右为上"的传统和"女士优先"的原则。举办大型宴会一般在两周前发出请帖，并注明宴会的目的、时间和地点。

4. 习俗禁忌　有50%的德国人信奉基督教，有45%的人信奉天主教，另有少数人信奉东正教和犹太教，人们忌讳13和星期五，忌讳在公共场合窃窃私语，不喜欢他人过问自己私事。在德国不宜随意以玫瑰或蔷薇送人，前者表示求爱，后者则专用于悼亡。德国人有严格遵守交通规则的习惯，不随便停车，更不会闯红灯。

四、意大利

1. 社交礼仪　与宾客相见时面带笑容以"您"字称呼客人，喜欢客人用头衔称呼他们。热情问好，行握手礼，常见朋友之间多招手示意。意大利的格瑟兹诺人，遇见朋友将帽拉低，以示对朋友的尊敬。人们时间观念不强，习惯迟到被认为是礼节风度。特点是心直口快，情绪易激动，不转弯抹角或耍心计，开诚布公。

2. 服饰礼仪　讲究穿着打扮，在服饰上喜欢标新立异。官方场合衣着整齐、举止端庄。喜爱听音乐和看歌剧，有较高的音乐天赋和欣赏能力。在歌剧院讲究穿着和举止，尤其是男士，要穿晚礼服或至少穿西装打领带。看歌剧期间不应发出任何怪声和大声评论，对演员的精湛演出应报以热烈的掌声。

3. 餐饮礼仪　请客吃饭是朋友间聚会的一种方式。排座位通常是男女相隔，一般把丈夫与妻子分开。饭前喝开胃酒，饭时改用白葡萄酒或红葡萄酒，饭后要喝消化酒。白葡萄酒往往都是清淡的酒，用于搭配鱼或海味；而食用禽鸟、牲畜等肉食品时，改用醇香的红酒。与中国礼仪不同的是开瓶后先注入主人杯中，主人举杯先沾唇，表示尊敬，去除宾客疑虑。上餐馆吃饭，有时会共同摊钱，除非对方声明他请客。

（1）家中宴请：①如应邀到朋友家吃饭，客人应该带点酒、甜食，或带些纪念品或鲜花送给主人。主人接受礼物则应当面将礼品包装打开，并加以赞美。如果因某种原因未给主人带礼物，第二天一定要专门给主人打电话致谢。②客人根据主人摆的刀叉数量判断食物多少：第一道菜一般放一把叉子，第二道菜放一把刀、一把叉，水果刀和点心勺放在盘子前面。如果餐具放得多，说明准备的食物丰盛，每道菜要少吃点，以免到后来吃不下了被误认为你不喜欢她做的菜。吃饭时尽量避免刀叉碰撞。每道菜吃过后，要把刀叉并排放在盘中，表示可以撤盘子，然后才会上下一道菜。

（2）最后一道菜：西餐上的最后一道"菜"是咖啡或茶。喝咖啡时右手拿着杯把，左手端起小碟，也可只端杯子，将小碟留在台上，喝完一口后，把杯子放回碟上。茶匙仅用于搅拌，用完即放回茶碟，不能用它舀着喝。饮用中国绿茶、薄荷茶不加任何东西，如果是印度茶、黑茶或英国红茶则可加少量的奶和糖。

4. 习俗禁忌　意大利人习惯用手语表达个人意愿。用大拇指和示指圈成O形，其余三指竖起，意表"好""行"或"一切顺利"；竖起示指来回摆动，意表"不""不是""不行"；一边伸出手掌，再加上撇撇嘴，意表"不清楚"和"无可奉告"；用示指顶住脸颊来回转动，意表"好吃"；五指并拢，手心向下，在胃部来回转动，意表"饥饿"；五指并拢，用示指侧面碰击额头，意表骂别人"笨蛋""傻瓜"。

意大利人喜爱绿、蓝、黄三色，视绿色为春天的色彩；认为蓝色会给人带来吉祥；黄色一般常用于美神及婚礼服装上。邹菊象征着意大利人民的君子风度和天真烂漫。有的人异常喜爱狗和猫，认为狗是人类最忠实的朋友，视狗为家庭成员。对猫感情极深，曾为当地消除鼠疫立下过功劳。

五、俄罗斯

1. 社交礼仪　在人际交往中，俄罗斯素来以热情、豪放、勇敢、耿直而著称于世。①初次会面惯于行握手礼。对于熟悉的人，尤其是久别重逢，则大多与对方热情拥抱。②迎接贵宾，通常会向对方献上"面包和盐"。这是一种极高的礼遇，来宾必须欣然笑纳。③俄罗斯人非常看重社会地位，在正式场合采用"先生""小姐""夫人"之称呼。对有职务、学衔、军衔的人，应以其职务、学衔、军衔相称。④依照俄罗斯民俗，可按彼此之间的不同关系用姓名称呼，具体采用不同的方法。只有初次见面或是在极为正规的场合，才有将俄罗斯人姓名的三个部分连在一道称呼。

2. **服饰礼仪** 俄罗斯大都讲究仪表，注重服饰。在俄罗斯民间，已婚妇女必须戴头巾，并以白色的为主；未婚姑娘则不戴头巾，常戴帽子。在城市里目前多穿西装或套裙，俄罗斯妇女往往还要穿一条连衣裙。拜访俄罗斯人时，进门之后务必立即脱下外套、手套和帽子，并摘下墨镜，以示礼貌。

3. **餐饮礼仪** 在饮食习惯上，俄罗斯人讲究量大实惠，油大味厚。人们喜欢酸、辣、咸味，偏爱炸、煎、烤、炒的食物，尤其爱吃冷菜，但在食物制作上较为粗糙一些。①俄罗斯以面食为主，很爱吃用黑麦烤制的黑面包。除此之外，大名远扬的特色食品还有鱼子酱、酸黄瓜、酸牛奶等。吃水果多不削皮。②在饮料方面很能喝冷饮。人们最爱喝的伏特加是该国特色的烈酒。此外，还喜欢喝"格瓦斯"饮料。③用餐时多用刀叉，忌讳发出声响。不能用匙直接饮茶或让其直立于杯中。吃饭时只用盘子不用碗。④用餐中对菜肴加以称道，并尽量多吃一些。俄罗斯人将手放在喉部，一般表示已经吃饱。

知识链接

俄罗斯套娃

俄罗斯套娃（Matpëшka 或 matpeшka）是俄罗斯特有的一种手工制作的木制工艺品，具有浓郁的地域风格。一般由多个一样图案的空心木娃娃一个套一个组成，最多可达十多个，通常为圆柱形，底部平坦可以直立。颜色有红色，蓝色，绿色，紫色等。14世纪至今，最早起源于莫斯科以南70公里的俄国古镇扎郭尔斯科(3aropck)的套娃，由于世世代代工匠精湛的雕刻和绘画技巧以及俄罗斯民族文化的积淀，受到了各国小朋友和大朋友的喜爱。娃娃可做摆设品，也可用来装首饰、杂物、糖果等等，也可作为礼品盒。套娃按照肚子里含有小娃娃个数的不同，分成5件套、7件套、12件套、15件套等（图 4-12-1）。

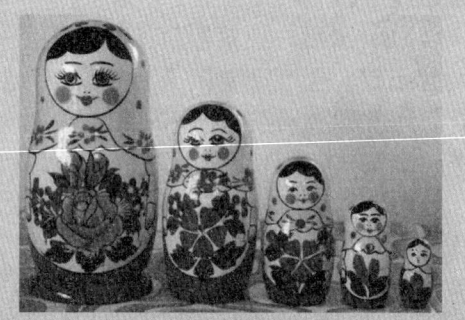

图 4-12-1　俄罗斯套娃

4. **习俗禁忌** 最受人们喜爱的向日葵，被称为"太阳花"，被视为"光明的象征"，被定为国花。拜访俄罗斯人送给女士的鲜花宜为单数。巧克力是万能的礼物，价值不必太高，"礼轻情义重"。中国人回国给亲戚朋友带礼物，木套娃娃是首选（图 4-12-1）。习俗禁忌：①在数字方面最偏爱"7"，认为是成功、美满的预兆。对于"13"与"星期五"则十分忌讳。②非常崇拜盐和马。③主张"左主凶，右主吉"，因此，不允许以左手接触别人或递送物品。④讲究"女士优先"，男士往往自觉地充当"护花使者"。不尊重妇女到处都会遭白眼。⑤忌讳的话题有政治矛盾、经济难题、宗教矛盾、民族纠纷、前苏联解体、阿富汗战争，以及大国地位问题等。

任务三　大洋洲主要国家礼节礼仪

知识平台

大洋洲指的是澳大利亚、新西兰南北二岛以及波利尼西亚等群岛。全部岛屿加在一起，超过一万多个，这里曾是英国等发达国家的殖民地。澳大利亚幅员辽阔，自然景观丰富，经济发达。新西兰变化无穷的地貌提供了丰富的自然景观和发达的工业、农业、畜牧业。具有独特的景观、多彩的文化和懒散的幸福的大洋洲，吸引了很多国人去旅游、留学、经商。下面重点介绍澳大利亚和新西兰的礼节礼仪。

一、澳大利亚

1. 社交礼仪　澳大利亚是一个十分崇尚礼节的国度，生活中人人注重礼貌，文明用语，谈话轻声细语，很少大声喧哗，否则是一种没有修养的表现。在澳大利亚到处盛行"女士优先"的良好社会风气，女性受到人们的普遍尊重。人们特别喜欢赞美女士的长相、才气、文雅举止等，认为这是一种有教养的表现。

(1) 交往称呼礼仪：澳大利亚人普遍乐于同他人进行交往，并且表现得质朴、开朗、热情，不喜欢过分地客套或做作，无拘无束、轻松自在和爱交朋友。①公共场合爱跟陌生人打招呼、聊天，并爱请人到家做客。这种自由、实在，不但英国人难以与之相比，连美国人也自愧不如。②见面习惯于握手，女友相逢时常亲吻对方的脸。土著居民见面时行极具特色的勾指礼，即双方各自伸出手来，中指紧紧勾住，然后再轻轻往自己身边一拉，以示相亲相敬。③称呼大都名在前，姓在后。称呼别人先说姓，接上先生、小姐或太太之类，熟人之间可称小名。交谈时应当使用本人的头衔称号。初次见面或谈话，通常互称为"先生""夫人""女士"或"小姐"，熟悉之后就直呼其名。

(2) 赴约礼仪：业务约会一定要准时，社交约会最迟勿超过半小时。如果不得已而迟到，对方欣赏你先打电话通知对方，并告知将会到达的时间。人们习惯拥有较大的个人空间，推推碰碰是极不礼貌的举动，因此，习惯遵守排队、先到先得的规则轮候服务，不喜欢别人插队，因为最好的服务是友善而非快捷。

(3) 外出用膳：如果几个人一同外出吃饭，通常是各自支付自己那一份。如果你不敢肯定，可以在结账之后问一声。餐馆收百分之七的货品及服务税，账单不加服务费，若服务好，通常给百分之十五的服务费。如果想去极隆重或极受欢迎的餐厅用膳，最好事前致电订位。多数餐馆分吸烟区及非吸烟区；用餐后一般都会带回剩余的食物。

(4) 出席晚宴：被邀请到家里做客或吃饭，一般是带件不太昂贵的礼物，例如鲜花、巧克力或一瓶餐酒，应问明到达时间、穿着要求或是随意；若是聚餐可问明是不是带点自制的食品。女主人带头开始用餐，先让客人取用主菜，然后自己才用餐。喜欢个性率直，若不喜欢某样东西只需说"不，谢谢你！"，若喜欢吃传给你的东西就说"谢谢"。宴会之后数天打一个电话或寄一张简短的致谢函，会令主人感到欣慰。礼尚往来，如果礼仪周到，应该在几个星期之后回请一次。

2. 服饰礼仪　在社交场合人们会精心打扮装饰，淡妆浓抹。男士穿黑色礼服和白色衬衫，女士穿漂亮而艳丽的晚礼服，搭配最合适的首饰，踩着精致而优雅的高跟鞋，再加上迷人而诱惑的香水,这场装扮才算告一段落。

平时人们穿T恤、短裤或牛仔装、夹克衫。由于阳光强烈,出门喜欢戴一顶棒球帽遮挡阳光。在达尔文市,当地居民穿着自成一体,正式场合一定要穿衬衫、短裤和长袜,叫"达尔文装"。土著居民习惯赤身裸体,至多在腰上扎一块围布遮羞而已。但也佩戴额箍、鼻针、臂环、项圈等多种饰物,有时在身上扎一些羽毛,并涂上各种颜色。

3. 餐饮礼仪　人们以面食为主,不喜太咸,爱甜酸味。喜欢食用煎、炸、炒、烤方式烹制的菜肴,调味品常用番茄酱、葱、姜、胡椒粉等。传统风味有火腿、煎牛里脊、烤鸡、番茄牛肉、糖醋鱼等。喜欢饮啤酒和葡萄酒,对咖啡、红茶等饮料特别感兴趣。由于澳大利亚居民中大多是欧洲国家移民的后裔,通常习惯吃欧式西餐,对中餐也比较感兴趣。通常不喜欢在餐桌上谈论公事,唯恐因此而倒了胃口。但澳籍美国移民后裔则恰恰相反,特别喜欢边吃边谈,常谈得很带劲,内容包括生意在内的一切公事,许多生意就是在餐桌上谈成的。

4. 习俗禁忌　澳大利亚的国花和国树分别是金合欢花与桉树,被视为澳大利亚的象征。国石是人们珍爱的一种宝石——蛋白石。人们最喜爱的动物是袋鼠与琴鸟,前者被视为澳洲大陆最早的主人,后者是澳大利亚的国鸟。兔子被认为是一种不吉利的动物,碰到兔子可能是厄运将临的预兆。

受基督教的影响,人们对"13"与"星期五"极为反感。人们爱好娱乐,喜邀友人一同外出游玩,这是密切双边关系的捷径之一,若予以拒绝是不给面子。在社会生活中崇尚人道主义的博爱精神,乐于保护弱者,如保护老人、妇女、孩子和弱小种族,讲究保护私生子的合法地位,甚至将保护动物看作是自己的天职。不满议论种族、宗教、工会和私生活,以及等级、地位等问题。

5. 交往注意事项　澳大利亚人不喜欢:①将本国与英国处处联系在一起,反感将两国混为一谈。②不喜欢听"外国"或"外国人'这一称呼,认为这类称呼抹杀个性。③极其厌恶公共场合的噪声;④基督教有"周日做礼拜"的习惯。

二、新西兰

1. 社交礼仪　新西兰是个多民族的国家,欧洲后裔占主导地位,受欧美和澳大利亚的影响很深,生活方式和习惯基本西化。①社会场合与客人相见惯用握手礼。也有施鞠躬礼,不过鞠躬方式独具一格,抬头挺胸地鞠躬。②对于同样身份之人,在称呼姓氏时应冠以"先生""夫人"或"小姐",但往往见面一两次以后就称对方名字。③人们生性乐观,喜爱美化环境,空闲时间多半用于园艺活动和整理环境。性格偏于保守,不习惯和陌生人接触,但一旦相识后,会很快消除隔阂,甚至成为好朋友,好朋友之间交往只要一盒巧克力或一瓶威士忌就感到欣慰和满足。④紧张忙碌的工作之余,会别具匠心地组织各种有趣的俱乐部,以此来愉悦身心,探究学问。诸如:"素食者俱乐部""孪生俱乐部""理性主义俱乐部",甚至还有"汤匙俱乐部"等。此类活动已成为新西兰人传统生活中不可缺少的重要内容,并以参加这种俱乐部而感到荣幸。

毛利人的礼节礼貌方式在世界上是独一无二的,当远方客人来访时,都举行盛大的欢迎聚会。欢迎贵宾的仪式进入高潮时,宾主同歌共舞,共叙友谊,沉浸在一片欢乐之中。到惠灵顿或者新西兰其他地方参观访问的人经常会碰到这种动人的场面(图4-12-2)。

2. 服饰礼仪　日常生活通常以欧式服装为主,注重服饰质量,讲究庄重,偏爱舒适,强调因场合而异。正式盛大集会穿深色西服或礼服,但一般场合穿着趋于简便。妇女打高尔夫球时都是穿裙子，而外出参加交际应酬，则身着盛装和化妆。周末假期出外郊游则是另一番打扮，十分随便。新西兰毛利人的传统服饰鲜艳而简洁，富有民族特色。有披肩、围胸、围腰和短裙，最常见是用亚麻类植物织成的"比乌比武"（Piupiu）短裙，即毛利草裙，但平时穿戴也是西装革履。

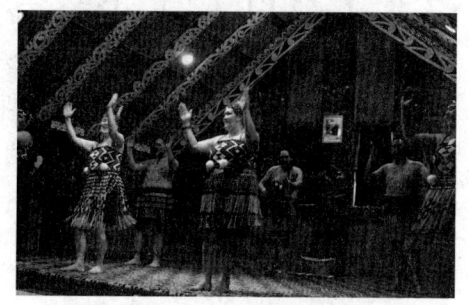

图 4-12-2　毛利人歌舞

3. 餐饮礼仪　饮食习惯大体与英国人相同，以西餐为主，口味清淡，对动物蛋白需求量比较大，爱吃牛、羊、鸡和鱼肉。饮食的特色品种有炸鱼土豆条、巴甫洛娃甜食。特别喜欢品尝中国的苏菜、京菜和浙菜。吃饭时左手握叉，右手拿刀，不喜谈话，喜欢喝啤酒，人均年啤酒量达110公升。餐馆有出售葡萄酒，国家对烈性酒严加限制，对每份正餐只配一杯烈性酒。除爱吃瘦肉外，还爱喝浓汤，且对红茶一日不可或缺。饮茶一天至少七次，即早茶、早餐茶、午餐茶、午后茶、下午茶、晚餐茶和晚茶。

4. 习俗禁忌　新西兰人对狗怀有特殊的感情，视狗为"终生的伴侣""牧羊的卫士"。人们珍爱几维鸟，视其为民族的象征，定为国鸟。他们偏爱银蕨，视其为国家的象征。多数人信奉基督教和天主教。把"13"视为凶神，凡事都要设法回避。忌讳男女同场活动，即使看戏或看电影，也分为男子场和女子场。人们视当众剔牙和咀嚼口香糖为不文明举止，视当众闲聊、吃东西、喝水、抓头皮、紧裤带等为失礼的举止，人们不愿谈论有关种族方面的问题，不干涉别人事务，不说他人坏话。朋友间相处避免私人事务，不过问政治立场或宗教信仰，话题多为运动。

任务四　亚洲主要国家礼节礼仪

知 识 平 台

亚洲是七大洲中面积最大，人口最多的一个洲。亚洲共有40多个国家和地区，在地理位置上习惯分为东亚、东南亚、南亚、西亚、中亚和北亚。亚洲国家之间交往频繁，关系密切，相互间影响较大，许多国家和地区的习俗、礼节都有相近之处。

一、日本

1. 社交礼仪　日本以"礼仪之邦"著称，讲究礼节是日本人的习俗。见面互施鞠躬礼，并说"您好""再见""请多关照"等。在日常生活中从早晨起床到晚上就寝相互寒暄致意。善以笑容掩饰真实情感，无论是高兴、处于窘迫或发怒时均于微笑。

（1）见面礼仪：名片被认为是一个人的代表，对待名片就像对待本人一样。因此，初次见面重视互换名片，不带名片不仅失礼且被认为你不好交往。互赠名片时要先行鞠躬礼，并双手递接名片。接到名片后要认真阅看对方身份、职务和公司，用点头动作表示已清楚对方的身份。如果接过名片不加看阅就随手放入口袋，被视为失礼。若是参加商业谈判应向室内每个人递送名片，不能遗漏，并接受对方的名片，尽管很花费时间，但以示相互之间友好和尊敬。

（2）作客礼仪：到人家家里作客，要预先和主人约定时间。①进门前先按门铃通报姓名。若住宅未安装门铃,绝不要敲门,而是打开门上拉门,问声:"借光,里面有人吗?"②进门后要主动脱衣脱帽,解去围巾(注意天气炎热,也不能穿背心或赤脚,否则是失礼的行为),穿上备用的拖鞋,并把带来的礼品送给主人。③背对着门就座是有礼貌的表现,只有在主人的劝说下,才可移向尊贵位置(摆着各种艺术品和装饰品的壁龛前的座位,是专为贵宾准备的)。④日本人不习惯让客人参观住房,不要提出请求。上厕所应征得主人的同意,特别忌讳男子闯入厨房。⑤进餐时不清楚某种饭菜的吃法,要向主人请教,夹菜时要把自己的筷子掉过头来使用。⑥要告别时客人先提出,并向主人表示感谢。回到住所要打电话告诉对方,表示已安全返回,并再次感谢。之后再遇主人,仍要表达感激之情。⑦日本人设宴时传统敬酒方式是在桌子中间放一只装满清水的碗,每人面前放一块干净白纱布,斟酒前主人先将自己的酒杯在清水中涮一下,杯口朝下在纱布上按一按,使水珠被纱布吸干,再斟满酒双手递给客人。客人饮完后也同样做法,以示主宾之间的友谊和亲密。

(3) 馈赠礼仪:日本人无论访亲问友或出席宴会都要带去礼品,用实际行动表达感激之情。送礼要掌握好"价值分寸",礼品既不过重,也不过轻。过重会认为你有求于他,从而推断你的商品或服务不好;若过轻则会认为你轻视他。拜访不赠花,因花有求爱或办丧事之用意,带些包装食品比较合适。礼品讲究包装,要包好几层再系上漂亮缎带或纸绳。绳结之处被认为有人的灵魂,标志着送礼人的诚意,接受者要回赠礼品。礼品不当面打开,以免因礼品不适而使客人感到窘迫。不用礼品可转赠别人,人们对此并不介意。送礼不用偶数,因偶数中的"四"与"死"同音,为避开晦气都不用"四",久而久之不送二、四、六偶数。爱送三、五、七单数,"九"与"苦"发音相同要避免。

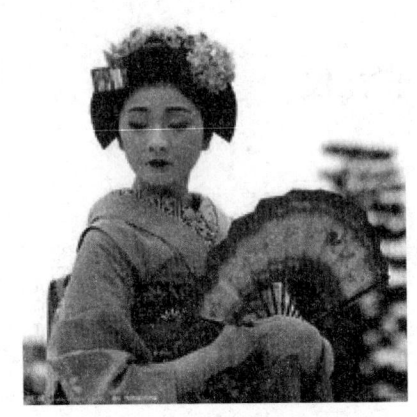

图4-12-3 日本和服与妆容

2. 服饰礼仪 无论正式或非正式场合,日本人都很注重自己的衣着。正式场合男子着西服系领带,多数中青年妇女也着西装。和服是日本的传统服装,但现男子除一些特殊职业者外,在公共场所很少穿和服。日本妇女喜欢描眉,她们普遍爱画略有弯度的细眉,认为这种最具现代女性的气质(图4-12-3)。

3. 饮食礼仪 日本四面环岛的特殊地理环境决定其独特的餐饮习惯。本国固有的"日本料理",有"五味"、"五色"与"五法"。①"五味"指在不同的季节里,饮食的五味往往有不同的侧重,通常指春苦、夏酸、秋滋、冬甜,此外还好食涩味。②"五色"指食物注重外形,讲究色彩搭配,不同季节有侧重要求:绿春、朱夏、白秋、玄冬,再是黄色的广泛运用。③"五法"指和食的烹饪方法,有蒸、烧、煮、炸、生等五种。在日本"便当"和"寿司"是受欢迎的两种传统食品,"便当"就是盒饭,"寿司"是人们在逢年过节才吃的"四喜饭"。

日本人以大米为主食,但爱吃鱼。青年人饮食习惯已受西方影响,早餐喜吃鸡蛋、面包、牛奶和咖啡。喜欢中国的广东菜、北京菜、上海菜及绍兴酒、茅台酒等。日本人爱喝酒,西洋酒、中国酒和日本清酒统统都爱。男子下班酒馆大喝一通几乎成了"例行公事"。用餐时男子盘腿席地而坐矮桌旁,女子则跪坐而食。斟酒讲究满杯没,多喝几杯或醺醺大醉也不多怪、不为耻。忌讳盛饭过满,不许一勺盛一碗饭。客人吃一碗饭后,象征性地也要再添之。否则,会被视为宾主无缘。

4. 习俗禁忌　不论在家中或餐馆内座位都有等级，一般听从主人的安排。一般不吃肥肉和猪内脏，或不吃羊肉和鸭子。用筷子有"忌八筷"之说：①忌舔筷，不准用舌头舔筷子。②忌迷筷，即不准拿筷子在饭菜上晃来晃去，举棋不定。③忌移筷，即不准夹了一种菜又夹另一种菜，而不吃饭。④忌扭筷，即不准将筷子反过去含在口里。⑤忌插筷，即不准将筷子插在饭菜里，或把它当作叉子，叉饭菜吃。⑥忌掏筷，即不准用筷子在饭菜里扒来扒去，挑东西吃。⑦忌跨筷，即不准把筷子跨放在碗盘之上。⑧忌别筷，即不准用筷子当牙签用。此外，还忌讳用一双筷子让大家依次夹食物。

绿色被认为是不吉利的颜色；日本人视荷花为不祥之物，因其有祭奠之意；不宜向日本人送菊花，因为菊花是皇室专用花卉；狐狸和獾被认为是贪婪、狡诈的象征，所以不宜送以狐狸、獾为图案的饰品。

二、韩国

1. 社交礼仪　韩国是个礼仪之国，讲究礼貌，待客热情。初次见面时常交换名片，养成通报姓氏习惯，并和"先生"等敬称联用。韩国一半以上居民姓金、李、朴。洽谈业务时多在旅馆咖啡室或类似地方举行，一般用咖啡、不含酒精的饮料或大麦茶招待客人，有时还加上适量的糖和淡奶，这些茶点客人必须接受。

公共场所不大声说笑。双方见面时女性先向男性行鞠躬礼、致意问候。男女同座时男性在上座，女性在下座。进入房间时女人应走在男人后面，须帮助男人脱下外套；坐下时女人要主动坐在男子的后面，不可以在男子面前高声谈论。尤其女性在笑的时候还用手帕捂着嘴，防止出声失礼。

2. 服饰礼仪　韩国人注重服饰，男子穿西服、系领带。如果邀请去家里做客，按习惯要带一束鲜花或一份小礼物，用双手奉上。不要当着赠送者的面把礼物打开。进到室内，要把鞋子脱掉留在门口。

3. 餐饮礼仪　韩国人喜欢吃辣和酸。主食是米饭、冷面，进餐用筷子。菜肴有泡菜、烤牛肉、烧狗肉、人参鸡等。韩国男子酒量不错，对烧酒、清酒、啤酒来者不拒，女性则多不饮酒。日常都喝茶和咖啡，不喝稀粥，不喜欢清汤，也不喜欢过油、过腻、过甜的东西，不喜食鸭肉、羊肉和肥猪肉。家里宴请时宾主围坐在一张矮腿方桌周围，盘腿席地而坐。切勿用手摸脚，伸直双腿或双腿叉开都是失礼的。

4. 习俗禁忌　韩国的农历节日和我国差不多，也有春节、清明节、端午节、中秋节。木槿花是国花，松树为国树，喜鹊为国鸟，老虎为国兽。人们珍爱白色，对"4"非常反感，楼房、医院、军队绝不用"4"字编号，也不使用发音与"死"相似的"私""师""事"等字。喝茶或喝酒时，主人总是以 1、3、5、7 数字单位来敬酒、敬茶、布菜，并忌讳用双数停杯罢盏，且非常反感边吃边谈话。民族自尊心很强，反对崇洋媚外，倡导国货，反感日语和日货，社交场合中会用英语。

三、新加坡

1. 社交礼仪　新加坡人举止文明，处处体现着对他人的尊重。社交场合与客人相见一般施握手礼。男女之间可握手，但一般等妇女先伸出手来再握手。马来人则是先用双手互相接触，再把手收回放到自己胸部。坐位时端正规矩，双脚不分开，如果交叉双脚，只是把一只腿的膝盖直接叠在另一只腿的膝盖上。站立时体态端正，不把双手放在臀部，因为那是发怒的表现。

新加坡从事商务活动最佳时期是3至10月。当地工商界人士多讲英语，见面时交换名片，名片可用英文印刷。会谈中尽可能不吸烟，不喜欢挥霍浪费，宴请不过于排场，尤其在商务活动中，答谢宴会不宜超过主人宴请的水平，以免对方产生其他想法。

2. 服饰礼仪　不同民族有自己的穿着特点。马来人男子头戴一顶叫"宋谷"的无边帽，穿一种无领、袖子宽大的衣服，下身穿长及足踝的纱笼；女子上衣宽大如袍，下穿纱笼。华人女性多爱穿旗袍。政府部门对职员的穿着要求较严格，工作时间不准穿奇装异服。

3. 餐饮礼仪　主食多是米饭，也吃包子等，但不喜食馒头。马来人用餐一般用手抓取食物，在用餐前有洗手的习惯，进餐时必须使用右手。饮茶是当地人的普遍爱好，客人来时他们常以茶水招待，华人喜欢饮元宝茶，意为财运亨通。

4. 习俗禁忌　在新加坡人眼中男婚女嫁是件大事，不论华人还是马来人都很重视。马来人的婚事要经过求亲、送订婚礼物、订立婚约等程序。新加坡的华人讲求孝道，如有老人行将去世，其子孙必须回家中守在床前，丧礼一般都很隆重。

四、马来西亚

1. 社交礼仪　在马来西亚，朋友间无论是见面、话别或相遇，都要轻微点头以示礼貌。介绍相互认识时，通常先介绍年长者或比较有身份的人物；先介绍妇女，后介绍男子。当你被别人介绍时，都应对他人一一问候。公开表示亲热是不受欢迎的，更要避免接触异性。交谈时若把双手贴臀部上则表示发怒。打手势应伸出自己的手，掌心向下，然后频频摆动手指，不要用一个手指做这种动作；也不能用拳头打另一只半握着的手。在马来人和印度人面前，不要用左手触摸人或传递物品。

2. 服饰礼仪　马来西亚人喜欢穿天然织物做成的衣服。男子习惯穿传统的民族服装，上衣无领，头戴无边帽。社交场合男子穿白衬衣、便裤，女子和男装差不多也穿"沙笼"，颜色和图案则艳丽得多。人们爱佩戴短剑，把剑视为力量、智慧和勇敢的象征。

3. 餐饮礼仪　食物一般以米饭、糕点为主，口味偏淡。到家里做客应准时赴约，主客坐主人右边，或坐在餐桌的首位。应等主人邀请时再开始进食，取食时不要将公用勺碰到自己的盘子。

4. 习俗禁忌　马来人大多信奉伊斯兰教，少数人信奉佛教和印度教。马来人忌讳乌龟，视其为不吉祥动物，给人以色情和污辱的印象。在马来西亚不要穿着鞋子进清真寺、进别人家的客厅。婚俗奇异有趣，一男可娶四妻。生小孩有许多习俗，婴儿出生时助产婆要举行吐涎仪式，第三天宴请亲友。对于死者马来人哀痛在心，但从不号啕大哭，亲友及相识者齐聚在家，为死者祈祷。

五、泰国

1. 社交礼仪　在世界享有"微笑之国"美誉的泰国人深受佛教影响，有涵养，在待人接物中讲究微笑、礼让。见面通常施"合十礼"，双手举得越高表示越尊敬对方。官员、学者和知识分子见面握手问候，但男女之间不握手。平民拜见国王施跪拜礼，国王拜见高僧也须下跪，儿子出家为僧父母也要对其行跪拜礼。

2. 服饰礼仪　泰国各个民族都有自己的传统服饰。正式社交场合，男子通常穿深色西装、打领带；妇女则穿民族服装，也可穿裙子。在日常生活中可穿各式流行服装，但在公共场合忌穿短裤。

3. 饮食礼仪 饮食上喜欢吃民族风味的"咖喱饭",喜食辣椒、鱼露,青睐中国菜中的广东菜和四川菜。喜欢冷饮,喝橘子汁或橙汁时喜加盐末。吃水果不仅放冰,也放盐末和辣椒末。僧人每日二餐(早、午),过午只能喝水和饮料,但僧人可吃肉。

4. 习俗禁忌 讲话慢声细气,公众场合不要太大声说话,否则,特别是女生易被认为不检点。女闺蜜上街手挽手很可能被误为同性恋。

(1) 寺庙礼仪:泰国寺庙很多,进寺庙烧香拜佛或参观时,不得赤胸露背,衣帽不整洁,这会玷污了圣地,对神佛失敬。进庙时必须脱下鞋子,且不得踩寺庙的门槛,因为门槛下住着神灵。忌讳参观者随意给佛像拍照或抚摸佛像。

(2) 日常礼仪:头是神圣不可侵犯的,用手触摸头部是一种极大的侮辱;长辈在座,晚辈须坐地上或蹲跪,以免高于长辈头部,忌他人拿着东西从头上掠过。睡觉不能头朝西,因日落西方,象征死亡。用双手接受礼物或递送东西,忌用一只手,特别是左手。接触时千万不要动手拍打对方,不允许用左手接触或指指点点对方。人们"重头轻足",认为脚除了走路再无其他用处,凡用脚指示方向、踩踏门槛、盘足而坐或脚底对着人都是非常失礼的举止。民间人们忌讳狗、鹤和龟的图案,送礼物要避开这三种动物。忌用红笔签名,因在棺材上写死者姓名才用红笔。

知识链接

中国公民出境旅游文明行为指南

中国公民,出境旅游,注重礼仪,保持尊严。讲究卫生,爱护环境;衣着得体,请勿喧哗。尊老爱幼,助人为乐;女士优先,礼貌谦让。出行办事,遵守时间;排队有序,不越黄线。文明住宿,不损用品;安静用餐,请勿浪费。健康娱乐,有益身心;赌博色情,坚决拒绝。参观游览,遵守规定;习俗禁忌,切勿冒犯。遇有疑难,咨询领馆;文明出行,一路平安。(图 4-12-4)

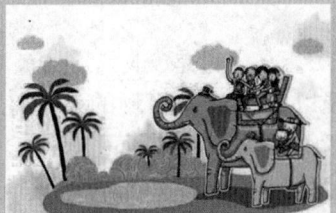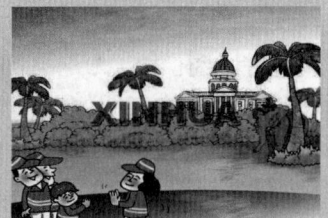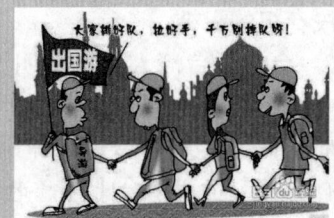

图 4-12-4 文明出境旅游

任务五 中国香港、澳门、台湾地区礼节礼仪

知识平台

香港、澳门、台湾是中国不可分割的领土。由于特殊的历史原因,这些地区的炎黄子

孙，都有着强烈的民族感和乡土观念，继承、保存着传统礼仪习俗，同时受西方文化影响，也带有西方国家的礼俗特点。

一、礼节礼仪

1. 香港　香港现有人口 678 万，约有 97% 以上是中国血统，主要来自广东、福建等沿海省份。余来自英国、菲律宾、葡萄牙、美国、加拿大、印度等。香港是中西文化交汇的典型地区，是一个宗教信仰自由地区，主要信奉佛教、道教、天主教、基督教、伊斯兰教等。语言主要是英语、粤语。既有中华民族传统文化的根，又受西方文化的深刻影响。

(1) 礼仪：社交场合施以握手礼，用叩指礼向客人表达谢意（即弯曲手指，以指尖轻叩桌面），这种礼仪源于"叩头"礼。见面应电话预约，虽有 30 分钟"出入"仍为不失之礼，但商界人士是遵守时刻的。应邀赴宴可带水果、糖果或糕点为礼物。不要送钟，象征死亡；不送剪刀或其他锐利物品，象征断绝关系。交谈中谈及健康或业务情况被认为是礼貌的。称男士为"先生"、女士为"小姐"。年纪大的男子称作"阿叔"或"阿伯"，年长的女子称作"阿婶"。对男侍应生和售货员称"伙计"，对女侍者称"小姐"。

(2) 服饰饮食礼仪：香港是一个创造潮流和追赶时尚的城市，"趋时"是香港人着装的一大特点。人们依据衣着判断身份和地位，即所谓的"先敬罗衣后敬人"。因此，追求名牌也是香港人着装的一大特点，但人们对奇装异服和叛逆的传统打扮都能接受。香港人对中西餐均能接受，但偏爱中餐，更加厚爱各自的家乡风味。就餐时等主人先饮酒进食后再开始进食。

2. 澳门　澳门居民多为广东人，其生活习惯和风俗礼仪在澳门影响最深。祝寿寿庆规模视家庭经济状况而定。丧事仪式较隆重的做法是在家设置灵堂，请人诵经，出殡送葬鸣锣开道，燃放鞭炮和焚烧纸钱；葡萄牙人及欧人和信奉西方宗教的华人则在教堂吊唁、祈祷。清明节祭祀祖先。春节与香港人一样讲究好兆头，万事如意，如年糕即意寓年年收入步步高等。燃放鞭炮、封"利是"、舞龙舞狮贺岁。元宵佳节先吃汤团后赏灯。端午节举行龙舟赛。中秋之夜吃月饼赏月。崇拜妈祖是澳门重要的民间信仰之一，妈祖（亦称天后）是中国渔民和船民奉祀的海神。

3. 台湾　台湾人注重文明、讲究社交礼貌。无论见面、会友，还是交际、拜访，注意言行举止、尊重他人。社交场合以握手为礼，亲朋好友间惯以拥抱或吻面颊的亲吻礼。高山族雅美人迎客施吻鼻礼（即用自己的鼻子轻轻擦吻来宾鼻尖），以示最崇高的敬意。信奉佛教社交礼节为双手合十礼。老年人依然对青黑色的香云衫感兴趣，妇女大都喜欢佩戴金银首饰。

二、禁忌

1. 忌谈私事　香港同胞忌讳别人打听工资、年龄及家庭住址，不愿意别人过问私事。不欢迎别人去家里作客，一般都乐于到茶楼或公共场所。

2. 说话禁忌　港、澳、台同胞尤其是老一辈人忌讳不吉利话，喜欢讨口彩。不愿意接受"节日快乐"之语，因"快乐"与"快落"谐音。住饭店不愿意进"324"房间，因广东话与"生意死"谐音。在接受别人斟酒或倒茶时，喜欢用几个指头轻叩桌面。"3"字在香港很吃香，原因是"3"与"升"是谐音，意味着"高升"。"8"和"6"也很时髦，粤语"8"是"发"的谐音，意味着"发财"。"6"与"禄"同音，有"六六顺"之意，有钱财、有福气。过节时常相互祝愿"恭喜发财"。忌讳"4"字,因与"死"谐音,故说话和送礼都避开"4"字数,非常情况下用"两双"或"两个二"来代替。香港酒家伙计最忌讳第一位顾客用餐选"炒饭",因为"炒"是"解雇"的意思,不吉利。同样忌讳西方的"13""星期五"等。蓝色和白色是中国人表示悼念的颜色,应予回避。

3. 送礼禁忌　香港会见亲朋好友时忌伸"香蕉手",即两手空空上门让人看不起。内地居民去香港带些当地的土特产就好。台湾同胞互送礼物比较讲究实用,钢笔、领带、进口酒或食品都较受欢迎。但忌讳送人手巾、扇子、雨伞、剪子、甜果、粽子。手巾是办丧事时才送,有"送巾断根"之说;扇子过夏便可抛弃,有不想相见之意;伞则与"散"同音,送人不吉;剪刀为利刃,有威胁或"一刀两断"之意;甜果常用于祭神不宜送礼;送粽子会被误解为对方是丧家。忌讳坐月子送鸭子,一则鸭属凉性不利于产妇;二则台湾有"七月半的鸭子——不知死期"的民谚,是不祥之兆。

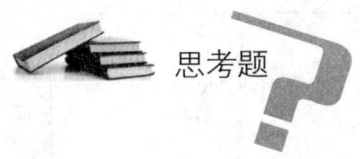

思考题

1. 请列出涉外礼仪中主要国家的礼仪禁忌。
2. 王女士收到法国朋友的一份礼物,非常高兴,她表示感谢之后立刻打开礼物,你认为她这样做得体吗?请说出你的理由。
3. 王先生到泰国商人家里做客,见到主人家的孩子,用手轻轻抚摸了孩子的头,称赞道:"您的孩子真可爱!"请问这个案例中王先生的做法对吗?为什么?

（韩玉娟　李丽娟）

单元五

职场应聘的沟通技巧

项目十三　毕业应聘沟通礼仪

学习目标

知识目标
1. 列出自荐信及个人简历的书写方法及要求。
2. 说出对方信息准备的内容、应聘前心理及服饰的准备内容。
3. 叙述面试时的职业形象准备。
4. 阐述面试时语言沟通与非语言沟通的技巧。

任务目标
1. 能恰当运用语言及非语言沟通技巧，提高应聘的成功率。
2. 能熟练、充分做好面试前的各项准备工作，为取得面试成功提供前提条件。

案例

某大学护理专业应届毕业生小王，得知自己心仪的医院开始招聘，决定把握这个机会参加应聘。面试当天，小王挑选了自己喜欢的衣服，还特意化了淡妆，尽量把自己装扮得大方得体。临出发前又仔细检查了个人简历、各类证书及自荐信等物件，兴冲冲前往医院应聘。

由于是应届毕业生，小王第一次参加面试，虽能注意面试前的服饰准备和个人资料准备，但仍然缺乏应聘及工作的经验和技巧。因此，如何做好面试前的准备工作？以及面试时如何恰当运用语言及非语言沟通技巧，是应聘者需要解决的问题。需完成学习任务：

任务一　应聘前的准备
任务二　面试时的沟通礼仪

求职应聘是一个护生要迈入护理职业生涯的一个门槛，是由护生角色转换护士角色，开始职业旅程的一个必需的、重要的环节。在当今就业竞争激烈的现实社会中，应聘成功与否与个人的专业素质和职业修养密切相关。具有良好的专业素质和修养，必将为获得理想的就业岗位奠定坚实的基础。做好应聘前的精心策划和准备，临场时的才能和涵养展示，必将为人生职业生涯博得理想的职业位置。

任务一　应聘前的准备

知识平台

求职应聘是供需双方相互了解和相互选择的过程，是求职者接受考察，更是自我推销的过程。求职者应聘前的精心准备是迈向成功的第一步，如何抓住机遇，成功推销自己，关键要做到"知己知彼，百战不殆。"首先要"知己"，其次要"知彼"，再则要调整自己和做好各项应对准备。

一、"知己"量身定位

求职者要明确自己何所求，全面分析和客观剖析自己，从自身的知识结构、能力水平、心理特征、技能优势、特长特点、兴趣爱好、目标理想和持续发展能力等进行深刻的分析。客观评价自己，既要发现自身的长处，又要认清自己的短处；确定自己的核心竞争力，实事求是，切勿好高骛远。"量身定位"为自身定好就职方向、单位和岗位，尽量使自己的优势与招聘机构工作性质、要求和实际情况相符合。

二、"知彼"招聘信息

通过各种渠道了解招聘单位基本信息，能使自己做到"有备无患""有的放矢"。在应聘中结合所获取的基本信息回答招聘者问题，不仅向招聘者表明你对本次面试的重视和充分准备，以及珍惜这份工作和这份工作对自己的重要性；同时也让招聘者感觉到你是一位有心者，是一位对招聘单位有诚意、有兴趣和认真踏实之人，会引起招聘者的好感和产生刮目相看之感。

1．充分了解和掌握招聘单位的性质、规模、待遇、背景、历史、文化和发展前景等。如单位性质指是否政府部门、企业、事业单位；规模指招聘单位的注册资金、职工人数、单位成立时间；福利待遇指单位人事制度、报酬薪金、失业保险、养老保险、医疗保险、奖励制度等；单位工作人文氛围、文化氛围；人力资源管理、个人持续发展前景、进修学习机会等可持续发展机制。

2．了解应聘岗位的职责，所需人员的素质、专业知识、技能等相关信息要求。如对应聘者生理、心理、形体和身高、形象、性格、爱好、创新意识、职业道德、团队精神等。

3．了解考核的相关信息，如考核形式、考试内容、考核标准、考核侧重点等。可通过各种渠道如带教老师、学长、学姐、朋友等关系了解，并与往年相关情况比较作参考。

4．分析招聘官的心态，如招聘官的性格、特点等，招聘官最想知道什么，是否有决定权等。求职者的综合素质和实际操作能力是招聘单位的主要关注点，如学习能力、适应能力、表达能力、沟通能力、创新能力、组织协调能力、敬业精神、团队合作精神及职业道德等。

三、个人求职准备

个人求职准备主要一是应聘书面硬件资料准备；二是调整应聘心态；三是应聘服饰的准备；四是自我介绍拟讲稿准备。书面资料准备有自荐信、个人简历和各类证书等附件；调整应聘心态主要是进行应聘心理、态度和情绪的调适及应对；服饰准备应得体，与职业、岗位相吻合，重视求职形象；自我介绍讲稿应把控时间，不宜过长，内容针对性强，短小精悍。

（一）书面资料准备

1. 自荐信　是应聘者直接向用人单位以书面的形式请求录用的一种自我推荐信。其结构由开头、主体和结尾三部分组成。一般包括标题、称谓、开头、正文、结尾、祝辞、署名及日期。自荐求职信应展露和显示自己的特点、风格和情感，但要层次分明，简明扼要，切中要点，写出特色，充分体现独特的个性化，使其在众多求职信中脱颖而出。书写时应注意字迹工整、言简意赅；不宜太长、不说大话；富于个性、显示特色；杜绝错字、态度严谨。

（1）标题：标题是自荐信的眉栏，居中写明"自荐信"。

（2）称谓：写给用人单位的人事部门或直接写给单位负责人，注意称谓要做到礼貌、得体，且称谓的后面用冒号，如"尊敬的××医院领导："。

（3）开头语：先写问候语"您好"，表示礼貌、尊敬。再写求职人的自我简介或用人信息的获得渠道。如"我叫×××，是××大学护理专业的应届毕业生"。又如"近日从××人才市场获悉贵医院拟招聘护士，这是给我提供施展自己智慧和才能的机遇"，能使用人单位感到单位名声在外，无形中增加求职信的分量。开头语表述应简洁明确，不宜过多过长。

（4）正文：正文是求职信的核心部分，其内容大体包括以下几部分：①自己具备的求职条件，如专业优势、工作能力、爱好特长等；②求职目标和要求；③对用人单位的了解与赞美；④表达迫切要求工作的愿望及录用后的打算。

（5）结尾：再次表达求职的愿望，希望获得机遇。如"希望贵医院给予面试的机会"、"热切地盼望着贵医院给予答复"等。

（6）祝辞：常见的祝辞有"此致，敬礼"或"祝工作顺利"等。

（7）署名及日期：署名可简单写为："自荐人：×××"，日期要年、月、日俱全。并注明联系方式，如手机、QQ、Email 等，以便用人单位通知。

2. 个人简历　个人简历是应聘时必不可少的一份硬件材料。简历篇幅以一页为宜，最多两页，主要展现与职位相关的重要信息。可采用表格的形式（表 5-13-1），也可采用其他形式。个人简历一般应包括以下几个方面的内容：①个人资料：姓名、性别、出生年月、政治面貌、毕业院校、联系方式等。②求职意向：求职目标或个人期望的工作职位，应当尽可能明确，并与自己的专业、兴趣等相一致。③教育背景：入学以来的简单经历。④主修课程：可以写与应聘职位有关的专业课程。⑤获奖情况：三好学生、优秀团员、优秀学生干部、专项奖学金等。⑥社会实践：如实习、勤工俭学、家教、零工、义工、志愿者等。⑦技能特长：如计算机、外语、驾驶、文艺、体育等。个人履历写作要求：真实、重点突出、简洁、准确。

3. 附件材料　在求职信和简历后面附上能反映成绩和能力的文件资料，即相关证明材料。包括毕业证、学位证、资格证、成绩单、各类获奖荣誉证书等复印件。附加材料对于求职者争取面试机会是非常重要的，应根据具体情况有针对性和选择性的附加，以给予招聘者建立良好的第一印象，增强个人求职的可信度和分量。

(1) 推荐表、成绩单：推荐表应有学校印章，成绩单应由教务部门盖章；若有辅修第二专业的学习成绩证书或学历证书，也应呈现于用人单位。

(2) 学历证明、技能证书：毕业证、学位证、执业资格证、计算机证、外语证、普通话等级证书、劳动部门技能鉴定证等。

(3) 荣誉证书：各级各类荣誉称号证书、奖学金证书、各类竞赛获奖证书、立功受奖证明等。排放应优先选择荣誉等级较高级别。

(4) 其他科研成果资料：附上已发表文章、出版的论著，或虽未发表但具有一定水平及高度的论文和有关专家的评价材料；科研成果证明、发明的专利证书、开发的产品简介、有关产品图片或照片、设计的图纸、权威专家个人推荐材料等。

表 5-13-1　个人简历

个人资料	姓　　名		性别		民族		
	出生年月		籍贯		学历		
	毕业院校				学位		
	专　　业				政治面貌		
	联系电话				健康状况		
	Email		QQ			邮编	
	通讯地址						
求职意向							
教育背景							
主修课程							
获奖情况							
社会实践							
个人技能							
爱好特长							
自我评价							

（二）调整应聘心态

1. 树立和坚定自信心　信心是面试取得成功的精神支柱。"自信人生二百年，会当水击三千里。"自信，是对自己的实力有充分的估计和坚定的信心。信心能使人自信、洒脱和豪迈；信心能帮助个人藐视困难，以旺盛的精力和活跃的思维去战胜、克服困难；有足够的耐力和毅力去面对挫折和困难；有足够的勇气去迎接各种挑战。一个应聘者，只有坚信自己有实力胜任此项工作，才能表现出坚定的态度和从容不迫的风度，才能赢得招聘者的赏识和信任。

2. 持有平和热情心态　不顾虑、不施压、不背包袱；拥有一颗平常心，尽己所能，问心无愧。以自信、热情、豁达、开朗、乐观、大方、积极向上的心态面对应聘过程。讲究尊重、注重礼貌、有修养，必将能发挥出自己的最佳水平。

3. 克服恐惧紧张心理　想象在应聘的陌生环境，面对陌生的招聘者、考官的提问，许多人不可能不紧张或恐惧，造成行为和思维的系列混乱，从而影响能力的正常发挥。"人生最大的敌人是自己。"要战胜恐惧紧张心理，应做到：①正确认识人与人之间在人格上是平等的，保持人格自尊。②多方面假设考官提出的问题，做到"心中有数"，才能从容应答。③提升自身职业综合素养形象，增强自信心，缓解心理压力。④放宽心态，全力以赴，尽力而为。⑤模拟现场表演，增加心理承受训练。可让家人、同学、朋友当招聘者，体验面试场面和气氛，注意礼仪、举止、语言和表情，应对模拟应聘问题，克服怯场心理表现，增强心理承受能力，以便正式面试时展示最佳状态。

4. 具有竞争意识　"物竞天择，适者生存"是生物界生存和发展的普遍法则，"优胜劣汰"是现实社会发展的主要趋势。应聘者应强化自身竞争意识，崇尚竞争，敢于竞争。从实际出发，认清自身优劣之处，扬长避短，大胆挑战，做好经受挫折的心理准备和承受能力，只要正确对待竞争，调节期望值，必将成为竞聘场上的优胜者。

（三）服饰形象准备

在竞争激烈的求职场上如何使求职者脱颖而出，除具备自身知识、能力以外，不可忽视个人形象在其中可起到至关重要的作用。形象是见面时的第一感觉，有先入为主作用，能为有效推销自己起到良好的促进作用。因此，求职者应注重自己面试时的服饰、仪容仪表的准备，以便给招聘者留下良好的印象。

服饰形象准备遵循：以整洁美观、稳重大方、协调高雅、与拟聘职业相协调相一致为原则。主要从服饰色彩、款式、大小等体现，应与应聘者的年龄、肤色、体态、发型、气质等相符合。爱美之心人皆有之，求职者面试着装除要符合一般社交场合服饰的共同要求外，更要注重和突出服饰的职业特点，应与所求职业相称，给人一种鲜明的职业形象感。护士职业形象打扮不过分华丽、时髦，应庄重、素雅、大方，以显示稳重、文雅、严谨的职业形象。

1. 女士妆容与服饰

（1）妆容：①淡妆，切不可浓妆艳抹。②发饰，根据自己的脸型选择合适的发型。精致的束发、挽发往往显得干练、有气质。③手和指甲，面试时不留长指甲，不涂艳丽的指甲油。

（2）服装：服装要得体，一般以西装、套裙为宜。罩衫外加相配的小饰物，如胸针，会使人显得优雅、自信，给对方留下好印象。切忌太紧、太露、太透的服装。一般不穿运动装、牛仔装、T恤装、透明或轻薄纱质面料服装，不坦胸露背，不穿吊带裙、超短裙、短裤及领口过低的衣服；夏天注意内衣（裤）颜色应与外套协调一致，避免透出颜色或轮廓，否则，不但有失文雅，易使人误解产生轻佻之感。若选择护士服，则应严格遵循护士的着装要求。

（3）袜子及鞋子：面试时忌光腿或光脚不穿袜子。夏天丝袜以肉色或近肤色为宜，不能脱丝、脱钩，面试前应多备袜子，以免意外脱丝能及时应急。鞋子的颜色和款式在选用上应与服装相匹配。冬天配置设计新颖的靴子会显得自信、时尚。但不宜穿长细尖的高跟鞋，不露脚趾的中跟鞋是最佳选择。

（4）饰物：饰物应少而精。①首饰，少则美。朴实、精致、小巧，如耳环、项链，忌戴假珠宝饰品及刻有名字首字母首饰、脚镯或脚链。②眼镜，不戴太阳镜（墨镜），选择适合自己的镜框，样式新颖，必要时选择隐形眼镜。③围巾（丝巾），围脖搭配一条漂亮的围巾（丝巾）有起到画龙点睛的妙用。丝巾飘逸清秀最能烘托女性的美，但应注意与服装相协调，花丝巾配素色装，素色巾配艳丽装。④公文包或手提包一个，用于携带应聘资料或随身用品。

2. 男士仪容与服饰

（1）仪容：求职者应注意个人卫生，身体清洁无体味。面部洁净，发型简单、朴素，头发梳理整洁，不留鬓角、络腮胡须和中分头。不留长指甲，保持手部卫生。

（2）服装：①西装，在现代社会社交活动中，西装是现代职业男士的正规服饰，因此，西装是许多求职者的首选装束。深色西服给人稳重、可靠、忠实、朴实和干练的印象。注意面料宜选有"下垂"感的天然织物为好。着装要得体，号码大小、颜色要适宜。瘦者不宜着深色装，以免显露纤细瘦弱之缺憾，宜着浅、暖色调或格子、斜纹西装，才会显得丰满、强壮。高胖者宜穿三粒扣西装或单件西装，宜深色系列为佳。②衬衫，应长袖，宜白色或浅蓝色。面料宜选用天然织物，精心洗涤、平整、挺括。袖口应扣上扣子，给人以严谨、注重细节之感。

（3）饰物：领带，可以说领带和西装是一对孪生兄弟。系上领带给人一种严肃、严谨、认真、富有理想、责任感强的印象。领带颜色应与衬衫、西装相协调，求职时应避开系带有圆点花纹、图画、体育形象及徽标的领带。面料宜选用丝质面料，精心打结。穿正规西服时，再系上一条漂亮的领带，既美观大方，又给人以典雅庄重之感。

（4）袜子与皮鞋：袜子颜色应与西服相配，常选用深色系，不宜穿艳丽或花格子袜。袜子应够长和有弹性，以免没弹性在面试时袜子下滑或缩成一团，或不够长等露出腿毛，显得不雅。皮鞋的选择应体现着装整体、和谐统一的格局。可选黑色或棕色，保持鞋面光亮、鞋跟结实、鞋带干净系紧。细节决定成败，面试时穿着灰土的皮鞋、皱褶的衣服或污迹斑斑的衬衫，会给人留下极其不好的印象，也由此可能与本次招聘失之交臂。

知识链接

领带的传说

领带起源于欧洲，是人类社会物质和文化发展到一定程度的产物。关于领带起源的传说很多，有一传说在17世纪的法国巴黎街头，有一支凯旋的克罗地亚骑兵，身着威武的制服，脖子上系着一根细布条，显得十分精神、威风。巴黎一些爱赶时髦的贵族子弟便模仿起来，在自己的衣领处系上一根布条，作为饰物。大约到了18世纪，西方国家人们在人际交往的正式场合或出席比较庄重的活动时，一般都穿西装、系领带。并历经三百多年至今不衰。心理学家研究结果认为，领带是象征男性的一种服饰，女性可以通过发式、高跟鞋、裙子、紧身衣裤等来表现其特性的美，而领带就是被男性用来表现其特性美的一种方式。经过几个世纪的演变发展，随着文明程度的提高，领带也越来越讲究艺术和精细，从款式、色彩上趋向于更完美、更美丽。

（四）自我介绍拟讲稿准备

自我介绍是在面试时面对考官首先让考官们认识自己、了解自己和展示推介自己的重要环节。①应预先拟好稿件，背熟、反复演练、不断修改，达到最佳稿件。②注意时间不宜太长，1min为宜。③介绍内容应有针对性、言而有物，重点介绍与应聘有关的内容；忌大话、空话、避免自我炫耀感。④同时结合演讲技巧，轻松自然，能给考官留下深刻印象。⑤要充满自信，但也要谦恭有度。充分体现自尊、自谦、自信、自强的良好形象。

任务二　面试时的沟通礼仪

知识平台

面试是用人单位招聘筛选人员采用的一种测评方法，是一种特定场景下，经过精心设计，招聘者与求职者双方面对面的观察、交谈等双向沟通方式，由表及里地测评和考查应聘者的知识、能力、经验和素养等综合素质的筛选方式。求职面试对个人来说是一次非常重要的经历和机会。

一、准时守信

经过应聘前的充分准备，面试是应聘求职的最后一关，也是求职成功与否的决定性环节。守时是一种美德，是一个人良好素质与修养的表现。守信誉，准时赴会面试是最基本的礼仪要求，切记禁忌迟到，迟到、违约是面试的大忌，会让考官觉得求职者没有时间观念和责任感，缺乏对这份工作的热忱，从而对应聘者的第一印象大打折扣。若因某些客观原因或特殊情况无法准时到达者，应及早与面试方联系，诚恳告知缘由，真诚表示歉意。应聘到达时间应提前10～15min为宜，熟悉环境，稳定情绪，了解程序。若提前超过半个小时以上过早到达也易被认为没有时间观念。

二、举止有礼

（一）等候礼仪

1. 与接待人员之间礼仪　到达面试地点，主动向接待人员问好。在等候室里对接待人员的询问应礼貌回答，应用"请！""您好！""谢谢！""贵单位"等礼貌用语，切不可对其熟视无睹。同时对其他候试人员也应以礼相待，不可目中无人、自高自大，与人保持真诚与友好，在人际交往中留下良好印象。

2. 关闭手机　面试前应关闭手机或调到无声状态，为即将顺利进行面试做好准备。关闭手机以免在面谈过程中突发手机响声影响交谈，甚至可能导致打断双方的谈话，并给人留下应聘者不懂礼貌、有失尊重、不顾他人感受、缺乏组织纪律性的印象（图5-13-1）。

（二）入室礼仪

1. 敲门入室　进门礼仪很重要，若没有人通知，即使前一应聘者已出来，也不要擅自走进面

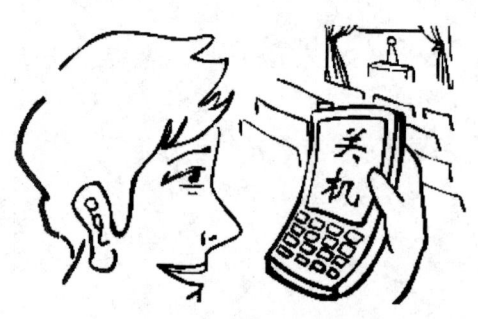

图5-13-1　关闭手机礼仪

试室。当听到名字被叫时，首先应有力回答"是"或"到"。进入面试室门前，应轻叩房门；若面试室门是虚掩或开放状态，也要礼貌地敲门；如果叩房门后，没人应答，应等一两分钟后再叩。无论哪一种情况，均要待到考官应允后方可进入（若有工作人员引导则可不必如此），千万不可破门而入。敲门技巧为用手背指关节轻轻叩敲，以有节奏、连续叩两三下为原则。同时并问道"可以进来吗？"，进门后应转过身去正对着门轻轻关上门，开门、关门动作尽量要轻稳。

2. 矫健步入 关好门转过身，首先面带微笑自然环视整个房间，确定面试考场布局，找准应聘者的座椅或位置，并用目光逐一向各位考试官致意（以充分展现自己的修养、稳重和自信），之后迈着优雅、稳健的步伐走向考试官，目光应与主考官视线接触，脚步轻快自然、从容不迫或略快步伐。

3. 礼貌问候 到达应聘者应聘指定位置前，向考官鞠躬行礼，面带微笑打招呼"您好！"。站立时应充分表现出自信和对面试的积极关注。不主动向考官打招呼或对对方的问候不予回答都是失礼的。

4. 握手礼仪 握手之礼可以用在到达指定位置与考官招呼"您好！"互相问候同时进行，也可应用在面试结束时向考官致谢、道别或考官对应征者表示被录取的祝贺时。一般情况下考官没有主动伸手邀请握手，则求职者不宜主动行握手礼。但若为女性求职者，主动握手可显示女士

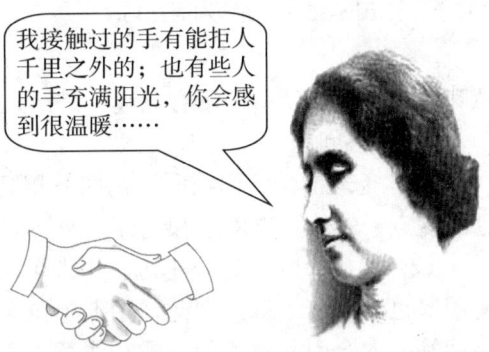

图 5-13-2 海伦·凯勒

我接触过的手有能拒人千里之外的；也有些人的手充满阳光，你会感到很温暖……

的开放、大方和友好。握手时要适当用力，以显示诚意。美国著名盲聋女作家海伦·凯勒对握手礼有着深刻的描述，见图 5-13-2。

（三）坐落有礼

不急于坐下，应保持优雅的站立姿势，听到考官发出"请坐"或示意"请坐"后，先道谢，再入座。注意正确坐姿，谈话时应上身略前倾，认真倾听问话，礼貌回答。若是异性之间的交谈，则不宜过分前倾，以免产生不庄重或轻浮之感。若面试场合没有设置座位时，则应聘者应在考官对面距离 1～2m 的适当位置，保持良好的优雅站姿。

三、交谈礼仪

（一）自我介绍

自我介绍是求职者在面试开始时首先让考官了解自己的一种基本方式和环节，自我介绍应简洁、明了，通常不超过 1 分钟。首先介绍自己的姓名、毕业院校和专业；其次可以简单地介绍自己的特长、具备的专业知识及技能和胜任应聘岗位的能力等。自我介绍时应面带微笑、自信大方、态度诚恳、语气平和、目光亲切（与考官始终保持目光交流）、神态自然、实事求是，充分体现谦恭有礼、自尊、自信的良好形象；切勿神态得意、目光逼人、不可一世、骄傲自大、目中无人等，会给人留下不好的印象；介绍后应道谢。

（二）交谈沟通技巧

1. 目光 礼貌地正视对方，注视的部位最好是招聘官的鼻眼三角区（社交区）；目光平和而有神，专注而不呆板；如果有几个招聘官在场，目光不要只集中在一人身上，要适当扫

视一下其他人，以示尊重；回答问题前，可以把视线投在对方后面的墙上，约两三秒钟做思考，不宜过长，开口回答问题时，应该把视线收回来。

2. 微笑 微笑能传递带给人们自信、真诚、乐观、亲切和宽容，也是个人优雅气质的显示。微笑能化解僵持的气氛，改善双方关系，也能为你消除紧张，获得轻松、愉悦和坦然。整个面试过程中注意始终保持表情舒展，面露微笑。

3. 适时反馈 交谈过程中要注意倾听，随时观察对方的神态，包括表情、语气、肢体语言等，以此调整自己的思路和话题。适时、及时反馈，采用微笑、诚恳的、恰当的点头，以示正在注意听或听明白，或直接说"我明白！"这些都意味着对对方的谈话表示有兴趣，是给人以赞同和尊重（图5-13-3）。

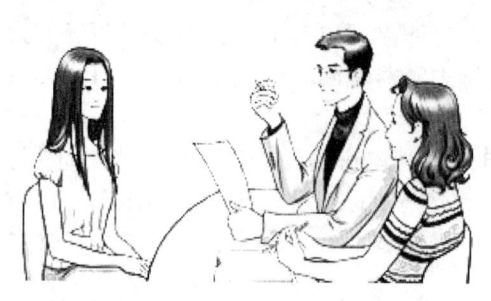

图5-13-3 交谈沟通技巧

4. 回答问题

（1）条理清楚，简洁明了：回答招聘官问题时，要结论在先，议论在后，可以先阐述自己的观点，然后再做叙述和论证。回答前应先明确问题，切忌答非所问。

（2）突出个性，扬长避短：用人单位接待应聘者若干名，相同的问题问了若干遍，类似的回答也听了若干遍。因此，用人单位会感到枯燥、乏味。只有具有独到的个人见解和特色的回答，才会引起对方的兴趣和注意。回答问题时应极力宣扬个人的长处，并把自己的长处同应聘的工作有机地结合起来，但切忌不懂装懂。

5. 请教问题 遇到不会的问题，要诚实坦率。但在交谈过程中不要随意打断招聘官的谈话，非说不可时应取得对方的允许，要礼貌地发问，如"不好意思，这个问题我没听清楚，您能否再讲一下？""老师，对不起，可以请教一个问题吗？"对方同意后才可阐述自己的观点，阐述结束要致谢并请对方继续。切忌滔滔不绝，造成喧宾夺主的局面。

（三）交谈禁忌

在面试交谈中首先切忌不能夸夸其谈和狂妄自大。只谈自己，如"我的"才能、"我的"看法、"我的"要求，易使人产生你是一个"以自我为中心主义者。"或如"贵单位若不录取我将是一大损失""相信我的加盟会使贵单位的发展越来越好"等自命不凡、目空一切的话语。其次，切忌随意打断对方的谈话，这样会使人认为你是一个不尊重对方，不懂礼貌之人。第三，切忌沉默寡言，给人呆板、缺乏主动性和创造性的印象。第四，切忌固执己见，对一些交流观点不能与考官发生争吵或辩论。

四、面试结束礼仪

1. 适时告辞 面试一般有适当的时间限制，谈话时间长短要视面试内容和谈话情况而定。通常招聘官认为该结束面试时，往往会说一些暗示的话语，如："感谢您来面试""今天我们就谈到这里""我们一旦做出决定就会立刻通知您""感谢您对我们医院护理工作的关注"或"感谢您对我们招聘工作的关心"等。在听到诸如此类的暗示之语，就意味着面试结束，应聘者应该主动告辞，礼貌道别。

2. 礼貌道别 面试结束，无论结果如何，有无被录用，求职者都应向对方诚挚道谢、礼貌道别。这是求职者的基本礼仪，也体现求职的真诚态度和良好修养。求职者应安静地收好自己的东西，平稳起身，面带微笑表示感谢，感谢对方给自己面试的机会。行鞠躬礼或点头礼（获握手礼），与考官等人道别，离开前应把自己坐过的椅子轻轻归到原位，离开房间时轻轻带上房门。出场时也应向相关的接待人员道谢、告辞。

五、面试后的礼仪

许多求职者往往只留意面试时的礼仪，而忽略了面试后的礼仪。面试后的礼仪不但是礼貌之举，更可能会是面试官做出决定之时加深对你印象的筹码。因此，面试后的礼仪是十分重要的，是求职者的求职策略，会增加求职成功的可能性。

1. 致谢　面试后表示感谢十分重要。不仅是礼貌之举，也显示自己对此次面试的重视和求职渴望。而且能给自己提供一次纠正错误的机会，通过致谢给予纠正和弥补面试中出现的错误和疏漏。通过面试后致谢还可以展现自己良好的人际交往能力，能赢得招聘官和用人单位的好感和信任，加深招聘单位对自己的印象。在招聘单位难以取舍之际，致谢信可能会起到决定性作用。

（1）致谢方式：一般有传统的信件致谢、Email致谢、电话致谢、短信致谢、微信致谢等，或单位（相关部门）当面致谢。致谢函应简洁明了，一般不超过一页。

（2）致谢时间：一般在面试后的当天，或之后的一两天内，对招聘单位、面试官或面试时的相关人员进行致谢。

（3）致谢内容：首先是感谢招聘单位或面试官为面试所付出的时间和精力，感谢他们为自己提供的面试机会，并给予的亲切交谈和提供各种信息。同时可重申自己对该项工作岗位的兴趣和渴望，自己有关的经历、经验和可以胜任能力，并表示若有幸被录用，自己将在今后的工作中尽己所能、努力奋斗，为单位的发展壮大做贡献。

2. 询问结果　如何尽快获知面试结果是每一个应聘者最期待之事。一般来说，不宜过早询问面试结果，切忌到处打听、"刺探"。一般情况下如果招聘单位没有告诉应聘者什么时间回复面试结果，可以在一两周后询问，这样既可以显示出你对这份工作的重视，又不会因为太过心急而给对方留下不好的印象。询问时最好使用电子邮件，语言要简明，语气要委婉，为方便对方进行查询可对自己的基本情况加以简单介绍，最后一定要对招聘方表示感谢。如果超过约定时间没有收到对方的通知，可打电话或写信询问结果。等待结果期间不应出远门，以免通知再次面试时不能及时赴试。

3. 调整心态，重新应对　每个应聘者的面试结果无非受聘或落聘两种情况。若成功受聘，则应为即将上岗做好各项积极准备。若落聘，则应及时总结经验教训，不气馁、不自弃。直面失败、重塑信心。认真分析失败原因，虚心求教、重新调整心态，明确努力方向，做好再次冲刺准备。人生只有在经历中收获，在收获中积累，在积累中不断提高，在提高中不断进步，最终才能在人生职业中到达成功的彼岸。

任 务 实 施

实训15　应聘沟通礼仪训练

【目的】　掌握应聘沟通礼仪。

【方法】　情景模拟，角色扮演。

【沟通技巧礼仪】 以本项目案例为范例，完成应聘沟通礼仪任务，见表 5-13-2。

表 5-13-2 应聘沟通礼仪任务实施

任务过程	任务情景 / 沟通礼仪		要点说明
应聘前的准备	量身定位：客观评价自己		定好就职方向、单位和岗位
	对方信息：招聘单位、岗位的职责、考核相关信息、招聘官信息		做到"有备无患""有的放矢"
	个人求职准备	书面资料准备：自荐信、个人简历、附件材料	格式、内容
		调整应聘心态：自信、自尊	平和热情、克服恐惧紧张、具有竞争意识
		服饰形象准备（男女士妆容、仪容与服饰）	典雅庄重、大方、气质、职业形象
		自我介绍讲稿准备（背熟内容）	1 分钟为宜、结合演讲技巧
面试沟通礼仪	时间准备：遵守时间，宁早勿迟		准时守信，提前 10～15 分钟
	等候礼仪：与接待人员之间礼仪、关闭手机		礼貌用语
	入室礼仪：敲门入室、矫健步入、礼貌问候、握手礼仪		• 听到"请进"方可进入，并随手关好门 • 注意称呼及礼貌用语 • 站姿、走姿均符合礼仪要求
	坐落有礼：听到考官发出"请坐"或示意"请坐"后再入座		• 坐下时应道声"谢谢" • 坐姿符合礼仪要求
	自我介绍：首先介绍自己的姓名、毕业院校和专业；其次可以简单地介绍自己的特长、具备的专业知识及技能和胜任应聘岗位的能力等		• 自我介绍应简洁，通常不超过 1 分钟 • 介绍时应自信大方、实事求是 • 介绍后应道谢
	交谈技巧：目光交流、微笑、适时反馈、回答问题、请教问题		• 回答招聘官问题时，要条理清楚，简洁明了，突出个性、扬长避短 • 随时观察对方的神态适时反馈 • 切忌答非所问，不懂装懂，滔滔不绝
面试结束	告辞：适时告辞，安静整理东西，平稳起身，微笑，行鞠躬礼或点头礼（或握手礼），并感谢对方给自己面试的机会		• 听到暗示结束之语应告辞 • 目光接触
	离场：礼貌道别，离开前应把自己坐过的椅子轻轻归到原位，走出房间时要轻轻关门		出场时也应向相关的接待人员道谢、告辞

【技能考核】
1. 目标
(1) 学会书写自荐信及个人简历。
(2) 掌握面试沟通技巧与礼仪，轻松应对面试。

2．内容　自荐信，个人简历，自我介绍讲稿、面试沟通技巧礼仪。
3．方法　设计一份自荐信及个人简历；情景模拟训练，角色扮演。

【考核方法】
1．将提交的自荐信及个人简历进行评价。
2．情景模拟训练，进行角色扮演。

【考核评价】自荐信及个人简历考核评价，见表5-13-3。应聘面试考核评价，见表5-13-4。

表5-13-3　自荐信及个人简历考核评价表

班级 _____ 座号 _____ 姓名 _____ 成绩 _____ 年　月　日

项目	评价内容		分值	得分
内容结构 （70分）	格式的规范性	自荐信：标题、称谓、开头、正文、结尾、祝辞、署名及日期	10	
		个人简历：个人资料、求职意向、教育背景、主修课程、获奖情况、社会实践、技能特长、附件等	10	
	内容的完整性	条理清楚、内容完整	10	
	资料的真实性	资料真实、不虚假	10	
	语言表达的流畅性	语言流畅	10	
	求职意向表述的一致性	求职意向与所学专业、兴趣一致	10	
	相关优势的突出性	教育背景、主修课程、获奖情况、社会实践、技能特长	10	
包装制作 （10分）	制作的精致性及可观性		5	
	制作的创意性和独特性		5	
写作技巧 （20分）	精炼	表述简洁、明确	5	
	文明	用语文明	5	
	新颖	具有独到的个人见解和特色，不枯燥乏味	5	
	感染力	生动形象、具有感染力	5	
合计			100	

表 5-13-4　应聘面试考核评价表

班级 _____ 座号 _____ 姓名 _____ 成绩 _____ 年 月 日

项目	评价内容		分值	得分
仪表 （14分）	着装、妆容	保守、得体、不过分修饰，注意细节	4	
	姿态	站姿、坐姿、走姿符合礼仪要求	5	
	表情	表情自然，面带微笑，适度目光接触	5	
语言表达 （13分）	讲普通话		3	
	口齿清楚，语音、语调、语气、音量适度		5	
	用语文明，语言流畅，表达力强		5	
面试礼仪 （30）	遵守时间		2	
	等候礼仪：与接待人员之间礼仪、关闭手机		2	
	入室礼仪：敲门、关门、矫健步入、礼貌问候、握手礼仪		10	
	坐落有礼：得到示意才入座，先道谢，再入座		6	
	自我介绍：自信大方、介绍后道谢、时间把控		6	
	交谈技巧：目光交流、微笑、适时反馈、请教问题		4	
回答提问 （15分）	条理清楚，简洁明了		5	
	具有独到的个人见解和特色，不枯燥乏味		5	
	应变能力强		3	
	文明交谈，不随意打断对方谈话		2	
告辞离场 （12）	平稳起身、微笑、行鞠躬礼或点头礼、感谢		4	
	礼貌道别、椅子归位、轻轻关门		6	
	应向相关的接待人员道谢、告辞		2	
能力品格 （16分）	能力：专业能力、人际交往能力、团队合作精神、应变解决问题能力等		8	
	品格：责任心、纪律性、奉献精神、诚信度等		8	
合计			100	

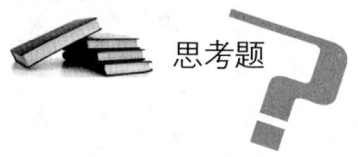

思考题

1．就业应聘前应做好哪些准备？
2．面试时应如何做到举止有礼？
3．面试时交谈中应注意哪些礼仪？
4．面试结束后是否就不用再讲礼仪了？为什么？

（李丽娟）

专业词汇索引

A

安慰 18

B

表情 32

C

阐释 17
沉默 18
称谓 149

D

单向沟通 5
蹲姿 142

F

非语言沟通 30
非正式沟通 4
副语言 42

G

公共场所 156
沟通 2

H

核实 17
横向沟通 5
护患关系 62
护际关系 106
护理礼仪 124
护理礼仪修养 125
护理人际学 57

护理书面语言沟通 13
护理语言沟通 7

J

交谈 9
界域语言 40

K

空间侵犯 157

L

礼仪 120

P

"皮格马利翁"效应 53

Q

倾听 17
情绪效应 53

R

人际沟通 2
人际关系 49
人际距离 39
人际空间 38
人际认知 50
人际吸引 50

S

社会刻板效应 52
声音侵犯 157
手语 35

首因效应与近因效应 52
首语 35
书面语言沟通 13
双向沟通 5
说服 19

T

体态语言 42
投射效应 53

X

心理差位 103
心理等位 103
修养 125

Y

医护关系 103
移情 18
移情效应 53
语言 7
语言沟通 7
晕轮效应 53

Z

站姿 138
正式沟通 4
治疗性沟通 84
纵向沟通 5
行姿 139
坐姿 141

主要参考文献

[1] 程少贵．护士执业资格考试辅导讲义．北京：人民卫生出版社，2015．
[2] 李丽娟，邢爱红．护理学导论．北京：高等教育出版社，2015．
[3] 罗先武，王冉．护士执业资格考试轻松过．北京：人民卫生出版社，2014．
[4] 王玉升．2015 全国护士执业资格考试考点与试题精编．北京：人民卫生出版社，2014．
[5] 姜小鹰，胡荣．2015 全国护士执业资格考试习题精选与答案解析．北京：人民卫生出版社，2014．
[6] 秦东华．护理礼仪与人际沟通．北京：人民卫生出版社，2014．
[7] 高燕．护理礼仪与人际沟通．3 版．北京：高等教育出版社，2014．
[8] 金正昆．社交礼仪教程．4 版．北京：中国人民大学出版社，2014．
[9] 雷荣丹．护理礼仪与人际沟通．北京：中国医药科技出版社，2013．
[10] 刘桂瑛．护理礼仪．北京：人民卫生出版社，2013．
[11] 史瑞芬．护理人际学．4 版．北京：人民军医出版社，2013．
[12] 张岩松．实用礼仪教程．北京：中国人民大学出版社，2012．
[13] 李丽娟，杨运秀．护理沟通技巧．武汉：华中科技大学出版社，2012．
[14] 杨云山．护理礼仪与人际沟通．2 版．北京：人民军医出版社，2012．
[15] 徐晓霞，常翠鸣，张秀平．护理礼仪与人际沟通．济南：山东人民出版社，2012．
[16] 杨丹．人际关系学．武汉：武汉大学出版社，2012．
[17] 郑弘，雍磊，唐志宏．人际沟通学．天津教育出版社，2010．
[18] Julia Balzer Rildy 著．护理人际沟通．隋树杰，董国忠，译．北京：人民卫生出版社，2010．
[19] 李丽娟．基础护理技术操作实验指导及评分标准．北京：人民卫生出版社，2009．
[20] 史瑞芬．人际关系学．广州：人民军医出版社，2009．
[21] 高燕．护理礼仪与人际沟通．2 版．北京：高等教育出版社，2008．
[22] 史瑞芬．医疗沟通技能．北京：人民军医出版社，2008．
[23] 黄建萍．临床护理礼仪．北京：人民军医出版社，2008．
[24] 张新宇．护理美学与礼仪．北京：人民军医出版社，2007．
[25] 冷晓红．人际沟通．北京：人民卫生出版社，2006．
[26] 杨狄．社交礼仪．北京：高等教育出版社，2006．
[27] 李晓阳．护理礼仪．北京：人民卫生出版社，2005．
[28] 周家华，王金凤．大学生心理健康教育．北京：清华大学出版社，2004．
[29] 任之．教你学礼仪．北京：当代世界出版社，2003．
[30] 申荷永．社会心理学原理和应用．广州：暨南大学出版社，1999．
[31] 周晓虹．社会心理学．上海：上海人民出版社，1997．
[32] 吴华等．健康体检者的心理特征及应对措施．齐鲁护理杂志，2012，18（24）：96-97．
[33] 赵慧．体检疾病构成分析．中国医药导报，2007，27（4）：114．

[34] 胡国萍．护理人员护患沟通方法调查及对策．中华医院管理杂志，2001，17（4）：238.

[35] 曲明苓等．体检中心的服务与沟通技巧．中国实用医药，2011，6（26）：252-253.